Rechenstörungen

Leitfaden Kinder- und Jugendpsychotherapie
Band 9

Rechenstörungen
von Dr. Claus Jacobs und Prof. Dr. Franz Petermann

Herausgeber der Reihe:
Prof. Dr. Manfred Döpfner, Prof. Dr. Gerd Lehmkuhl,
Prof. Dr. Franz Petermann

Rechenstörungen

von

Claus Jacobs und Franz Petermann

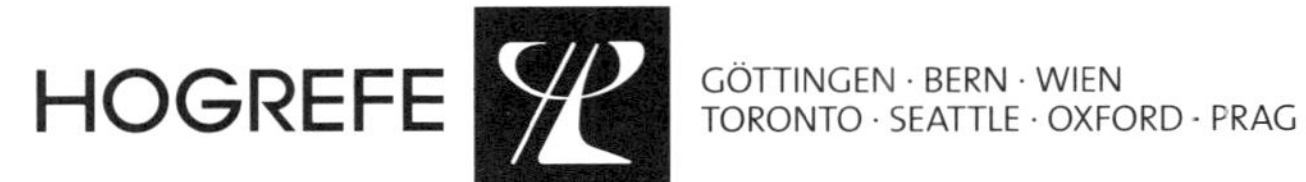

Dr. Claus Jacobs, geb. 1967. 1995-2000 Studium der Psychologie in Bremen. 2004 Lerntherapeut (FiL). 2005 Promotion. Seit 2000 Wissenschaftlicher Mitarbeiter der Psychologischen Kinderambulanz der Universität Bremen und seit 2005 stellvertretender Leiter dieser Ambulanz.

Prof. Dr. Franz Petermann, geb. 1953. 1972-1975 Studium der Mathematik und Psychologie in Heidelberg. Wissenschaftlicher Assistent an den Universitäten Heidelberg und Bonn. 1977 Promotion. 1980 Habilitation. 1983-1991 Leitung des Psychosozialen Dienstes der Universitäts-Kinderklinik Bonn, gleichzeitig Professor am Psychologischen Institut. Seit 1991 Lehrstuhl für Klinische Psychologie an der Universität Bremen und seit 1996 Direktor des Zentrums für Klinische Psychologie und Rehabilitation.

Bibliografische Information der Deutschen Nationalbibliothek

Die Deutsche Nationalbibliothek verzeichnet diese Publikation in der Deutschen Nationalbibliografie; detaillierte bibliografische Daten sind im Internet über http://dnb.d-nb.de abrufbar.

Göttingen · Bern · Wien · Toronto · Seattle · Oxford · Prag
Rohnsweg 25, 37085 Göttingen

http://www.hogrefe.de
Aktuelle Informationen · Weitere Titel zum Thema · Ergänzende Materialien

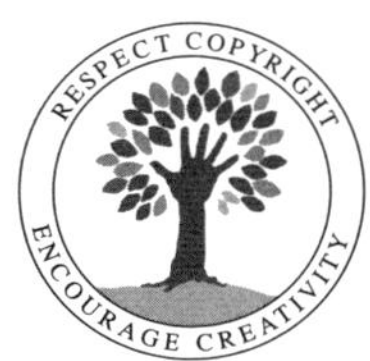

Satz: Grafik-Design Fischer, Weimar
Druck: Schlütersche Druck GmbH & Co. KG, Langenhagen
Printed in Germany
Auf säurefreiem Papier gedruckt

ISBN 978-3-8017-1954-8

Einleitung: Grundlagen und Aufbau des Buches

Rechenschwäche, Rechenstörungen oder Dyskalkulie stellt eine Sammelbezeichnung für sehr unterschiedliche Probleme beim Erwerb von Rechenfertigkeiten und der konkreten Leistung im Fach Mathematik dar. Diese umschriebene Entwicklungsstörung tritt auch bei einem angemessenen Unterricht und hinreichend motivierten Lernverhalten auf. Die betroffenen Schüler weisen keine verminderte Intelligenz auf und es liegt keine körperliche oder psychische Krankheit oder Behinderung vor, die die Rechenstörung erklären könnte.

Die Erforschung dieser Störung wurde – im Gegensatz zur Lese-Rechtschreibschwäche (Legasthenie) – erst in den letzten zehn Jahren deutlich intensiviert. Dennoch ist diese Störung ebenso verbreitet und folgenschwer wie die Legasthenie.

Der Leitfaden unterteilt sich in insgesamt fünf Kapitel:

1 Der erste Teil des Buches berichtet über den *Stand der Forschung*. Es werden Informationen zur Symptomatik, den Begleitstörungen und Ursachen (Pathogenese) ebenso zusammengestellt, wie Hinweise zur Therapie gegeben. Neuropsychologischen Befunden kommt hierbei eine besondere Bedeutung zu.

2 Der zweite Teil beschreibt die *Leitlinien für die klinische Praxis* zur
– Diagnostik und Verlaufskontrolle
– Therapie

3 Kapitel 3 gibt einen exemplarischen Überblick über *Rechentestverfahren* und die Verwendung von *Therapiematerialien*.

4 Das vierte Kapitel umfasst *Materialien* und *Erläuterungen* für gutachterliche Stellungnahmen, die im Rahmen der Elternarbeit, der Kooperation mit der Schule und der Eingliederungshilfe bedeutsam sind.

5 Im letzten Kapitel wird mit Hilfe zweier *Fallbeispiele* die Umsetzung in der Praxis verdeutlicht.

Die praktische Anleitung wird in 19 Leitlinien zusammengestellt, die in Kapitel 2 erläutert werden.

Übersicht über die Leitlinien zur Diagnostik, Verlaufskontrolle und Behandlung von Rechenstörungen

L1	Diagnostischer Prozess
L2	Anamnese und Exploration
L3	Psychometrische Basisdiagnostik
L4	Differenzialdiagnostik
L5	Abschlussgespräch und Therapieempfehlungen
L6	Verlaufskontrolle und Qualitätssicherung
L7	Aufbau und Aufrechterhaltung der Lern- und Leistungsmotivation
L8	Zusammenarbeit mit Erziehungsberechtigten und Lehrern
L9	Therapieplanung
L10	Therapie der Basiskompetenzen
L11	Vermitteln des semantischen Gehalts von Zahlen
L12	Vermitteln des Konzeptwissens
L13	Rechenfertigkeitserwerb ohne Zehnerüberschreitung/Zehnerunterschreitung (Addition und Subtraktion)
L14	Rechenfertigkeitserwerb mit Zehnerüberschreitung/Zehnerunterschreitung (Addition und Subtraktion)
L15	Rechnen mit Ergänzungs- oder Platzhalteraufgaben
L16	Erwerb von Multiplikations- und Divisionsfertigkeiten
L17	Rechnen im Zahlenraum bis 1000
L18	Schriftliches Rechnen
L19	Rechnen im Zahlenraum über 1000

Zu diesem Buch liegt ein Ratgeber (Jacobs & Petermann, 2007) vor, der weiterführende Literatur für Betroffene, Eltern, Lehrer, Schulpsychologen sowie alle Berufsgruppen, die in der Diagnostik, Förderung, Behandlung und Eingliederung rechenschwacher Schüler beteiligt sind, beinhaltet. Der Ratgeber liefert Fakten über die Symptomatik, die Ursachen, den Verlauf und die schulischen/außerschulischen Förder- und Therapiemöglichkeiten.

Inhaltsverzeichnis

1 Stand der Forschung

1.1 Symptomatik

Obwohl Vorläuferauffälligkeiten von Rechenstörungen (Krajewski, 2003, 2005a, 2005b; Dornheim & Lorenz, 2002; Lorenz, 2005a; Kaufmann, 2003) bekannt sind, werden Rechenstörungen in der Regel erst in der Grundschule erkannt. In einer Inanspruchnahmestichprobe der Psychologischen Kinderambulanz der Universität Bremen treten solche Kinder gehäuft in der dritten und vierten Grundschulklasse sowie in der sechsten Klasse der weiterführenden Schulen auf. Dabei wird deutlich, dass das Erkennen einer Teilleistungsstörung durch Eltern, Erzieher oder Lehrer unmittelbar von den Anforderungen im Rechnen abhängt, mit denen das Kind konfrontiert wird. Die Erweiterung des Zahlenraums über 100 hinaus nach der zweiten Klasse der Grundschule ist für Kinder mit Rechenstörungen häufig eine große Hürde. Hinzu kommt, dass ab dem Ende der zweiten Klasse ein, wenn auch häufig informelles, Lernziel darin besteht, dass die Kinder sich beim Rechnen von konkreten Hilfestellungen (etwa den Fingern) und von Zählstrategien lösen. Kinder mit Rechenstörungen halten sehr häufig an solchen Zählstrategien fest.

Rechenstörungen werden zu spät erkannt

Einige Kinder kompensieren in der Grundschule durch gute kognitive Fertigkeiten (etwa ein gutes Arbeitsgedächtnis, gute Aufmerksamkeitsleistung und eine hohe Geschwindigkeit bei der Verarbeitung von Informationen) die eigentlich für sie zu hohen Anforderungen im Fach Mathematik durch Auswendiglernen. Da die Anforderungen während der Schullaufbahn jedoch ständig ansteigen, tritt damit die volle Tragweite der Lernprobleme lediglich verzögert auf. Diese Kinder fallen dann häufig erst am Ende der fünften oder in der sechsten Klasse auf, da sie die nun neu zu lernenden Zusammenhänge und Prozeduren nicht mehr erfassen können, weil ihnen die Grundvorstellungen darüber fehlen, welche mathematischen Inhalte oder Verfahren zu welchen Sachsituationen passen, etwa die Vorstellung des Wegnehmens oder Abtrennens zur Subtraktion (vgl. auch vom Hofe, Kleine, Blum & Pekrun, 2005). Zunächst wird über das Vorliegen einer Rechenstörung vor dem Hintergrund des schulischen Anforderungsprofils entschieden. Häufig wird dabei außer Acht gelassen, dass die Leistungen zwischen einzelnen Schulen, Städten oder Bundesländern und selbst zwischen Parallelklassen derselben Schule sehr stark voneinander abweichen können. Sicheren Aufschluss über das Vorliegen einer Rechenstörung kann hier nur eine testpsychologische Untersuchung mit einem an einer repräsentativen Stichprobe normierten Rechentest erbringen.

Kinder mit guten kognitiven Ressourcen fallen häufig später auf

Eine testpsychologische Untersuchung ist notwendig

Im Kindergarten können zwar noch nicht die Zahlen- und Rechenfertigkeiten direkt getestet werden, es kann jedoch die Entwicklung eines Mengenverständnisses, das Erlernen von Zählfertigkeiten sowie der Umgang mit kleineren Rechenoperationen im einstelligen Zahlenraum beobachtet werden. Allerdings variieren diese Fertigkeiten im Kindergartenalter deutlich, da sie von der individuellen Förderung und den Interessen des Kindes abhängen. Als wichtige kognitive Basisfähigkeiten mathematischen Lernens werden visuell-räumliche (konstruktive) Verarbeitungsprozesse, Sprachverständnis und gedächtnisbezogene Verarbeitungsprozesse angenommen (Barth, 2003; Kaufmann, 2003), aber auch Fertigkeiten zum Mengen- und Zahlenwissen (Krajewski, 2003, 2005a, 2005b). Defizite in diesen Bereichen können zu einem beeinträchtigten Erwerb von Zahlen- und Rechenfertigkeiten führen. Bei einigen Kindern ist zu beobachten, dass sie bereits im Kindergarten Spiele und Beschäftigungen vermeiden wie etwa Memory, Malen, Legospielen, Puzzeln und Basteln, da ihnen diese nicht so gut gelingen wie ihren Alterskameraden. Auch eignen sich diese Kinder häufig nicht so gut selbstständig oder im Spiel Zählstrategien an.

Im Kindergarten entwickeln sich Vorläuferfertigkeiten

Erst durch die systematische Förderung in den ersten beiden Schuljahren gleicht sich die anfangs starke Heterogenität bei den Zahlen- und Rechenfertigkeiten aus. Daher kann erst am Ende der zweiten Klasse genau beurteilt werden, ob eine Rechenstörung vorliegt. Ausgenommen sind hier außergewöhnlich stark ausgeprägte Rechenstörungen, die auch schon früher diagnostiziert werden können.

Heterogene frühe Rechenfertigkeiten

Kinder mit einer Rechenstörung beherrschen häufig am Ende der zweiten Klasse noch nicht den Zahlenraum bis 100, nicht selten bereitet auch der Zahlenraum bis 20 noch große Probleme. Auch am Ende der vierten Klasse werden häufig die Finger und umständliche Zählstrategien beim Rechnen benutzt. Bei Multiplikationsaufgaben addieren die Kinder, indem sie die jeweilige Rechenreihe hochzählen. Häufige Fehler beim Zählen tragen dazu bei, dass sich die Kinder von Zählstrategien nicht lösen, da sie keine sicher abrufbaren Gedächtnisinhalte aufbauen. Der Umgang mit Zehnerüberschreitung und -unterschreitung wird in der Regel kaum beherrscht. Auch werden gerade berechnete, ähnliche Aufgabenstellungen nicht wieder erkannt und jede Aufgabe wieder neu bearbeitet. Beim Kopfrechnen fällt auf, dass das Kind immer wieder von vorne zu rechnen beginnt, da es die Zwischenergebnisse oder sogar die Aufgabenstellung selbst vergisst.

Kinder mit Rechenstörungen verharren häufig in Zählstrategien

Die umständlichen Rechenwege führen häufig dazu, dass Aufgaben nicht vollständig bearbeitet werden und bei den Hausaufgaben viel Zeit benötigt wird. Es beginnt nicht selten ein Teufelskreis der Verkettung aus Anstrengung beim Rechnen, gefolgt von Misserfolgen und von verstärkter Anstrengung, gefolgt von weiteren Misserfolgen, die zu massiven Selbstzweifel führen und schließlich häufig zu einer Rechenverweigerung beitragen. Dabei führt die dann fehlende Übung zu noch mehr Misserfolgen, die dann zu stabilen Überzeugungen führen kann, wie „Ich kann nicht rechnen!“. Schlimmstenfalls kommt es zu einer generalisierten Haltung „Ich kann gar nichts, ich versage bei allen Anforderungen!“;

Stabile Überzeugungen durch Misserfolge

daraus resultiert häufig Schulunlust oder gar Schulverweigerung (vgl. hierzu auch Gaidoschik, 2006). Aus therapeutischer Perspektive ist ein frühzeitiges Unterbrechen dieses Kreislaufs dringend zu empfehlen.

Häufigkeit und Vielfalt von Rechenfehlern weisen auf eine Dyskalkulie hin

Insgesamt unterlaufen den Kindern mit Rechenstörungen weitaus mehr Fehler beim Rechnen als ihren Alterskameraden. Das rechenschwache Kind lässt sich jedoch nicht über typische Fehler identifizieren, da alle Kinder beim Erwerb von Rechenfertigkeiten Fehler machen, insbesondere wenn neue Inhalte erlernt werden. Nicht die Art der Fehler, sondern ihre Häufigkeit und Vielfalt und ihre Persistenz liefern Indizien darüber, ob eine Rechenschwäche vorliegt oder nicht (Schulz, 2001). In Kasten 1 werden einige häufig auftretende Fehler aufgeführt.

Kasten 1: Häufig auftretende Fehler (nach Jacobs & Petermann, 2005b)

Fehlendes Mengen- und Größenverständnis

- Zahlwörtern (etwa „sieben") kann keine konkrete Menge zugeordnet werden.
- Arabischen Ziffern (etwa „7") kann keine konkrete Menge zugeordnet werden.
- Das Einschätzen von Mengen gelingt nicht.
- Kontextuelles Mengenverständnis gelingt nicht (z. B. „20 Kugeln Eis werden an einem Tag in einer Eisdiele verkauft. Ist das viel oder wenig?").
- Das sofortige Erfassen kleiner Mengen gelingt nicht (Subitizing).
- Überschlagsrechnungen gelingen nicht.
- Unmögliche Rechenergebnisse werden nicht erkannt.
- Mengeninvarianzen werden nicht erkannt. Die Anzahl einer Menge wird fälschlicherweise mit ihrer Ausdehnung oder Größe in Zusammenhang gebracht.

Zählfehler

- Abzählen von konkreten Objekten (z. B. Bauklötze) gelingt nicht.
- Beim Vorwärtszählen (ohne konkrete Objekte) werden Zahlen übersprungen, insbesondere bei Zehnerübergängen.
- Beim Rückwärtszählen wird ins Vorwärtszählen gewechselt, Einer oder Zehner werden ausgelassen.
- Zählen in größeren Schritten (etwa Zweier- oder Fünferschritte) gelingt nicht.

Übersetzungsfehler

- Es handelt sich um Fehler bei dem Übertragen einer Zahl aus der arabischen Form (etwa „34") in die verbale/schriftliche Form („vierunddreißig") oder umgekehrt.
- Fehler beim Lesen arabischer Zahlen (etwa „dreiundvierzig" statt „34").
- Verdrehen von Ziffern beim Schreiben arabischer Zahlen („98" bei „neunundachtzig").
- Lautgetreues Schreiben diktierter Zahlen („vierhundertdreizehn" wird als „40013" notiert).

Fehlendes Verständnis des Stellenwertsystems

- Die Ziffern von Zahlen werden willkürlich zusammengerechnet, ohne den Stellenwert zu berücksichtigen.
- Beim Rechnen werden Zehner-, Hunderter- oder Tausenderübergänge nicht beachtet.
- Die Stellen einer Zahl können nicht benannt werden: etwa Einer, Zehner, Hunderter, Tausender.
- Falsches Untereinanderschreiben beim schriftlichen Rechnen.

Rechenfehler

- Verrechnen um eins (Das Kind zählt ab und beginnt mit acht, $8+6=13$.).
- Vertauschen von Rechenzeichen ($4+3=12$).

- Falsches Transfer- und Analogieverständnis (5 + 4 = 4 + 5, aber nicht 5 − 4 = 4 − 5).
- Häufiges Produzieren von falschen Rechenergebnissen, die aber aus der gleichen Rechenreihe stammen (8 · 3 = 32).
- Fehler im Umgang mit der Null (3 : 3 = 0, 4 · 0 = 4, 15 + 0 = 0, die Null weglassen 90 − 6 = 3, die Null stehen lassen 90 − 6 = 30).
- Fehlendes Beachten von einem Wechsel des Rechenzeichens: Die Kinder rechnen etwa weiter „plus", auch wenn das Rechenzeichen sich nach einigen Aufgaben verändert.

Grundsätzlich sind die auftretenden Rechenfehler abhängig vom jeweiligen Wissensstand des Kindes und von bereits entwickelten Kompensationsstrategien, aber auch komorbid auftretenden anderen Teilleistungsstörungen.

Dyskalkulie-Therapie: meist deutlich unterhalb des derzeitigen Klassenniveaus beginnen

Bei Kindern mit Rechenstörungen werden im Verlauf der Grundschule die Lücken im Mathematikunterricht immer gravierender und führen zu einer zunehmenden Kluft zwischen dem Leistungsstand der Klasse und dem von einer Rechenstörung betroffenen Kind. Die Übungen im Rahmen einer Dyskalkulie-Therapie beginnen daher häufig weit vor dem Leistungsstand der Schulklasse, die das Kind besucht.

1.2 Klassifikation und Diagnosekriterien

Dyskalkulie: umschriebene Entwicklungsstörungen schulischer Fertigkeiten

Der Begriff „Dyskalkulie" umfasst nur *entwicklungsbedingte* Rechenstörungen. Erworbene Rechenstörungen (Akalkulie) werden hier definitionsgemäß ausgeschlossen. Die Störung muss also ihren Ursprung in der Kindheit aufweisen, einen stetigen Verlauf haben und sich in Abhängigkeit von den sich wandelnden Anforderungen an das Kind verändern.

Die Rechenstörung zählt nach der zehnten Revision der Internationalen Klassifikation der Krankheiten (ICD-10) der Weltgesundheitsorganisation (WHO) zu den umschriebenen Entwicklungsstörungen schulischer Fertigkeiten (F81). Als Ursache solcher umschriebenen Entwicklungsstörungen werden nach ICD-10 biologische Reifungsstörungen des Zentralnervensystems angenommen. Zur Rechenstörung (F81.2) wird in der ICD-10 (2001) ausgeführt (vgl. Kasten 2):

Kasten 2: Umschriebene Rechenstörung (ICD-10 nach Dilling & Freyberger, 2001, S. 267)

> Diese Störung besteht in einer umschriebenen Beeinträchtigung von Rechenfertigkeiten, die nicht allein durch eine allgemeine Intelligenzminderung oder eine unangemessene Beschulung erklärbar ist. Das Defizit betrifft vor allem die Beherrschung grundlegender Rechenfertigkeiten, wie Addition, Subtraktion, Multiplikation und Division, weniger die abstrakteren mathematischen Fertigkeiten, die für Algebra, Trigonometrie, Geometrie oder Differenzial- und Integralrechnung benötigt werden.

Kriterien für eine Rechenstörung nach ICD-10

Ausgeschlossen nach ICD-10 werden: Die erworbene Rechenstörung (Akalkulie, R48.8), außerdem Rechenschwierigkeiten bei Lese- oder Rechtschreibstörung (F81.1) und ferner Rechenschwierigkeiten, die hauptsächlich auf einer unangemessenen Unterrichtung (Z55.8) beruhen. Für Rechenstörungen, die kombiniert mit Lese- und/oder Rechtschreibstörungen auftreten, ist die Diagnose kombinierte Störung schulischer Fertigkeiten (F81.3) zu vergeben.

Kriterien nach DSM-IV

Nach dem Diagnostischen und Statistischen Manual Psychischer Störungen (DSM-IV-TR; Saß, Wittchen, Zaudig & Houben, 2003, S. 87) ist das Hauptmerkmal einer Rechenstörung die Ausprägung der Rechenfähigkeiten (gemessen mit individuell durchgeführten standardisierten Tests für mathematisches Rechnen und Denken), die wesentlich unter dem liegen, was auf Grund des Alters, der gemessenen Intelligenz und altersgemäßen Bildung einer Person zu erwarten wäre. Außerdem muss die Rechenstörung deutlich die schulischen Leistungen oder die Aktivitäten des täglichen Lebens, bei denen Rechenleistungen erforderlich sind, behindern. Sollte ein sensorisches Defizit vorliegen, müssen die Rechenschwierigkeiten wesentlich größer sein, als bei diesem Defizit zu erwarten wäre.

Forschungs- und Diagnosekriterien unterscheiden sich erheblich

Tabelle 1 stellt die Forschungskriterien nach ICD-10 denen des DSM-IV-TR gegenüber. Dabei muss ausdrücklich darauf hingewiesen werden, dass die in den Forschungskriterien geforderte Abweichung der Rechentestleistung von zwei Standardabweichungen vom Mittelwert sowie von der allgemeinen Intelligenz nicht der klinischen Praxis entspricht. Hier sind ein Prozentrang von 10 für die Rechentestleistung sowie eine Diskrepanz von eineinhalb Standardabweichungen zwischen Rechentestleistung und der allgemeinen Intelligenz gefordert. Vor der ausschließlichen Verwendung von nonverbalen Intelligenztests zur Erfassung der allgemeinen Intelligenz ist bei Kindern mit Rechenstörung ebenfalls abzuraten. Das mit nonverbalen Intelligenztests gemessene logisch abstrakte schlussfolgernde Denken ist bei Kindern mit Rechenstörungen häufig zusätzlich beeinträchtigt und stellt damit einen schlechten Schätzer für das allgemeine Leistungsniveau dar.

Entwicklungsverzögerung und spezifische kognitive Defizite

Um Rechenvorgänge durchführen zu können, geht man davon aus, dass es ein fertig ausgereiftes Netzwerk für die Verarbeitung von Zahlen und die Bewältigung von Rechenanforderungen gibt. Eine aktuelle Studie von Desoete und Roeyers (2005) untermauert die Annahme einer Entwicklungsverzögerung nur teilweise. Die Autoren fanden bei Kindern mit Rechenstörungen ähnliche kognitive Fertigkeiten wie bei ein Jahr jüngeren, durchschnittlichen Rechnern. Es zeigten sich jedoch auch Defizite bei den rechengestörten Kindern (etwa bei der semantischen Repräsentation von Größen), die deutlich unterhalb der Leistung der ein Jahr jüngeren durchschnittlichen Rechnern angesiedelt waren. Rechenstörungen scheinen also nicht nur auf einer Entwicklungsverzögerung zu beruhen, sondern auch auf spezifischen kognitiven Defiziten. Solche kognitiven Defizite sollten also in der Planung und Durchführung einer Dyskalkulie-Therapie berücksichtigt werden.

Tabelle 1: Forschungskriterien nach ICD-10 (Dilling, Mombour, Schmidt & Schulte-Markwort, 2004, S. 175) und DSM-IV-TR (Saß et al., 2003, S. 87–89)

Kriterien nach ICD-10 (F81.2) Rechenstörung als eine Ausprägung einer umschriebenen Entwicklungsstörung schulischer Fertigkeiten	**Kriterien nach DSM-IV-TR (315.1) Rechenstörung als eine Ausprägung einer Lernstörung**
A. Es liegt ein Wert in einem standardisierten Rechentest vor, der mindestens zwei Standardabweichungen unterhalb des Niveaus liegt, das auf Grund des chronologischen Alters und der allgemeinen Intelligenz des Kindes zu erwarten wäre.	**A.** Die mit individuell durchgeführten standardisierten Tests gemessenen mathematischen Fähigkeiten liegen wesentlich unter denen, die auf Grund des Alters, der gemessenen Intelligenz (zwei Standardabweichungen zum IQ-Wert) und der altersgemäßen Bildung einer Person zu erwarten wären.
B. Die Lesegenauigkeit, das Leseverständnis sowie das Rechtschreiben liegen im Normbereich (zwei Standardabweichungen vom Mittelwert).	
C. In der Vorgeschichte keine ausgeprägte Lese- oder Rechtschreibschwierigkeiten.	
D. Beschulung in einem zu erwartenden Rahmen (es liegen keine außergewöhnlichen Unzulänglichkeiten in der Erziehung vor).	
E. Die Rechenschwierigkeiten bestehen seit den frühesten Anfängen des Rechenlernens.	
F. Die unter A. beschriebene Störung behindert eine Schulausbildung oder alltägliche Tätigkeiten, die Rechenfertigkeiten erfordern.	**B.** Die unter A. beschriebene Störung behindert deutlich die schulischen Leistungen oder Aktivitäten des täglichen Lebens, bei denen mathematische Fähigkeiten benötigt werden.
G. Ausschlussvorbehalt: Non-verbaler IQ unter 70 in einem standardisierten Test.	**C.** Liegt ein sensorisches Defizit vor, sind die Schwierigkeiten beim Rechnen wesentlich größer als diejenigen, die gewöhnlich mit diesem Defizit verbunden sind. (Liegt ein medizinischer (etwa neurologischer) Befund oder ein sensorisches Defizit vor, dann ist dies auf der Achse IV (Medizinische Krankheitsfaktoren) zu kodieren.)

1.3 Epidemiologie

Prävalenz zwischen 4,4 und 6,6 %

Prävalenz. Die internationalen Prävalenzangaben zur Dyskalkulie weisen eine große Schwankungsbreite 3,6 % bis 10,9 % auf (vgl. Tab. 2). Im deutschsprachigen Raum schwanken die Angaben zwischen 4,4 % und 6,6 % (von Aster, Deloche, Dellatolas & Meier, 1997; Hein, 2000; Hein, Bzufka & Neumärker, 2000; von Aster, Kucian, Schweiter & Martin, 2005). In einer indischen Studie wurde in Grundschulen bei 5,6 % aller Kinder eine Dyskalkulie gefunden (Ramaa & Gowramma, 2002). Shalev, Auerbach, Manor und Gross-Tsur (2000) berichten von Prävalenzraten aus verschiedenen Ländern zwischen 3,6 % und 10,9 %. Die große Schwankungsbreite bei den Angaben ist wohl unter anderem darauf zurückzuführen, dass kaum aktuell normierte, standardisierte Rechentests zur Verfügung stehen oder sehr unterschiedliche Verfahren angewendet werden und damit die Diagnosestellungen in den einzelnen Studien starke Abweichungen aufweisen. So legten Lewis, Hitch und Walker (1994) ihrer Prävalenzstudie sehr strenge Kriterien zu Grunde. Hier wurden nur Kinder berücksichtigt, deren Intelligenzquotient (IQ) mindestens 90 betrug und deren Rechenleistung mehr als eine Standardabweichung vom Mittelwert der Normverteilung nach unten abwich. Außerdem durften keine Hinweise auf eine sensorische oder psychische Störung bestehen.

Tabelle 2: Prävalenzraten aus verschiedenen Ländern

Autoren	Prävalenz	Land
Kosc (1974)	6,4 %	Tschechoslowakei
Badian (1983)	6,4 %	USA
Baker & Cantwell (1985)	6,0 %	USA
Klauer (1992)	4,4 %	Deutschland
Lewis et al. (1994)	3,6 %	Großbritannien
Häußer (1995)	6,6 %	Deutschland
Gross-Tsur, Manor & Shalev (1996)	6,5 %	Israel
von Aster et al. (1997)	4,7 %	Schweiz
Ostad (1998)	10,9 %	Norwegen
Hein et al. (2000)	6,6 %	Deutschland
Ramaa & Gowramma (2002)	5,6 %	Indien
Mazzocco & Myers (2003)	6,0 %	USA
von Aster et al. (2005)	6,4 %	Schweiz
Fuchs et al. (2005)	5,3 %	USA

Prävalenz verschiedener Länder schwanken

Die aus dieser Studie resultierende Prävalenz sollte nach Esser und Wyschkon (2002) als Mindestschätzung betrachtet werden.

Kinder mit kombinierten Störungen deutlich beeinträchtigter

Ein weiterer Grund für die deutliche Schwankungsbreite der Prävalenzangaben besteht vermutlich darin, dass Kinder mit Dyskalkulie häufig auch andere Lern- und Verhaltensstörungen aufweisen, wobei die Rechenstörung als komorbide Störung nicht hinreichend kategorisiert wird. Viele der Prävalenzangaben beinhalten neben Kindern mit einer reinen Rechenstörung auch Kinder, die zusätzlich zur Rechenstörung ebenfalls eine Lese-Rechtschreibstörung aufweisen. Vielfach sind Kinder mit einer kombinierten Störung im Umfang und der Stärke der Defizite deutlicher beeinträchtigt (von Aster et al., 2005).

Insgesamt kann eine Prävalenz zwischen 5 und 7 % als sicher gelten. Damit ist die Prävalenz für Rechenstörungen beziehungsweise Rechenstörungen, die mit Lese-Rechtschreibstörungen kombiniert auftreten, ähnlich hoch wie bei anderen Teilleistungsstörungen (Jacobs & Petermann, 2005c; Petermann, 2003).

Rechenstörungen sind stabil

Verlauf. Viele Autoren betonen, dass nur wenige Längsschnittstudien vorliegen, um Aufschluss über die Faktoren zu gewinnen, welche die Mathematikleistung beeinflussen (vgl. Gifford, 2005; Jacobs & Petermann, 2003, 2005b; von Aster et al., 2005).

Es überrascht daher kaum, dass noch wenig über die Langzeitprognose für Kinder mit Dyskalkulie bekannt ist. Shalev, Manor, Auerbach und Gross-Tsur (1998) stellten in einer Follow-up-Studie bei 47 % der Kinder mit Dyskalkulie nach drei Jahren fest, dass die Störung fortbesteht. Dabei erwiesen sich der Schweregrad und eine familiäre Häufung als die besten Prädiktoren. In einer Berliner Studie mit einer Sechs-Jahres-Katamnese konnten sich nur vier von zehn Kindern in ihren Rechenleistungen im Verhältnis zu den sonstigen Schulleistungen verbessern (von Aster et al., 1997). In einer Studie, die 100 norwegische, rechengestörte Erst-, Dritt- und Fünftklässler einschloss, fand Ostad (1999), dass 25 % der Kinder nach zwei Jahren nicht mehr zu den untertesten 10 % der Schüler mit den schlechtesten Schulleistungen gehörten. Bei einer neuseeländische Studie (Young-Loveridge, 1991) zeigte sich, dass zehn Mädchen, die im Alter von fünf Jahren zu den schlechtesten Schülern (dem untersten Quartil) gehörten, auch nach vier Jahren noch dieser Gruppe zugeordnet werden konnten. Bei Kindern, die zusätzlich zur Dyskalkulie auch eine Lesestörung aufwiesen, war die Dyskalkulie stabiler als bei Kindern, die nur eine Dyskalkulie hatten (Mazzocco & Myers, 2003). Jordan, Hanich und Kaplan (2003) stellen zusammenfassend bei ihrer Längsschnittstudie fest, dass sich Defizite bei der Addition und Subtraktion in der zweiten Klasse reliabel erfassen lassen und dass diese Defizite eine starke Persistenz aufweisen. In einer aktuellen sechs Jahre umfassenden Längsschnittstudie untersuchten Shalev, Manor und Gross-Tsur (2005) Kinder mit normaler Intelligenz und Rechenstörung im Alter von elf Jahren (= fünfte Klasse) erneut im Alter von 14 Jahren (= achte Klasse) und abschließend noch einmal mit 17 Jahren (= elfte Klasse). 95 % der Kinder wiesen auch in der elften Klasse noch schwache Rechenleistungen auf. Bei 40 % blieb die Diagnose Dyskalkulie bestehen. Die chronischen Verläufe der Rechenstörung waren mit niedriger Intelligenz, Unaufmerksamkeit und Rechtschreibproblemen assoziiert. Zusammenfassend kann festgehalten werden, dass es sich bei der Rechenstörung um ein stabiles Störungsbild zu handeln scheint (Shalev & Gross-Tsur, 2001; Shalev et al., 2005; von Aster, 2003).

Chronische Verläufe: niedriger IQ, Unaufmerksamkeit, Rechtschreibprobleme

Geschlechterverhältnis. Die Studien zum Geschlechterverhältnis kommen zu unterschiedlichen Ergebnissen. Weinhold Zulauf, Schweiter und von Aster (2003) etwa fanden bei einer Gruppe von Kindergartenkindern ein Jahr vor Schuleintritt einen leichten Wissensvorsprung der

Mädchen gegenüber den Jungen. Insbesondere in den Bereichen Abzählen, Zahlenerhaltung und Kopfrechnen ergaben sich bessere Ergebnisse bei den Mädchen. Auch in früheren Studien (etwa Blevins-Knabe & Musun-Miller, 1996; Stern, 1998) wurden in diesen Bereichen Wissensvorsprünge der Mädchen gegenüber den Jungen gefunden. Ein halbes Jahr später, also sechs Monate vor Schuleintritt, zeigte sich jedoch in der Studie von Weinhold Zulauf et al. (2003) ein deutlicher Wissensvorsprung der Jungen gegenüber den Mädchen. Hasemann (2001) hingegen fand keine bedeutsamen Unterschiede zwischen Mädchen und Jungen vor Schuleintritt, verwendete jedoch auch andere Verfahren zur Wissensüberprüfung. Internationale Vergleichsstudien wie TIMMS (Baumert & Lehmann, 1997) oder PISA (Organisation für wirtschaftliche Zusammenarbeit und Entwicklung – OECD, 2001) zeigen in den meisten, wenn auch nicht allen Ländern, dass Jungen besser rechnen als Mädchen und Mädchen besser lesen als Jungen. Keys, Harris und Fernandes (1996) belegen signifikant bessere Leistungen beim Rechnen für neun- und zehnjährige Jungen für die Länder Japan und Niederlande und für 14-jährige Jungen aus Japan, der Schweiz und England. In anderen Ländern (etwa USA, Schottland, Ungarn, Deutschland, Kanada, Norwegen und Frankreich) fanden sich keine signifikanten Unterschiede bei den Rechenfertigkeiten von Jungen und Mädchen.

Widersprüchliche Geschlechterverteilung bei Rechenleistung

Insgesamt betrachtet scheinen bei der Dyskalkulie im Gegensatz zur Legasthenie Jungen nicht häufiger betroffen als Mädchen (Gross-Tsur et al., 1996; Lewis et al., 1994). Es liegen sogar Hinweise darauf vor, dass Mädchen häufiger betroffen sind als Jungen (von Aster et al., 1997; Schwenck & Schneider, 2003). Am Ende der zweiten Klasse scheinen insbesondere bei den umschriebenen Rechenstörungen (Rechenstörung ohne Lese-Rechtschreibstörung) Mädchen häufiger als Jungen betroffen zu sein (von Aster et al., 2005). Auch bestehen Zweifel, ob bei Mädchen und Jungen die gleichen Ursachen für eine Dyskalkulie vorliegen, da bei Mädchen wesentlich seltener neurologische Symptome aufzutreten scheinen als bei Jungen (von Aster, 1994; Share, Moffitt & Silva, 1988).

Rechenstörung: Jungens nicht häufiger betroffen

1.4 Komorbide Störungen

Begleitstörungen erschweren in der Regel die Behandlung von Kindern mit Rechenstörungen. Häufig zeigen Kinder mit Begleiterstörungen stärker ausgeprägte und umfangreichere Defizite beim Rechnen als dies bei Kindern mit einer umschriebenen Störung der Rechenfertigkeiten der Fall ist. Dabei treten neben der Lese-Rechtschreibstörung auch neuropsychologische Störungen sowie externalisierende und internalisierende Störungen auf. So fanden Proctor, Floyd und Shaver (2005) bei der Hälfte der Kinder mit Rechenstörungen eine oder mehrere zusätzliche kognitive Funktionsbeeinträchtigungen. Eine wesentliche Aufgabe

Kognitive Beeinträchtigungen treten häufig auf

der Diagnostik besteht demnach darin, festzustellen, ob es sich um eine primäre Dyskalkulie handelt oder die Rechendefizite sekundär aus einer anderen Erkrankung resultieren. Nicht immer lässt sich hier eine eindeutige Zuordnung treffen.

Lese-Rechtschreibstörungen. Mehrere Studien weisen darauf hin, dass Kinder mit einer kombinierten Störung schulischer Fertigkeiten (Lese-Rechtschreibstörung und Rechenstörung) stärker beim Rechnen beeinträchtigt sind als Kinder, die lediglich eine umschriebene Rechenstörung aufweisen (etwa Jordan et al., 2003; von Aster et al., 2005; Fuchs, Fuchs & Prentice 2004; Shalev et al., 2005). Die häufig mit einer Lese-Rechtschreibstörung einhergehenden Sprachstörungen erschweren nach einer Längsschnittstudie von Donlan (2003) das Erlernen von Zählsequenzen und das Zählen von einer größeren Zahl aus; des Weiteren war im Alter von zehn Jahren der Faktenabruf beeinträchtigt.

Sprachstörungen erschweren das Erlernen

Die Komorbidität zwischen Lese-Rechtschreibstörung und Rechenstörung liegt zwischen 17 % (Lewis et al., 1994) und 65,6 % (von Aster et al., 2005). Die starken Schwankungen zwischen den Angaben sind auch darauf zurückzuführen, dass sowohl die Lese- als auch die Rechtschreibstörung und manchmal nur eine isolierte Lesestörung mit einbezogen wurden. Der Zusammenhang zwischen Dyskalkulie und Legasthenie begründet sich vermutlich daraus, dass beide dieselben beeinträchtigten unspezifischen Vorläuferfunktionen aufweisen (vgl. Krajewski & Schneider, 2005).

Dyskalkulie und Legasthenie häufig gemeinsam

Tabelle 3: Häufigkeit von Lese-Rechtschreibstörung bei Kindern mit Rechenstörung

Studien	Komorbidität	Land
Badian (1983)	43,0 %	USA
Lewis et al. (1994)	64,0 %	Großbritannien
Gross-Tsur et al. (1996)	17,0 %	Israel
Ostad (1998)	51,0 %	Norwegen
Ramaa & Gowramma (2002)	51,3 %	Indien
von Aster et al. (2005)	65,6 %	Schweiz

Aufmerksamkeitsstörungen. Wie bei vielen anderen Teilleistungsstörungen kommt es auch bei der Dyskalkulie vermehrt zu einem gleichzeitigen Auftreten einer Aufmerksamkeitsstörung. In einer auf Elternberichten basierenden Studie von Shalev, Auerbach und Gross-Tsur (1995) traten bei elf- bis zwölfjährigen Jungen und Mädchen mit Rechenstörungen signifikant mehr Aufmerksamkeitsstörungen auf als bei Kindern mit unauffälligen Rechenleistungen. Außerdem zeigten sich signifikant mehr Aufmerksamkeitsstörungen, wenn neben der Rechenstörung auch eine Lese- Rechtschreibstörung vorlag. In einer weiteren Studie fanden Gross-Tsur et al. (1996) bei 26 % der Kinder mit Dyskalkulie zusätzlich Symptome eines Aufmerksamkeits-Hyperaktivitäts-Syndroms (ADHS).

Aufmerksamkeitsstörungen sind häufig

Badian (1983) beschreibt bei 42 % der Kinder mit einer Dyskalkulie Aufmerksamkeitsdefizite. Faraone et al. (1993) fanden bei Kindern mit ADHS gehäuft zusätzlich eine Dyskalkulie. Auch scheinen Aufmerksamkeitsstörungen dazu beizutragen, dass Rechenstörungen sich chronifizieren (Shalev et al., 2005). Monuteaux, Faraone, Herzig, Navsaria und Biederman (2005) fanden in ihrer Studie bei 11 % der Kinder mit Aufmerksamkeitsstörung eine Rechenstörung. Die Prävalenz für Rechenstörungen ist bei Kindern mit Aufmerksamkeitsstörungen also deutlich erhöht. Zur Zeit lässt sich jedoch nicht klären, ob diese Komorbidität kausal interpretiert werden darf. Es scheint festzustehen, dass Aufmerksamkeits- und Rechenstörungen unabhängig voneinander vererbt werden (Monuteaux et al., 2005).

ADHS und Dsykalkulie werden unabhängig voneinander vererbt

Visuell-räumliche Störungen. Eine Begleitstörung und möglicherweise auch eine Ursache bei Rechenstörungen bildet eine beeinträchtigte visuell-räumliche Wahrnehmung. Wenn der semantische Gehalt einer Zahl als Zahlenstrahl mit räumlicher Ausdehnung in unserem Gehirn repräsentiert ist, liegt es nahe, dass Kinder mit visuell-räumlichen Störungen eine Dyskalkulie entwickeln können. Die Rechenstörung resultiert dann aus einem unzureichenden Zahlenverständnis. In einer aktuellen Studie, bei der Kinder mit einer Rechenstörung und einer visuell-räumlichen Störung im Alter von sieben bis zwölf Jahren und einer Kontrollgruppe verglichen wurden, konnten Bachot, Gevers, Fias und Roeyers (2005) keinen so genannten SNARC-Effekt (siehe Kasten 3) bei der beeinträchtigten Gruppe messen, sehr wohl aber bei der Kontrollgruppe. Die Autoren interpretieren dies als Hinweis darauf, dass sich diese Kinder die Größe einer Zahl nicht hinreichend konkret vorzustellen vermögen, um sie auf einem Zahlenstrahl (in der Vorstellung) einordnen zu können.

Kasten 3: Der SNARC-Effekt

> Unter dem SNARC-Effekt (*S*patial *N*umerical *A*ssociation of *R*esponse *C*odes) versteht man folgendes Phänomen: Erwachsene können bei kleineren Zahlen mit der linken schneller als mit der rechten Hand durch Knopfdruck rückmelden, ob eine Zahl gerade oder ungerade ist.

Auch in Kindergartenstudien (etwa Dornheim & Lorenz, 2002; Kaufmann, 2003) werden Defizite bei den visuellen Fertigkeiten als wesentliches Risiko für Rechenstörungen benannt.

Risikofaktor: verminderte visuelle Fertigkeiten

Bereits erste Beschreibungen von Rechenstörungen benennen – ebenso wie aktuelle Subtypenbildungen – eine visuell-räumliche Störung als eine Komponente der Dyskalkulie (etwa Benton, 1987; Gerstmann, 1930; Kinsbourne, 1968). In ihren in den 70er und 80er Jahren durchgeführten Studien fanden Rourke und Mitarbeiter unter anderem deutliche Hinweise auf einen engen Zusammenhang von visuell-räumlichen Leistungen und Rechenstörungen bei intaktem sprachlichen Leistungsvermögen (etwa Harnadek & Rourke, 1994; Rourke, 1993). Grissemann

Zusammenhang mit visuell-räumlichen Fertigkeiten

und Weber (2000) nennen als Störfaktoren beim Erwerb mathematischer Operationen unter anderem Defekte beim visuell-räumlichen Erkennen und dem Verarbeiten nicht-verbaler Informationen. McLean und Hitch (1999) fanden bei über 100 Neunjährigen mit Dyskalkulie visuomotorische Störungen, die das visuell-räumliche Arbeitsgedächtnis beeinträchtigen. Auch neuere Studien stützen die Annahme, dass visuell-räumliche Störungen gehäuft gemeinsam mit Rechenstörungen auftreten. So fanden Venneri, Cornoldi und Garuti (2003) bei Kindern mit visuell-räumlichen Störungen im Vergleich mit einer unauffälligen Kontrollgruppe im schriftlichen Rechnen und bei Übertragsrechnungen (vor allem bei Subtraktionsaufgaben) deutlich schlechtere Leistungen. In einer Studie von Mazzocco und Myers (2003) zeigte sich ebenfalls ein deutlicher Zusammenhang zwischen der Beeinträchtigung von visuell-räumlichen Fertigkeiten und dem Vorliegen einer Dyskalkulie. Auch bei Kindern mit dem Mikrodeletionssyndrom 22q11 sind visuell-räumliche Störungen mit Defiziten in der Zahlenverarbeitung verknüpft (Simon, Bearden, McDonald Mc-Ginn & Zackai, 2005).

Gedächtnis-defizite

Gedächtnisstörungen. Häufig weisen Kinder mit Rechenstörungen Probleme beim Abruf von Rechenfakten auf. Dieser Tatbestand legt Störungen im Lang- und/oder Kurzzeitgedächtnis nahe. Geary und Hoard (2001) fanden bei Kindern mit Rechenstörungen im Vergleich zu einer Kontrollgruppe Beeinträchtigungen des Langzeitgedächtnisses. Geary (1993) postuliert, dass auf Grund eines schlechten Arbeitsgedächtnisses arithmetisches Faktenwissen falsch gespeichert wird und auf diese Weise schlechte Leistungen im Fach Mathematik resultieren. D'Amico und Guarnera (2005) fanden in einer Vergleichsstudie zwischen Neunjährigen mit Dyskalkulie und einer Kontrollgruppe bei den rechenschwachen Kindern bei Aufgaben (numerisches und verbales Material), die das visuell-räumliche Arbeitsgedächtnis betreffen, deutlich schlechtere Leistungen. Bei der phonologischen Schleife traten diese Unterschiede nur beim Nachsprechen von Zahlen vorwärts auf. Diese Befunde werden durch eine Studie von Holmes und Adams (2006) gestützt, die den Zusammenhang zwischen Arbeitsgedächtnis und mathematischen Fertigkeiten bei Kindern näher untersuchten. Die Autoren schließen aus ihrer Studie auf eine wesentliche Rolle des visuell-räumlichen Gedächtnisses bei der Entwicklung von Rechenfertigkeiten. McCall (2000) fand jedoch keine Unterschiede im Arbeitsgedächtnis und im verbalen Kurzzeitgedächtnis zwischen Schülern mit und ohne Rechenstörung, konnte allerdings signifikante Unterschiede im seriellen Gedächtnis und in der Arbeitsgeschwindigkeit belegen.

Kaufmann (2002) fasst die Erkenntnisse aus den Studien zum Arbeitsgedächtnis und zu Rechenstörungen in einem Schema zusammen, das die kognitiven Systeme verknüpft, von denen angenommen wird, dass sie den Abruf von arithmetischen Faktenwissen beeinflussen (vgl. Abb. 1). Das Arbeitsgedächtnis nach Baddeley (1986) beinhaltet eine mit einer limitierten Kapazität ausgestattete zentrale Exekutive sowie zwei Subsysteme, die phonologische Schleife und den visuellen Notizblock. Der Abruf von arithmetischem Faktenwissen kann beeinflusst werden durch,

Beeinträchtigungen der zentralen Exekutive, eine verkürzte Merkspanne und verminderte Hemmmechanismen

- eine beeinträchtigte zentrale Exekutive, in deren Folge der Zugriff auf das Langzeitgedächtnis gestört ist,
- eine verkürzte phonologische Schleife oder
- ein verkürzter visueller Notizblock sowie
- mangelnde Hemmmechanismen (Werden etwa beim Abruf von Multiplikationsfakten (etwa 6 · 7 =), die benachbarten Ergebnisse aus der gleichen Reihe, 5 · 7 = oder 7 · 7 = nicht gehemmt, kommt es gehäuft zum Abruf neben der eigentlichen Lösung also 42 angesiedelter Fakten also 35 oder 49).

Störungen der zentralen Exekutive

Störung exekutiver Funktionen. Sikora, Haley, Edwards und Butler (2002) vermuten eine zentrale Rolle der exekutiven Funktionen bei der Ent-

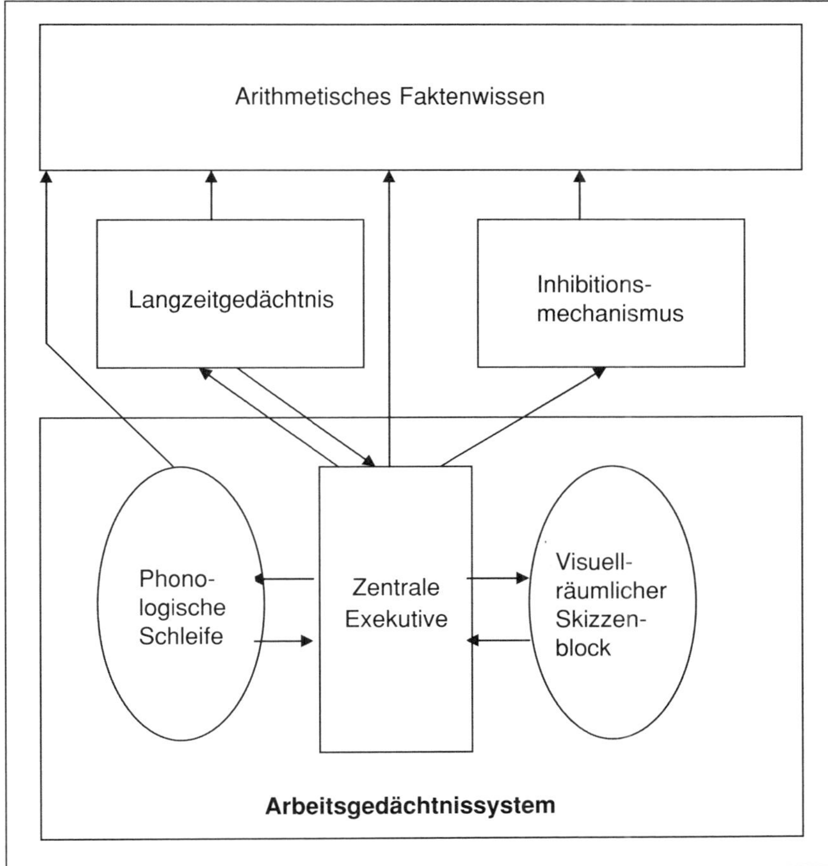

Abbildung 1: Schematische Darstellung der Interaktion zwischen kognitiven Systemen, die den Abruf von arithmetischem Faktenwissen beeinflussen (Kaufmann, 2002; übersetzt von den Autoren)

wicklung einer Rechenstörung. In ihrer Studie zeigte sich, dass Kinder mit Rechenschwierigkeiten deutlich schlechter im „Tower of London Test" abschnitten als Kinder mit Leseschwierigkeiten oder Kinder ohne Schulschwierigkeiten. Grube und Barth (2004) schließen aus ihrer Studie bei 48 Viertklässlern auf eine wesentliche Beteiligung der zentralen Exekutive beim Faktenabruf. Kaufmann (2002) postuliert, dass der zentralen Exekutiven eine Hauptrolle beim Kopfrechnen zukommt. Auch zahlreiche andere Studien belegen das gleichzeitige Auftreten von Beeinträchtigungen des Arbeitsgedächtnisses oder der exekutiven Funktionen und Rechenstörungen (etwa Adams & Hitch, 1997, 1998; Bull, Johnston & Roy, 1999; Bull & Scerif, 2001; Fürst & Hitch, 2000; Noël, Désert, Aubrun & Seron, 2001).

Vermehrt internalisierende Störungen

Psychische Störungen. Bei Kindern mit Rechenstörungen treten sowohl Ängste und Depressionen als auch aggressives Verhalten gehäuft auf (von Aster, 1996; Little, 1993). Shalev et al. (2000) ermittelten bei 28 % der Kinder mit einer schweren Dyskalkulie klinisch relevante internalisierende Störungen. In einer Studie fanden Pelletier, Ahmad und Rourke (2001) bei Kindern mit Dyskalkulie im Verlauf der Störung vermehrt internalisierende Störungen.

Mathematikangst führt zu Rechenfehlern

Dies bedeutet jedoch nicht, dass bei einer allgemein höheren Ängstlichkeit generell auf eine geringere Leistungsfähigkeit im Fach Mathematik geschlossen werden kann oder umgekehrt (vgl. auch Esser & Wyschkon, 2002). In einer Studie mit 64 Studenten konnten Hopko et al. (2003) nachweisen, dass Leistungen bei Mathematik-Aufgaben nicht in Abhängigkeit von CO_2-induzierter Angst variierten. Die Leistungen bei Mathematik-Aufgaben veränderten sich aber in Abhängigkeit vom Vorliegen einer spezifischen Mathematik-Angst. Die Studenten mit Mathematik-Angst machten bei den Mathematik-Aufgaben mehr Fehler, aber auch teilweise bei den Aufgaben, die Ressourcen im Arbeitsgedächtnis verlangten. Zusammenhänge zwischen der Arbeitsgedächtnisspanne und Mathematik-Angst wurden in verschiedenen Studien gefunden (etwa Ashcraft, 2002; Ashcraft & Kirk, 2001; Hopko, Ashcraft, Gute, Ruggiero & Lewis, 1998). Ebenso wurde in vielen Studien von einem Zusammenhang zwischen Mathematik-Angst und Leistungen im Fach Mathematik berichtet (etwa Abu-Hilal, 2000; Ashcraft & Faust, 1994; Cates & Rhymer, 2003; Faust, Ashcraft & Fleck, 1996). Zusammengefasst kann festgestellt werden, dass das Fach Mathematik, Gegenstand einer spezifischen Phobie werden kann, das heißt, es tritt das für eine Phobie klassische Vermeidungsverhalten auf (vgl. hierzu Ashcraft & Ridley, 2005).

1.5 Ursachen und Pathogenese

Als Ursachen für umschriebene Rechenstörungen werden genetische und frühkindlich bedingte Hirnfunktionsstörungen sowie schulische, soziale und emotionale Faktoren diskutiert. Einige Befunde stützen die Annahme einer erblichen Prädisposition. So fanden Alarcón, DeFries, Light und Pennington (1997), dass bei 58 % der eineiigen und 39 % der zweieiigen Zwillinge übereinstimmend eine Dyskalkulie auftrat. Gross-Tsur, Shalev, Manor und Amir (1995) fanden bei 42 % der rechenschwachen Kinder Familienangehörige ersten Grades mit Lernstörungen. Auch war der sozioökonomische Status dieser Gruppe im Vergleich zum Rest der Kohorte signifikant geringer.

In einer Studie von Shalev et al. (2001) zeigten sich bei 66 % der Mütter, 40 % der Väter und 53 % der Geschwister von Kindern mit einer Dyskalkulie ebenfalls eine Rechenstörung. Die Autoren schlussfolgern, dass die Prävalenz für Kinder von Eltern mit Dyskalkulie damit zehnmal höher ist als in der Allgemeinbevölkerung. Dabei stellt die familiäre Häufung einen wesentlichen Risikofaktor für das Auftreten der Dyskalkulie dar (Shalev et al., 1998).

Familiäre Prävalenz zehnfach erhöht

Eine Beteiligung mehrerer Genorte an der Entstehung einer Dyskalkulie ist wahrscheinlich, bisher jedoch nicht nachgewiesen. Kovas, Harlaar, Petrill und Plomin (2005) fanden in ihrer Studie (an fast 3000 Zwillingen) eine hohe genetisch bedingte Korrelation zwischen Mathematik und Lesen sowie Mathematik und Grundintelligenz, die darauf hinweist, dass die meisten Gene, die für individuelle Unterschiede im Fach Mathematik verantwortlich sind, mit denen identisch sind, die die Grundintelligenz und das Lesen bestimmen. Allerdings weisen die Autoren auch darauf hin, dass etwa ein Drittel der genetischen Varianz für Mathematik unabhängig von der Grundintelligenz und Lesen ist, so dass angenommen werden muss, dass einige Gene existieren, die spezifisch für die Mathematikleistung sind.

Spezifische Gene für Mathematikleistung

Gelman und Butterworth (2005) postulieren, dass numerische Konzepte unabhängig von der Sprache sind und einen eigenen ontogenetischen Ursprung und eine eigene neuronale Basis besitzen.

Neben den genannten Zwillingsstudien und familiären Häufungen weist auch das Auftreten von Dyskalkulie bei verschiedenen genetischen Syndromen auf eine genetische Verursachung der Dyskalkulie hin. Rechenstörungen zeigen sich vermehrt bei Kindern mit Phenylketonurie (Pennington, 1991). Bruandet, Molko, Cohen und Dehaene (2004) weisen auf das Auftreten von Dyskalkulie beim Turner-Syndrom hin. Weiterhin werden beim Fragilen-X-Syndrom, beim Williams-Beuren-Syndrom, beim Mikrodeletionssyndrom 22q11 und beim Fetalen Alkoholsyndrom häufig Dyskalkulien beschrieben (vgl. Ansari et al., 2003; Shalev et al., 2000; Simon et al., 2005).

Genetische Syndrome

Mazzocco und McCloskey (2005) konnten bei Kindern mit Turner-Syndrom und bei Kindern mit Fragilen-X-Syndrom deutlich erhöhte Prävalenzraten nachweisen. Außerdem zeigte sich bei diesen Kindern eine außergewöhnliche Stabilität der Störung. Bertella et al. (2005) konnten zeigen, dass bei Patienten mit Prader-Willi-Syndrom Rechenfertigkeiten neben dem Kurzzeitgedächtnis die am stärksten beeinträchtigten kognitiven Komponenten bilden. Auch bei vielen neurologischen Erkrankungen kommt es gehäuft zum Auftreten von Dyskalkulie. Bei an Epilepsie erkrankten Kindern stellt die Rechenstörung die häufigste beeinträchtigte schulische Fertigkeit dar (Seidenberg et al., 1986).

Neuropsychologische Klassifikation unzureichend

Von Aster (1994) zeigte, dass neuropsychologisch unterscheidbare Gruppen nicht ausreichen, um das Phänomen der Rechenstörung zu erklären. Mit einer solchen Klassifikation, der Unterteilung der Kinder mit Dyskalkulie in *Nonverbal Learning Disability Syndrome* (NLD) und *Subtype Reading and Spelling* (RS) nach Rourke (1993), konnten hier nur 50 % der Rechenstörungen vorhergesagt werden. Shalev et al. (2000) kamen in ihrer Studie zu dem Schluss, dass sich Verhaltensstörungen und das Auftreten von Dyskalkulie gegenseitig beeinflussen. Demnach könnte man argumentieren, dass Verhaltensstörungen die Auftretenshäufigkeit der Dyskalkulie erhöhen. Es ließe sich jedoch ebenso argumentieren, dass das Vorliegen einer Dyskalkulie Verhaltensstörungen begünstigt.

Kinder mit Dyskalkulie bilden eine heterogene Gruppe

Insgesamt ist ein multikausales Ursachenmodell wahrscheinlich. Dabei kommt neben genetischen und neuropsychologischen Einflüssen auch psychologischen, psychosozialen und didaktischen Faktoren eine wesentliche Bedeutung zu (vgl. Abb. 2). Welche und wie viele der Faktoren dabei zusammentreffen müssen oder wie stark diese Faktoren jeweils beeinträchtigt sein müssen, ist heute noch nicht ausreichend geklärt. Insgesamt ist davon auszugehen, dass Kinder mit Dyskalkulie eine sehr heterogene Gruppe bilden. Gifford (2005) stellt in einer Übersicht fest, dass dringend zu klären ist, ob die Rechenstörung auf ein ein-

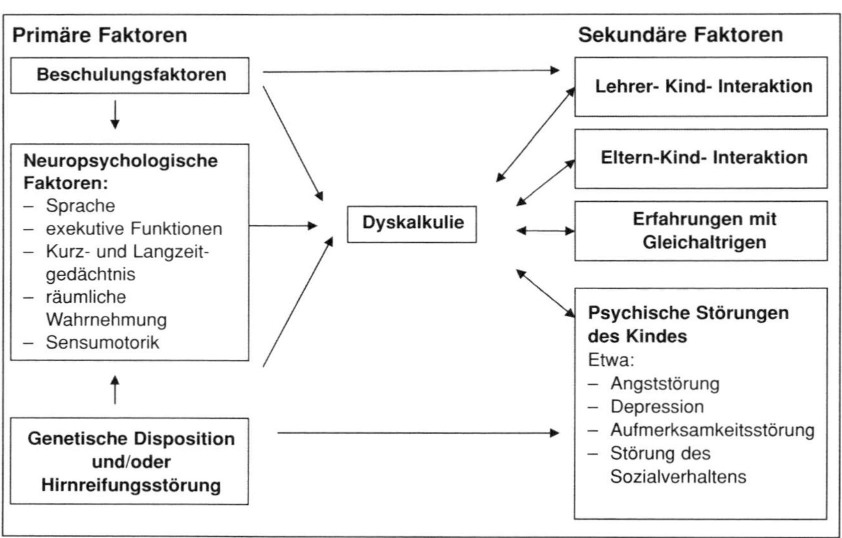

Abbildung 2: Mögliche Ursachen einer Dyskalkulie

zelnes Defizit zurückzuführen ist oder es verschiedene Subtypen von Rechenstörungen mit unterschiedlichen Merkmalen gibt. Bei Kindern mit guten kompensatorischen Fertigkeiten kann es vorkommen, dass es trotz erheblicher Beeinträchtigungen zu keiner Rechenstörung kommt. Umgekehrt zeigt es sich als sehr wirksames Vorgehen, bei der Therapie von Rechenstörungen basale Teilleistungsstörungen zu berücksichtigen. Dabei führt eine Therapie der Teilleistungsstörungen häufig zu schnellen Therapiefortschritten. Es scheint daher dringend notwendig, bei Kindern mit Rechenstörungen abzuklären, ob solche basalen Teilleistungsstörungen vorliegen (Gaidoschik, 2006; Petermann & Lemcke, 2005; Blender, 2004).

Eine Dyskalkulie beeinflusst auch die Interaktionen zwischen dem Kind und seinen Lehrern, seinen Eltern, seinen Geschwistern sowie seinen Mitschülern. Im ungünstigsten Fall kann man sich das wie folgt vorstellen: Das Kind versucht, die Aufgabenstellung mit vermehrter Anstrengung zu lösen und erfährt, dass die Mitschüler schneller und besser rechnen können; in der Folge entwickeln sich Versagensängste. Die Lehrer und Eltern fordern das Kind auf, sich besser zu konzentrieren oder noch mehr anzustrengen. Durch gehäufte Misserfolgserlebnisse kommt es zu starken Lernbarrieren. Das Kind vermeidet Rechenaufgaben und beteiligt sich nicht (mehr) aktiv am Unterricht. Als weitere Konsequenz kommt es zu negativen Rückmeldungen des Lehrers und/oder der Eltern („Bei dir ist Hopfen und Malz verloren!“ oder „ Du wirst es nie lernen!“) oder verallgemeinernden Aussagen wie „Du bist immer so faul!“.

Negative Spirale in der Interaktion

Ein rechenschwaches Kind wird häufig von seinen Mitschülern oder Geschwistern gehänselt. Das Kind erlebt sich bei jeder Prüfung als überfordert, glaubt auch zukünftig keiner Prüfung gewachsen zu sein. Es bilden sich stabile Selbstbeschreibungen wie „Ich bin zu blöd!“, „Ich schaffe das nie!“, die die Rechenleistung negativ beeinflussen. Selbst die Hausaufgaben werden als nicht zu bewältigende Herausforderung erlebt. Es kommt zu sekundären Störungen (Verweigerung, Resignation, Versagens- sowie Schulangst). Zudem können Verhaltens- oder emotionale Störungen vorliegen, die einerseits die Rechenleistungen negativ beeinflussen und andererseits durch schulische Misserfolge verstärkt werden (vgl. Jacobs & Petermann, 2003).

Schlussfolgerungen. Die ausgeführten Ursachen legen ein multikausales Erklärungsmodell der Dyskalkulie nahe. Ausgehend von eher primären Faktoren entwickelt sich das Störungsbild, das durch die Wechselwirkung mit sekundären Faktoren zusätzlich negativ beeinflusst werden kann. Als primäre Faktoren können eine genetische Disposition, eine Hirnreifungsstörung, neuropsychologische Störungen aber auch Effekte der Beschulung angeführt werden. Häufig wirken mehrere primäre Faktoren zusammen. Genetische Dispositionen können aber ebenfalls zu psychischen Störungen und neuropsychologischen Beeinträchtigungen

Primäre und sekundäre Faktoren bei der Entstehung und Aufrechterhaltung

führen und so auch indirekt ursächlich für eine Rechenstörung sein. Ebenso können Beschulungsfaktoren zu neuropsychologischen Defiziten führen sowie die Lehrer-Kind-Interaktion beeinflussen. Damit wirken sich Beschulungsfaktoren auch indirekt auf die Ausprägung einer Dyskalkulie aus.

1.6 Modelle der Zahlenverarbeitung und Rechenfertigkeiten

Gängige Modelle basieren auf der Forschung mit Erwachsenen

Grundlegend für die Dyskalkulie-Diagnostik und -Therapie sind Kenntnisse über die Entwicklung von Rechenfertigkeiten. Die vorgestellten Modelle beruhen dabei auf Forschungsergebnissen bei erwachsenen Patienten und bilden somit nicht die Entwicklung der Störung ab, sondern deren Ergebnis. In den letzten 20 Jahren wurden eine Reihe von Zahlenverarbeitungs- und Rechenfertigkeitsmodellen diskutiert. Sie unterscheiden sich vor allem auf Grund der angenommenen Zahlenverarbeitungswege (Transkodierungsrouten) von Zahlen betreffenden Informationen und der Annahme über die Form, in welcher der semantische Gehalt von Zahlen im Gehirn repräsentiert ist.

Es gibt Modelle, bei denen angenommen wird, dass Zahleninformationen in jedem Fall zunächst in eine Form übersetzt werden müssen, die den semantischen Gehalt repräsentiert (Single-Route-Modell). Andere Modelle (Multi-Route-Modelle) erweitern diese Annahme. Hier wird angenommen, dass auch Verarbeitungswege existieren, die nicht die Zahleninformation in ihren semantischen Gehalt übersetzen müssen. Eine weitere Form von Modellen folgt der Annahme von wechselseitigen Verarbeitungswegen (Transkodierungsrouten) zwischen verschiedenen Repräsentationsformen von Zahleninformationen (Zahlwort, arabische Zahl, semantischer Gehalt).

Die aktuellen Vorstellungen über die Organisation von Rechenprozessen basieren vor allem auf Läsionsstudien und Studien mit bildgebenden Verfahren (etwa funktionelle Magnetresonanztomographie = fMRT).

1.6.1 Single-Route-Transkodierung

McCloskey unterscheidet zwischen zwei mathematischen Systemen

In ihrem Modell unterscheiden McCloskey, Caramazza und Basili (1985) zwei mathematische Systeme, die für unterschiedliche Fähigkeiten zuständig sind (vgl. Abb. 3). Das *Rechensystem* ist notwendig, um Rechenoperationen und mathematische Zeichen verstehen zu können. Für das *Zahlenverarbeitungssystem* werden funktional unabhängige Zahlenverständnis- und Zahlenproduktionsmodule postuliert (vgl. Abb. 3, Kästen links und rechts). Die *Zahlenverständnismodule* übertragen die eingehende Zahleninformation in eine abstrakte Repräsentation, die den semantischen Gehalt einer Zahl ausdrückt. Es wird angenommen, dass die Information über den semantischen Gehalt einer Zahl notwen-

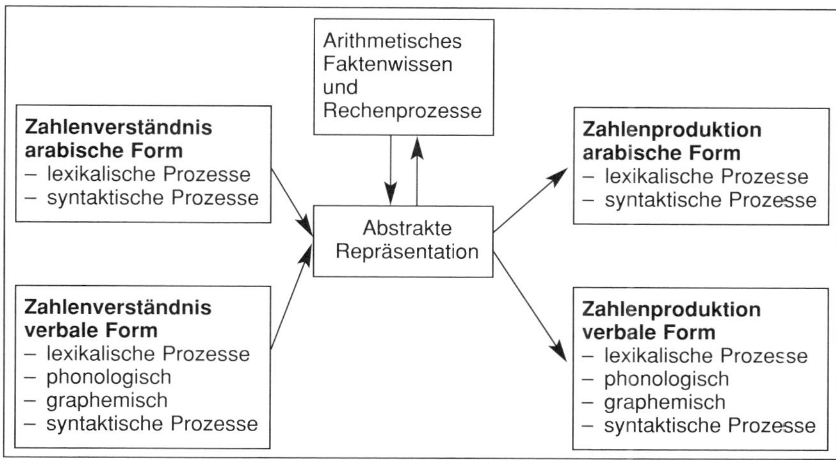

Abbildung 3: Das McCloskey-Modell (nach Jacobs & Petermann, 2003, S. 201)

dig ist, um die Zahleninformation weiter verarbeiten zu können, das heißt, um mit ihr rechnen zu können. Diese abstrakte Repräsentation stellt man sich als eine Basismenge innerhalb einer Zahl (etwa 4 bei Viertausend) vor, die mit einem Exponenten mit der Basis 10 verknüpft ist (etwa 10 mit dem Exponenten 3 für Tausend), also $4 \cdot 10^3$ für 4.000. Die *Zahlenproduktionsmodule* übersetzen die semantische Repräsentation in das gewünschte Ausgabeformat (Output).

Die Inputmodule (das Zahlenverständnis) und die Outputmodule (die Zahlenproduktion) unterteilen sich jeweils in eine arabische Form (etwa 4.060) und eine verbale Form (etwa dreitausendzwanzig, vgl. Abb. 4). Bei der verbalen Produktion wird dabei zusätzlich zwischen gesprochener und geschriebener Wiedergabe unterschieden; weiterhin wird zwischen lexikalischen und syntaktischen Prozessen differenziert.

Eine Zahl wie etwa *Viertausendsechzig* wird aus dem verbalen, graphischen Zahlenverständnismodul in die abstrakte Repräsentation übersetzt, dafür wird zunächst eine lexikalische Zuordnung der einzelnen Elemente innerhalb einer Zahl benötigt (in Lesereihenfolge: *Vier* $= 4 \cdot 10$ mit Exponent 0; *-tausend-* $= 0 \cdot 10$ mit Exponent 3; *-sechzig* $= 6 \cdot 10$ mit Exponent 1). Im Anschluss erfolgt eine semantische Prozedur, bei der erkannt wird, dass (weil die *-tausend-* auf die *Vier* folgt) die *Vier* mit 10 mit Exponent 3 verknüpft ist, so dass die vollständige Übersetzung als semantische Repräsentation $4 \cdot 10$ mit Exponent 3 und $6 \cdot 10$ mit Exponent 1 lautet.

Single-Route-Modell

Durch eine Reihe von Einzelberichten wird das Modell von McCloskey et al. (1985) gestützt (vgl. van Harskamp & Cipolotti, 2001; McCloskey, 1992). Man bezeichnet es *Single-Route-Modell*, da jeder Verarbeitungsweg vom Input zum Output über die abstrakte Repräsentation führen muss.

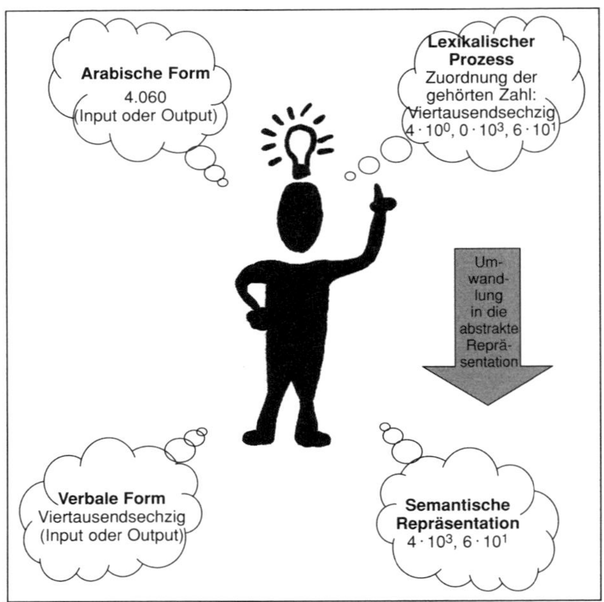

Abbildung 4: Umwandlung von Informationen in die semantische Repräsentation

1.6.2 Multi-Route-Transkodierung

Verarbeitungswege ohne Beteiligung der abstrakten Repräsentation

Das Modell von Cipolotti und Butterworth (1995) geht von zwei Routen aus (Multi-Route-Modell). Es sieht neben den semantischen auch asemantische, also nicht bedeutungserschließende Transkodierungsrouten vor (siehe die fett hervorgehobenen Pfeile in Abb. 5). Erfolgt eine Eingabe in das System als arabische Zahl (etwa 9), dann werden folgende Module durchlaufen:

- Eingabesystem für arabische Zahlen,
- Verständnis für arabische Zahlen,
- abstrakte Repräsentation,
- Produktion arabischer Zahlen in das Ausgabesystem für arabische Zahlen (z. B. die Ziffer 9) oder
- Produktion von Zahlwörtern in das Ausgabesystem für geschriebene Zahlen (schriftlich neun) oder in das Ausgabesystem für gesprochene Zahlen (gesprochen neun).

Alternativ kann über die asemantische Route (gestrichelte oder fette Linien in Abb. 5), ohne Verständnis der Zahl, direkt in das Ausgabesystem für gesprochene Zahlen übersetzt werden (siehe auch Kasten 4).

Auch eine aktuelle Studie von Ratinckx, Brysbaert und Fias (2005) stützt die Annahme von asemantischen Routen. Die Autoren erbrachten Belege für eine asemantische Route vom visuellen Input zum verbalen Output.

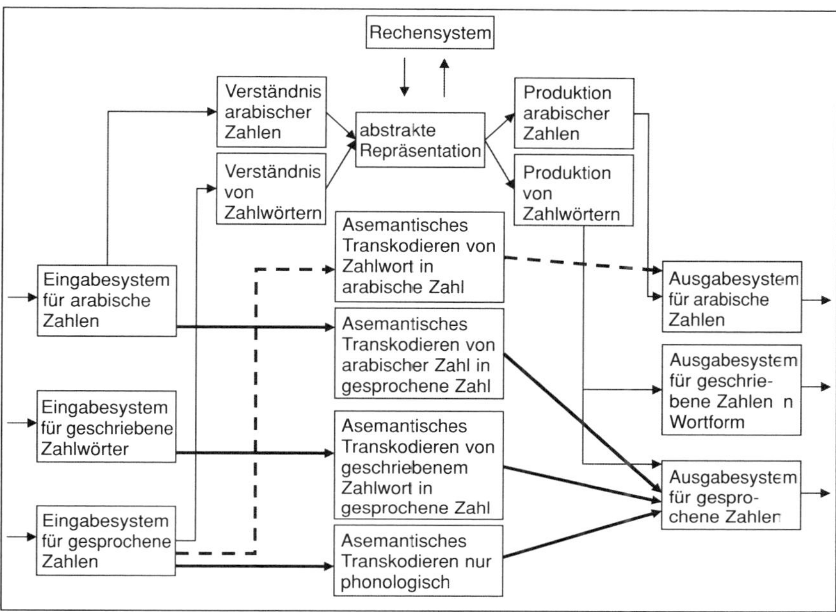

Abbildung 5: Das Cipolotti-Butterworth-Modell (nach Jacobs & Petermann, 2003, S. 201)

Kasten 4: Der Patient I. H. – Zahlenverarbeitung auch ohne Bedeutungserfassung?

Der Patient I. H. litt in Folge einer neurodegenerativen Erkrankung an einer Atrophie des Temporallappens – vor allem linkshemisphärisch – mit einer relativen Verschonung des Hippocampus. Diese Atrophie resultierte in einem schweren Verlust der Bedeutungserfassung sprachlicher Inhalte und semantischer Gedächtnisinhalte (unser Weltwissen). Sein Gedächtnis für bekannte Personen und persönliche Erlebnisse zeigte sich kaum beeinträchtigt. Diese Kombination aus einer fokalen Atrophie des Temporallappens und lexikalisch-semantischen Symptomen wird auch als semantische Demenz bezeichnet.

Trotz seiner schweren Gedächtnisverluste und starken Beeinträchtigung in der Bedeutungserfassung war der Patient I. H. in der Lage, Zahlwörter weitgehend richtig zu schreiben und zu lesen. Butterworth, Cappelletti und Kopelman (2001) schlussfolgern daraus, dass die Annahme einer asemantischen Route, also einer Route ohne Beteiligung der bedeutungserschließenden abstrakten Repräsentation, bei der Zahlenverarbeitung nicht ausgeschlossen werden kann.

Beleg für asemantische Zahlenverarbeitung

1.6.3 Wechselseitige Transkodierung

Dehaene: drei Repräsentationsarten

Ein komplexes Zahlenverarbeitungsmodell mit verschiedenen Zahlenrepräsentationen stellt das *Triple-Code-Modell* nach Dehaene (1992) dar, das drei Zahlenverarbeitungsmodule unterscheidet. Dehaene geht davon aus, dass eine abstrakte Repräsentation als zentrales Verbindungsstück zwischen In- und Outputsystem sowie Rechensystem nicht existiert; stattdessen werden von Dehaene drei Module (Repräsentationsarten von Zahlen) angenommen:

- die analoge Repräsentation von Größen,
- die visuell-arabische Repräsentation und
- die auditiv-sprachliche Repräsentation.

Diese Module können über verschiedene Transkodierungsrouten interagieren und so Zahlenverarbeitung beziehungsweise -verständnis bewirken (vgl. Abb. 6). Jede der oben genannten Repräsentationsarten verfügt über spezifische Ein- und Ausgabemechanismen; über Transkodierungsprozesse sind diese Repräsentationsarten miteinander verknüpft (Dehaene, 1992). Insgesamt basiert Dehaenes Modell also auf zwei Prämissen:

- Zahlen scheinen in drei verschiedenen Codes repräsentiert zu sein.
- Jede Zahlenprozedur ist an ein spezifisches Ein- und Ausgabesystem gebunden.

Abstrakte Repräsentation von Zahlen = mentaler Zahlenstrahl

Dehaene (1992) nimmt an, dass jede Zahl anhand einer internen Vergleichsgröße, einem mental visualisierbaren, analogen Zahlenstrahl, eingeordnet werden kann. Dieser Zahlenstrahl soll eine Links-Rechts-Ausdehnung besitzen und bildet das Pendant zur abstrakten Repräsentation von Zahlen nach dem McCloskey-Modell.

Das Modul für die analoge Repräsentation von Größen. Hier ist die mengen- beziehungsweise größenmäßige Bedeutung einer Zahl (Zahlensinn/Zahlenverständnis) in Form eines, räumlich-konfigurierten Zah-

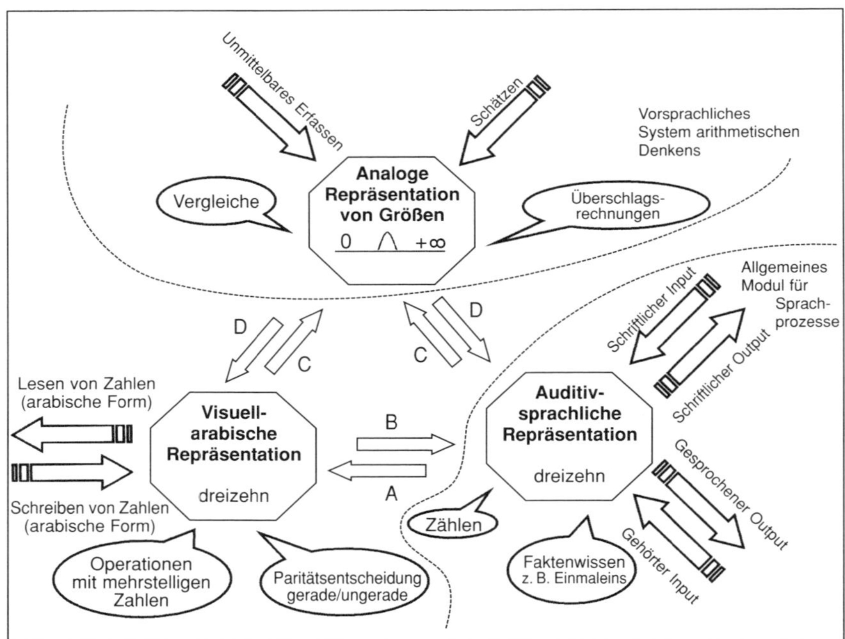

Abbildung 6: Das Dehaene-Modell (deutsche Übersetzung nach Jacobs & Petermann, 2003, S. 202)

lenstrahls erfasst. Die analoge Repräsentation von Größen ist zuständig für Größenvergleiche von Zahlen und Mengen, das unmittelbare Erfassen von Mengen, das Schätzen von Ergebnissen (für 115 : 7 liegt die Lösung ungefähr zwischen 10 und 20) und für Überschlagsrechnungen.

Nach Dehaene (1992) spricht einiges dafür, dass Größen analog repräsentiert sind (vgl. Kasten 5).

Kasten 5: Was spricht für die analoge Repräsentation von Größen?

Distanzeffekt: Erwachsene Patienten können Zahlen umso schneller nach ihrer Größe ordnen, je weiter diese Zahlen auseinander liegen.

Größeneffekt: Bei gleicher Distanz zweier Zahlen wird es umso schwerer, diese miteinander zu vergleichen, je größer diese sind.

SNARC-Effekt: Dehaene (1992) führt den SNARC-Effekt (vgl. Kasten 3, S. 11) als einen Beleg für eine räumliche (als Strahl in Schreibrichtung ausgedehnte) Zahlenrepräsentation an, an der sich Erwachsene orientieren. Eine aktuelle Studie von Nuerk, Wood und Willmes (2005) konnte zeigen, dass der SNARC-Effekt nicht nur bei visueller, sondern auch bei auditiver Darbietung nachweisbar ist.

Dehaene-Modell: drei Repräsentationen von Zahlen

Visuell-arabische Repräsentation. Diese vermittelt den In- und Output von Zahlen in der arabischen Form. Die stellenwert-gegliederte Syntax von arabischen Zahlen ist von der sprachgebundenen Repräsentation verschieden. Außerdem werden Gleich- oder Ungleich-Relationen sowie Größer-Kleiner-Relationen erfasst und mehrstellige Rechenoperationen durchgeführt.

Auditiv-sprachliche Repräsentation. Hier wird der In- und Output von Zahlen in der verbalen Form (gesprochen oder geschrieben) vermittelt. Außerdem ist dieses Modul zuständig für Zählprozesse und den Abruf oder das Abspeichern von einfachem Faktenwissen im Bereich der Addition und Multiplikation.

Schlussfolgerung: Es existieren spezifische In- und Output-Module sowie abstrakte, mentale Repräsentationen von Zahlen oder Zahlwörtern. Zwischen den In- und Output-Modulen finden Transkodierungsprozesse statt. Ob es eine zentrale abstrakte Repräsentation gibt, über die alle Zahlen- und Rechenprozesse laufen müssen, scheint eher zweifelhaft; auch die Form der abstrakten Repräsentation ist noch unklar. Für die Repräsentation in Form eines Zahlenstrahls liegen empirische Befunde vor. Ebenso passen einige der Forschungsergebnisse (etwa Nuerk, Weger & Willmes, 2001; Nuerk, Geppert, van Herten & Willmes, 2002; Nuerk, Kaufmann, Zoppoth & Willmes, 2004) eher zu einer Basis 10 Repräsentation. In der Folge wurde von einigen Autoren ein Hybrid-Modell vorgeschlagen (vgl. Kaufmann & Nuerk, 2005). Dabei wirft ein Hybrid-Modell eine Fülle von neuen Fragen auf. Wie wird beispielsweise entschieden, welche Art der abstrakten Repräsentation angesteuert wird? Es wäre auch denkbar, dass jeweils in beide abstrakten Repräsentationsformen parallel übersetzt wird. Welche Repräsentations-

Existiert ein Hybrid-Modell?

form erhält dann den Vorrang und nach welchen Kriterien oder wirken beide Repräsentationsformen zusammen? Es wäre auch denkbar, dass die Übersetzung in die jeweilige Repräsentationsform stimulusspezifisch ist. Weiter wäre nach einer möglichen Verbindung zwischen den beiden Repräsentationsformen zu fragen.

1.7 Entwicklung von Rechenkompetenzen: Verlauf und Prognose

Die bisher beschriebenen Modelle zur Zahlenverarbeitung und den Rechenfertigkeiten machen keine Aussage darüber, wie und durch was eine Rechenstörung entsteht. Sie tragen so nur wenig zur Erklärung des Phänomens Rechenstörung bei (Desoete & Royers, 2005). Im Weiteren soll auf das derzeit populärste Modell, das Triple-Code-Modell von Dehaene, eingegangen werden, das Aussagen über die Entwicklung von Rechenkompetenzen formuliert. Wie und wann entwickeln sich die drei Repräsentationsarten (Module) und ihre Interaktion? Wovon ist diese Entwicklung abhängig? Wo liegen die Grenzen dieses Modells?

1.7.1 Gleich-Ungleich-Relationen

Angeborene Fähigkeit zur Mengenerfassung?

Gleich-Ungleich-Relationen werden im Triple-Code-Modell der analogen Repräsentation von Größen zugeordnet. Wenn auch einige Autoren (etwa Verguts & Fias, 2004; Verguts, Fias & Stevens, 2005) annehmen, dass grundlegendes Mengenwissen über simple Lernmechanismen erworben wird, geht man heute im Allgemeinen von einer angeborenen Fähigkeit zur Mengenerfassung aus (etwa Nieder, Freedman & Miller, 2002; Nieder & Miller, 2003; Dehaene, Piazza, Pinel & Cohen, 2003). Demnach müsste sich das Modul „Analoge Repräsentation von Größen" als Erstes entwickeln (vgl. auch Weinhold Zulauf et al., 2003).

Analoge Repräsentation von Größen entwickelt sich zuerst

Säuglinge schauen neue Ereignisse länger an, als solche an die sie sich gewöhnt haben. Antell und Keating (1983) konnten belegen, dass Kinder bereits in der ersten Lebenswoche dazu in der Lage sind, zwischen verschiedenen kleinen Mengen (zwei oder drei Objekte oder Punkte) zu unterscheiden. Bis zum zwölften Lebensmonat können Kinder nicht mehr als zwei Objekte von dreien, manchmal auch drei Objekte von vieren zuverlässig differenzieren (Strauss & Curtis, 1981; Starkey & Cooper, 1980). Sechs Monate alte Babys können zwei (Springen einer Puppe) von drei Aktionen unterscheiden (Wynn, 1996). Alle Befunde weisen darauf hin, dass das Unterscheiden von Mengen mit bis zu vier Objekten angeboren ist (Gelman, 1990). Wynn bezeichnet die wahrnehmungsgestützte Fähigkeit der Kinder kleine Mengen zu erfassen als „subitizing". Dabei scheint diese Fähigkeit nicht unmittelbar mit numerischem Wissen verbunden zu sein. Es handelt sich wohl um eine ausschließlich perzeptuelle Verarbeitung (vgl. dazu Moser Opitz, 2002; Simon, Peterson, Patel & Sathian, 1998). Dennoch wird „subitizing" weiterhin als Vorläuferfähigkeit für spätere Zählkompetenzen betrachtet (Lorenz, 2005).

Xu und Spelke (2000) sowie Xu (2003) stellten bei sechs Monate alten Babys fest, dass das Unterscheiden zwischen zwei und drei Objekten auf einem anderen Repräsentationssystem basiert als die Unterscheidung zwischen vier und acht oder acht und 16 Objekten. Bis zu drei oder vier Objekten werden offensichtlich anhand eines Objekt-Pfad-Systems (object-file system oder object-tracking system; vgl. Kasten 6) differenziert, wobei die einzelnen Objekte klar getrennt sein müssen.

Objekt-File-System erfasst kleine Mengen

Kasten 6: Unterschiede zwischen dem Objekt-Pfad- und Zahlengrößen-Schätz-System

Objekt-Pfad-System. Es wird angenommen, dass das Objekt-Pfad-System jedes Objekt als eine eigene Größe wahrnimmt. Der kardinale Wert (die mengenmäßige Bedeutung) der dargebotenen Objekte wird dabei nicht wahrgenommen. Es erfolgt also keine mengenmäßige Einordnung, sondern eine einzelheitliche Wahrnehmung der Objekte.

Zahlengrößen-Schätz-System. Größere Objektmengen werden miteinander verglichen, in dem die von den Elementen bedeckte Fläche durch die gemittelte Distanz zwischen den dargebotenen Elementen geteilt wird. Sind zwei gleichgroße Felder mit einer unterschiedlichen Objektmenge ausgestattet, so kann auf Grund der höheren Objektdichte des einen Feldes eine mengenmäßige Unterscheidung getroffen werden. Dieses System nimmt also Objekte nicht als einzelne Objekte wahr, sondern in ihrer Gesamtkonfiguration (also eher eine ganzheitliche Verarbeitung) – sehr kleine Mengen (ein bis drei Objekte) können nicht mittels des Zahlengrößen-Schätz-Systems miteinander verglichen werden. Hier wird auf das Objekt-Pfad-System zurückgegriffen.

Bei größeren Mengen (etwa vier und acht, acht und 16 sowie 16 und 32) ist ein anderes System (= das Zahlengrößen-Schätz-System vgl. Kasten 6) zuständig. Dabei können sechs Monate alte Säuglinge größere Mengen nur differenzieren, wenn diese ein Verhältnis von 1 : 2 aufweisen, aber nicht, wenn das Verhältnis 2 : 3 beträgt. Zehn Monate alte Säuglinge bewältigen auch ein 2 : 3-Verhältnis (Feigenson, Dehaene & Spelke, 2004). Größere Objektgruppen können jedoch nur differenziert werden, wenn diese sich mindestens in ihrer Anzahl um acht (im Alter von sechs Monaten) oder vier (im Alter von neun Monaten) unterscheiden. Diese Kompetenz ist nicht auf die visuelle Modalität beschränkt. Sechs und neun Monate alte Babys zeigen das gleiche Vermögen bei auditiven Reizen (Lipton & Spelke, 2003).

Zahlengrößenschätzsystem erfasst größere Mengen

Die in Kasten 6 beschriebenen Repräsentationssysteme scheinen verantwortlich für unsere Zahlenintuition und dienen als Basis für die fortgeschrittenen Zahlenkonzepte. Es wird angenommen, dass das Zahlen-Schätz-System zunächst in der Form eines logarithmischen Modells vorliegt, das im Laufe der Grundschuljahre durch Lernen in ein lineares Modell übergeht (Feigenson et al., 2004).

1.7.2 Größer-Kleiner-Relationen oder Rangordnungen

Die Möglichkeit, Gleich-Ungleich-Relationen zu erkennen, schließt jedoch nicht notwendigerweise die Fähigkeit ein, Größer-Kleiner-Relationen zu unterscheiden (Geary, 1994). Vertrat Cooper (1984) noch die Auffassung, dass diese Fähigkeit sich erst nach dem zwölften Lebensmonat – aber bis zum 18. Lebensmonat – ausbildet, zeigen aktuelle Studien, dass Kinder zwischen dem neunten und elften Lebensmonat lernen, Größer-Kleiner-Beziehungen zu unterscheiden. Zunächst können neun Monate alte Babys die Rangreihenfolge von Größen erkennen und später die auf der Anzahl basierende Rangreihen differenzieren (Brannon, 2002).

Säuglinge erkennen bereits Rangreihenfolgen

1.7.3 Rechenkompetenzen bei Kindern

Einfache Additions- und Subtraktionsfähigkeiten sind angeboren

Vorsprachliches Rechnen. Einige Studien weisen daraufhin, dass auch die Fähigkeiten zur einfachen Addition ($1+1=2$) oder einfachen Subtraktion ($2-1=1$) angeboren sein könnten. Wynn (1992) fand entsprechende Fähigkeiten bei Kindern im Alter von fünf Lebensmonaten und Starkey (1992) bei Kindern im Alter von 18 Lebensmonaten. Zur Überprüfung, ob diese Ergebnisse eher dem Objekt-Pfad-System oder dem Zahlengrößen-Schätz-System zuzurechnen sind, legten McCrink und Wynn (2004) neun Monate alten Babys (Mädchen und Jungen) eine größere Menge von Objekten vor. Die Kinder schauten länger auf das korrekte Ergebnis (10) einer Additionsaufgabe ($5+5$) als auf das falsche Ergebnis (5). Das korrekte Ergebnis (5) einer Subtraktionsaufgabe ($10-5$) wurde ebenfalls länger betrachtet als das falsche Ergebnis (10). Die Autoren weisen darauf hin, dass dies erstmalig für das Vorliegen einer vorsprachlichen Subtraktions- und Additionsleistung von Mengen spricht, deren Größen oberhalb des Limits des Objekt-Pfad-Systems liegen. Damit wird die Annahme gestützt, dass schon vorsprachlich ein Verständnis für Additions- und Subtraktionsoperationen vorhanden ist, das vermutlich auf dem Zahlengrößen-Schätz-System beruht. Auch andere Forscher (Gelman & Butterworth, 2005) unterstützen die Hypothese, dass numerische Konzepte sich unabhängig von der Sprache entwickeln oder eine eigene neuronale Basis besitzen.

Zählen. Dem Zählen oder Zählverständnis kommt eine wesentliche Rolle beim Erwerb arithmetischer Kompetenzen zu (vgl. etwa Lorenz, 2005a, 2005b; Fritz & Ricken, 2005; Krajewski, 2005a, 2005b; Milz, 2004; Gaidoschik, 2006; Gührs, 2004; Gerster, 2005; von Aster, 2005).

Bereits Säuglinge können zählen

Im Alter von sechs Monaten sind Kinder in der Lage, eine kleine Reihe von Aktionen aufzuzählen oder zu zählen (Sharon & Wynn, 1998; Wynn, 1996); mit 18 Lebensmonaten zählen Kinder bis zu drei oder vier Objekte (Starkey, 1992). Im Alter von zwei Jahren zählen Kinder Körperteile wie Nase, Finger, Ohren etc. (Saxe, Guberman & Gearhart,

1987). Lipton und Spelke (2005, 2006) fanden heraus, dass fünf Jahre alte Kinder, deren Zählfähigkeit über 20 noch nicht hinausgeht, trotzdem Zahlwörtern (auch für größeren Mengen) richtig verwenden können. Diese Kinder konnten erkennen, dass bei einer Veränderung der räumlichen Anordnung der dargebotenen Mengen oder beim Wegnehmen eines Objektes unter gleichzeitigem Hinzufügen eines anderen das gleiche Zahlwort gilt. Die Kinder wussten auch, dass ein Zahlwort, das vorher der Menge zugeordnet wurde, nicht mehr gilt, wenn ein Objekt hinzugefügt oder eines entfernt wird. Bis zur Entwicklung guter Zählfertigkeiten besteht zwischen dem Verständnis von Zahlwörtern und der nicht-symbolischen Mengendarstellung für den Zahlenraum ein linearer Zusammenhang. Auch Lipton und Spelke (2006) interpretieren ihre Ergebnisse als Hinweis, dass zwischen den Fortschritten beim Zählerwerb und den Fortschritten bei der Zuordnung von Zahlwörtern zu großen Mengen ein Zusammenhang besteht. Nach Fuson (1988; siehe auch Gallistel & Gelman, 1992) lassen sich verschiedene Stufen des Zählerwerbs unterscheiden. Dabei muss zunächst zwischen Zahlwort und Nicht-Zahlwort unterschieden werden. Über verschiedene Ebenen erschließt sich ein Kind ein tieferes Verständnis im Umgang mit den Zahlen. Gelman (2000) unterscheidet fünf Zählprinzipien (vgl. Kasten 7).

Kasten 7: Zählprinzipien (nach Gelman, 2000)

Stabilität der Zahlwortreihe: Die Reihenfolge, in der gezählt werden darf, ist invariant (drei zwei vier ist nicht erlaubt).

Eins-zu-Eins-Zuordnung: Jedem Objekt wird genau eine Zählzahl zugeordnet. Dieses Prinzip ist beim Abzählen von Mengen erforderlich.

Kardinalität: Das zuletzt genannte Zählwort bezeichnet neben dem zuletzt gezählten Objekt auch die Anzahl der Elemente der gezählten Menge.

Anordnungsbeliebigkeit: Die Reihenfolge, in der die Objekte gezählt werden, ist unerheblich solange alle vorgenannten Prinzipien eingehalten werden.

Abstraktionsprinzip: Jede Menge ist abzählbar, auch Zahlmengen, damit werden Addition und Subtraktion auf dem Zählwege möglich.

6 Jahre: Wechsel zur Aufzähl-Strategie

Im Alter von etwa sechs Jahren wechseln die Kinder erst von der Zähle-alles-Strategie zur Aufzähl-Strategie und später dann zu einer Minimierungsstrategie über die Vertauschung der Summanden, die das erst viel später zu lernende Kommutativgesetz bereits implizit voraussetzt (vgl. Krajewski, 2005b).

Vorläuferfertigkeiten und Rechenfertigkeiten. Vierjährige sind in der Lage, einfache Additionen und Subtraktionen mit bis zu vier Objekten durchzuführen (Geary, 1994; Starkey, 1992). Bryant, Christie und Rendu (1999) konnten zeigen, dass Fünf- und Sechsjährige auch dann in der Lage sind, inverse Rechenoperationen von Addition und Subtraktion zu erkennen, wenn Subtrahend und Summand zwar die gleiche

Größe haben, aber durch unterschiedliches Material dargestellt werden. Die Kinder lösten solche Aufgaben (15+7–7) deutlich schneller und besser als die Kontrollaufgaben (9+9–3). Die Autoren schlossen daraus, dass Kinder bereits in diesem Alter die Beziehung zwischen Addition und Subtraktion intuitiv verstehen und dieses Verstehen nicht auf ihren Rechenfertigkeiten basiert. Auch Barth et al. (2006) konnten in ihrer Studie zeigen, dass Kindergartenkinder, die bisher keinen Rechenunterricht hatten, in der Lage sind, mit abstrakten numerischen Mengen Additions- und Subtraktionsrechnungen durchzuführen. Krajewski (2003, 2005b) konnte in ihrer Längsschnittstudie nachweisen, dass „mengen- und zahlbezogenes Vorwissen" als ein wesentlicher Prädiktor für die Rechenleistungen am Ende der ersten Klasse (Korrelation .68) und am Ende der vierten Klasse (Korrelation .54) gelten kann. Dabei werden Mengenvorwissen und Zahlenvorwissen als spezifische Vorläuferfähigkeiten betrachtet, während Gedächtniskapazität, Zahlenverarbeitungsgeschwindigkeit und Intelligenz als unspezifische Vorläuferfertigkeiten angenommen werden, da sie nicht nur Leistungen im Rechnen, sondern auch in der Rechtschreibung beeinflussen.

Vorschulisches Rechnen auf der Basis intuitiven Verstehens

Mengen und Zahlenbezogenes Wissen = Prädiktoren für Rechnen

Im Gegensatz zu Ergebnissen aus der Längsschnittstudie von Krajewski (2003, 2005b), in der sich keine substantielle Korrelation zwischen räumlichen Vorstellungsvermögen und Rechenleistung in der Grundschule ergab, fanden Dornheim und Lorenz (2002) einen visuell-nonverbalen Faktor, der 40 % der Gesamtvarianz der Rechenleistung aufklärt und somit wesentlich die Leistungen in der Grundschule beeinflusst; weitere 10 % Varianzaufklärung leistete der Faktor serielle Verarbeitung.

Kaufmann (2003) konnte ebenfalls einen visuellen Faktor bestimmen. Dieser erklärte 36 % der Varianz der Rechenleistungen am Ende der zweiten Klasse. Eine frühe Förderung beeinträchtigter Kinder zeigte einen signifikanten Effekt im Vergleich zu einer Kontrollgruppe. Für Lorenz (2003b) sind visuelle Komponenten und vor allem die Teilfähigkeit der Raumvorstellung und -orientierung grundlegend für arithmetische Kompetenzen. Nach Fritz und Ricken (2005) bildet die visuell-räumliche Wahrnehmung einen unspezifischen Faktor, der die Entwicklung von Rechenfertigkeiten unterstützt. Ebenso können die Links-Rechts-Orientierung und die Fingeragnosie als spezifische Prädiktoren für numerische Fertigkeiten angesehen werden (Noël, 2005).

Visuelle Kompetenzen sind grundlegend

Jordan, Kaplan, Nabors Oláh und Locuniak (2006) untersuchten die Entwicklung des Zahlensinns an 411 Kindergartenkindern (Durchschnittsalter 5;8 Jahre) über vier Messzeitpunkte hinweg. Sie verglichen dabei Kinder, deren Eltern über ein niedriges Einkommen verfügten mit solchen, die ein mittleres Einkommen aufwiesen. Geschlecht, Alter und Lesefähigkeit wurden als Kontrollvariablen berücksichtigt. Die Ergebnisse zeigen, dass Kinder von Eltern mit niedrigem Einkommen deutlich schlechtere Ergebnisse zeigten als die Kinder von Eltern mit mittlerem

Sozialer Status beeinflusst Rechnen

Einkommen. Beide Gruppen machten jedoch gleiche Fortschritte im Verlauf des Beobachtungszeitraums. Langsamere Fortschritte erzielten die Kinder von Eltern mit niedrigerem Einkommen der Eltern nur bei den Textaufgaben. Die untersuchten Jungs verfügten über einen besseren Zahlensinn als die Mädchen. Die Autoren leiten aus ihrer Studie ein zweidimensionales Modell für den Zahlensinn ab. Die erste Dimension umfasst basales Wissen im Umgang mit Zahlen und zwar: Zählen, Zahlenlesen, Bestimmen von Größer-Kleiner-Relationen von Zahlen und Orientierung im Zahlenraum, sprachfreies Rechnen, absolutes Mengenschätzen, Erfassen von Zahlenmustern. Die zweite Dimension besteht aus konventioneller Arithmetik (Textaufgaben und einfache Additions- und Subtraktionsaufgaben etwa „Wie viel ist 2 und 1?“). Nach den Autoren stehen die beiden gefundenen Dimensionen im Einklang mit Berch (2005), der von einem Zahlensinn niedrigerer Ordnung (grundlegendes Wissen über Mengen und Zahlen) und einem Zahlensinn höherer Ordnung (Wissen das auf der Erziehung/Schulbildung beruht) ausgeht.

Zahlensinn niedriger/ höherer Ordnung

Die meisten Ergebnisse weisen daraufhin, dass basale Fähigkeiten im Umgang mit Mengen angeboren sind. Sie bilden das Grundgerüst für die komplexeren Fähigkeiten, die sich bereits im Kindergartenalter zeigen. Geary (2000) bezeichnet diese basalen Fähigkeiten als *biologically primary quantitative abilities* und grenzt diese damit ab von den später in der Schule erworbenen Fähigkeiten, die er unter dem Terminus *biologically secondary abilities* fasst (vgl. Abb. 7). Um die biologically secondary abilities zu erlernen, ist eine hochorganisierte, durch wiederholte Instruktionen gekennzeichnete, praktische Übung notwendig (Geary, 1995). Da weder national noch international vergleichbare Beschulungsformen existieren, wurde bisher kein allgemeingültiges Entwicklungsmodell der *biologically secondary abilities* formuliert (Geary, 2000). Die Vorgabe des Lehrstoffs in der Schule ist nämlich ein wesentlicher Faktor für die Entwicklung der Rechenfertigkeiten ab der ersten Klasse. Dies macht es notwendig, Tests klassenstufenspezifisch zu normieren.

Erworbene versus basale Fähigkeiten

Bis zum Ende der vierten Klasse können die meisten Kinder sicher Zählen und Zahlwörter benutzen. Sie sind auch dazu in der Lage, arabisch dargestellte Zahlen (visuell-arabische Repräsentation) in die Wortform (auditiv-sprachliche Repräsentation) und umgekehrt zu transformieren. Ein besonderes Problem ergibt sich hier für europäische Kinder im Vergleich zu Kindern aus asiatischen Ländern. Auf Grund der fehlenden Übereinstimmung zwischen dem dekadischen System der arabischen Zahlenform und der Wortform im europäischen Sprachraum, kommt es bei Kindern im europäischen Sprachraum häufiger zu Transkodierungsfehlern und größeren Schwierigkeiten beim Verständnis des dekadischen Systems als bei Kindern im asiatischen Sprachraum (Fuson & Kwon, 1992; Miura, Okamoto, Kim, Steere & Fayol, 1993; Seron & Fayol, 1994).

Transkodierungsprobleme sprachabhängig

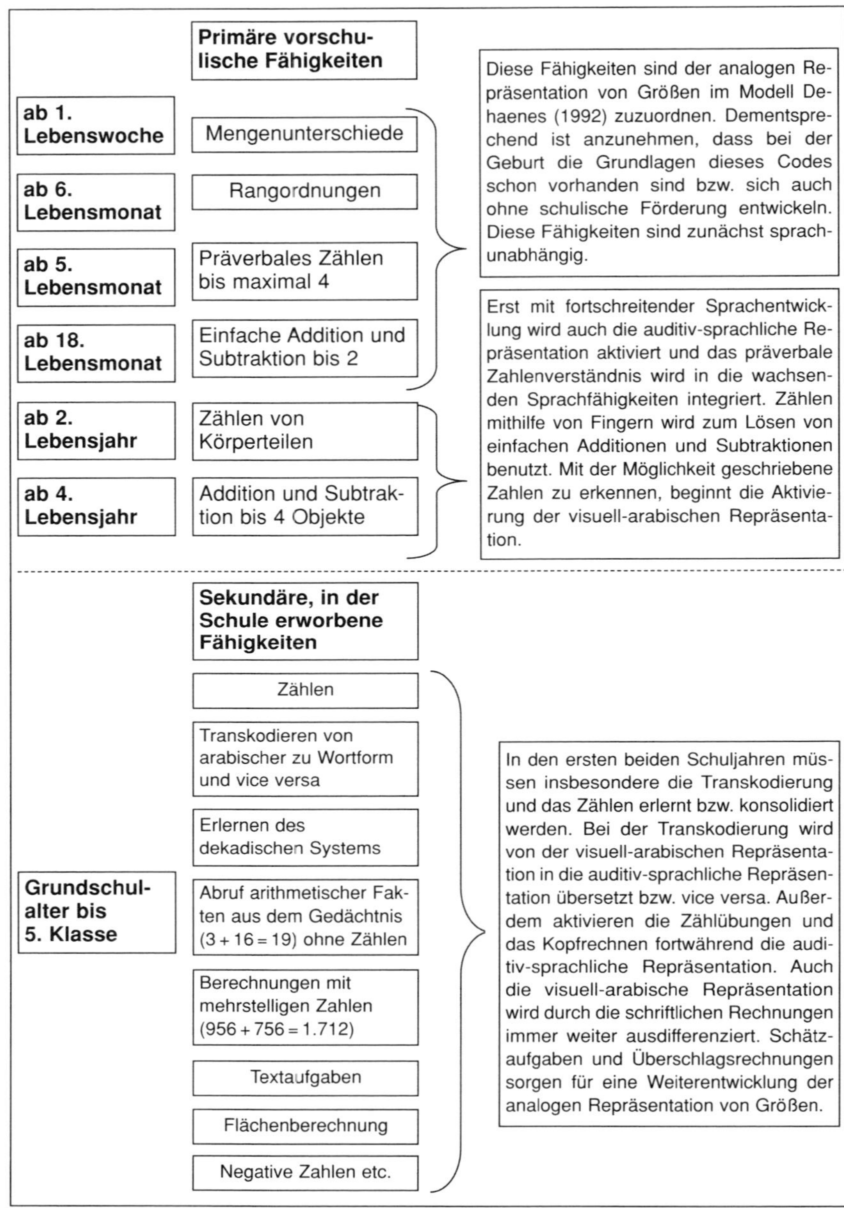

Abbildung 7: Entwicklungsschritte der Rechenfähigkeit (modifiziert nach Jacobs & Petermann, 2003, S. 206)

Kinder werden mit zunehmenden Rechenfertigkeiten schneller und akkurater beim Rechnen (Butterworth, Marchesini & Girelli, 2003). Konzeptuelles und prozedurales Wissen sind dabei positiv korreliert. Bei einigen Aufgabenstellungen geht nach Rittle-Johnson und Siegler (1998)

- das prozedurale Wissen dem konzeptuellen Wissen voraus (etwa beim Zählen),
- bei anderen Aufgabenstellungen ist es umgekehrt (etwa Addieren mit mehrstelligen Zahlen).

Prozedurales und konzeptuelles Wissen

Kinder können also einige Aufgaben ausführen, ohne das zu Grunde liegende Konzept zu kennen. Sie kennen also das *wie*, aber nicht das *warum*. Bei anderen Aufgaben erlernen sie zunächst das Konzept und dann das Ausführen der Rechenprozedur.

Während Rittle-Johnson und Siegler (1998) annehmen, dass sich konzeptuelles und prozedurales Wissen konkurrierend entwickeln, favorisiert Baroody (2003) eine iterative Beziehung zwischen Konzept- und Prozedurwissen. Demnach konstruieren beispielsweise Kinder eine *Zähle-alles-Strategie*. Nachdem Kinder einige Erfahrungen mit dieser Rechenprozedur gemacht haben, gelangen sie zu einer Einsicht, die zur Entwicklung einer weiter fortgeschritteneren Strategie führt. Sie entdecken zum Beispiel, dass man Summanden vertauschen kann (Konzept des Kommutativgesetzes), was in der Strategie *Zähle-vom-größeren-Summanden-aus* mündet. Ein Beispiel einer solchen Rechenprozedur stellt das COMP-Modell dar. In diesem Modell wird beschrieben, wie Faktenwissen bei Additionsaufgaben abgerufen wird. Danach werden zunächst die beiden Summanden miteinander verglichen (etwa $5+7$) und dann nach der Größe geordnet ($7+5$). Dann erfolgt der Abruf der richtigen Lösung ($7+5=12$) aus der im Gedächtnis gespeicherten Faktentabelle (vgl. Butterworth, Zorzi, Girelli & Jonckheere, 2001).

Das COMP-Modell

Schüler aus einigen europäischen Ländern beherrschen am Ende der vierten Klasse das dekadische System nicht sicher. Die meisten Schüler können jedoch zu diesem Zeitpunkt viele einfache Additions-, Subtraktions- und Multiplikationsfakten aus dem Gedächtnis abrufen (Geary, 2000). Rechenoperationen mit mehrstelligen Zahlen (z. B. $856+367$) gelingen ebenfalls am Ende der vierten Klasse, wenn auch häufig mit Problemen. Außerdem sind die Kinder in der Lage, Textaufgaben zu lösen, wenn sie über entsprechende Lösungsschemata verfügen (Geary, 2000). Der Erwerb der Fähigkeiten schwankt von Land zu Land (Geary, 1996) und ist wesentlich von der Intensität der Übung abhängig. Auch die allgemeinen kognitiven Voraussetzungen, das Selbstvertrauen und das Interesse an Mathematik korrelieren hoch mit der Mathematikleistung (Bieber, 2001). Dabei gibt die Intelligenz alleine nur wenig Aufschluss über spätere Leistungsmöglichkeiten im Rechnen (Jordan et al., 2003; Krajewski 2003, 2005a, 2005b; Landerl, Bevan & Butterworth, 2003). Eine Übersicht über die Entwicklung der Rechenfähigkeiten bis zur fünften Klasse gibt Abbildung 7.

Rechenfertigkeiten am Ende der vierten Klasse

Von Aster (2005) geht in seinem Entwicklungsmodell numerischer Repräsentationen davon aus, dass früh vorhandene Mengenrepräsentationen (Mengenbewusstsein) ebenso wie symbolische Präsentationen des Zahlenraums im intraparietalen Sulcus (IPS) beider Hirnhälften lokalisiert sind.

Entwicklungsmodell numerischer Repräsentation

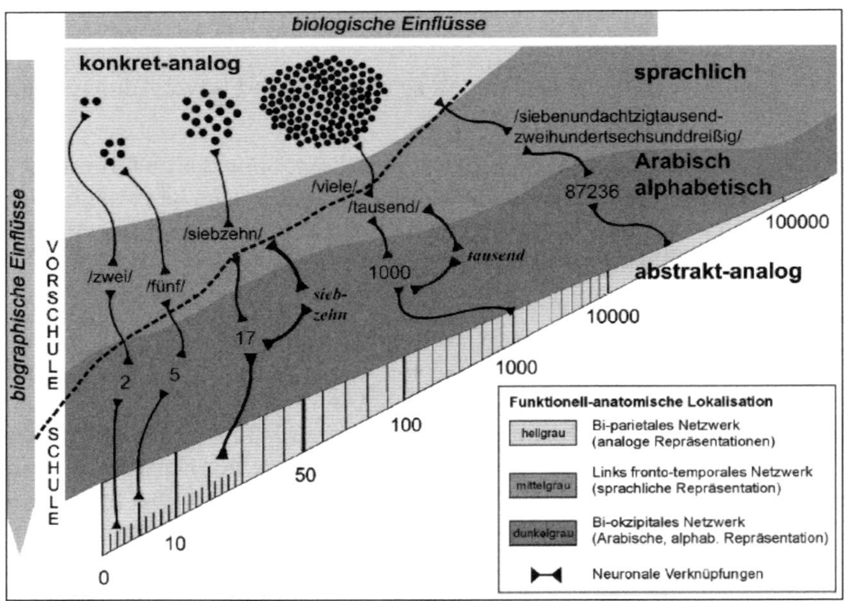

Abbildung 8: Entwicklungsmodell numerischer Repräsentation (von Aster, 2005)

Das Mengenbewusstsein wird dabei als Frühform der späteren Präsentation des Zahlenraumes aufgefasst. Die Weiterentwicklung ist abhängig vom kultur-vermittelten Erwerb der Zahlensymbolsysteme in sprachlicher und arabischer Form. Als weitere Einflussgrößen für die Entwicklung und Modularisierung werden Basisfunktionen (Aufmerksamkeit, Arbeitsgedächtnis, Verarbeitungsgeschwindigkeit), die neuronale Effektivität und die allgemeine Intelligenz vermutet. Schweiter, Weinhold Zulauf und von Aster (2005) belegen, dass die analoge Repräsentation von Größen (mentaler Zahlenstrahl) sich erst während der ersten drei Grundschuljahre entwickelt. Ein SNARC-Effekt (vgl. Kasten 3) konnte bei einem Drittel der Zweitklässler nachgewiesen werden. Mehrheitlich zeigen Kinder ab der dritten Klasse den SNARC-Effekt (Berch, Foley, Hill & Mc Donough Ryan, 1999). Ab diesem Zeitpunkt kann also eine semantische Repräsentation von Zahlen in Form eines mentalen von links nach rechts verlaufenden Zahlenstrahls bei Kindern angenommen werden.

SNARC-Effekt ab zweiter Klasse

Ein Distanzeffekt kann bei Kindern ebenso wie bei Erwachsenen (Temple & Posner, 1998) nachgewiesen werden. Kinder benötigen aber deutlich mehr Zeit als Erwachsene für die gleiche Aufgabenstellung. In einer neueren Studie von Van Opstal, Fias, Lucangeli und Zorzi (2004) konnten sowohl Größen- als auch Distanzeffekte bei Kindern der dritten Klasse nachgewiesen werden. Allerdings nahmen die Effekte mit zunehmendem Alter ab, was von den Autoren als Hinweis für eine genauer werdende Repräsentation (Zahlenstrahl) interpretiert wurde. Zusätzlich zum Rückgriff auf das Mengenkonzept scheint bei Größenver-

Distanz- und Größeneffekte ab dritter Klasse festgestellt

gleichen von Zahlen auch auf ein Ordnungskonzept (serielle Suche) zurückgegriffen zu werden (Turconi, Campbell & Seron, 2006).

Nuerk, Weger und Willmes (2005) nehmen an, dass sich bei Kindern zunächst eine Zahlenstrahlrepräsentation entwickelt und dann eine Spezifizierung in verschiedene Zahlenstrahlrepräsentationen (etwa für Zehner und für Einer) folgt.

Gibt es mehrere Zahlenstrahlrepräsentationen?

1.8 Netzwerkaktivierungen bei der Zahlenverarbeitung und beim Rechnen

Studien bei Erwachsenen. Alle Faktoren, die an der Entwicklung der drei Repräsentationen nach Dehaene (1992) beteiligt sein können, beeinflussen den Erwerb und die gezeigte Rechenleistung erheblich. In den letzten Jahren wurde eine Vielzahl von Studien publiziert, die mit Hilfe bildgebender Verfahren neuronale Netzwerkaktivierungen für die in den Modellen angenommenen Module beschreiben.

Schon Studien an Patienten mit Hirnläsionen wiesen auf eine Beteiligung des parietalen Cortex bei der Zahlenverarbeitung hin (Gerstmann, 1940; Henschen, 1919). Nach und nach wurde dann die zusätzliche Aktivierung des präzentralen und präfrontalen Cortex entdeckt (vgl. Roland & Friberg, 1985) sowie zunächst durch PET-Studien (Positronen Emissions Tomographie) bestätigt (etwa Dehaene et al., 1996; Pesenti, Thioux, Seron & De Volder, 2000; Zago et al., 2001). Später wurden dann auch in fMRT-Studien Aktivierungen in diesen Arealen gefunden (Burbaud et al., 1999; Rueckert et al., 1996). Pesenti et al. (2000) fassen die Annahmen über die Lokalisation der einzelnen Module des Triple-Code-Modells tabellarisch zusammen (vgl. Tab. 4).

Neuronale Aktivierungen bei der Zahlenverarbeitung Erwachsener

Tabelle 4: Das Triple-Code-Modell und die vermuteten Lokalisationen (nach Pesenti et al., 2000)

Repräsentation	Numerische Aufgaben	Lokalisation
Verbal	– Zahlwörter verarbeiten – Zählen – Abruf von Faktenwissen bei einfacher Addition und Multiplikation	linke frontale inferiore Areale
Visuell	– arabische Ziffern verarbeiten – Gleich-Ungleich-Relationen – Kopfrechnen mit mehrstelligen Zahlen	bilateral occipito-temporale Areale
Analog	– Verarbeitung analoger Repräsentationen (Zahlenlinie) – Zahlenvergleiche – Überschlagsrechnung – Schätzungen	bilateral parietale inferiore Areale

Dehaene, Spelke, Pinel, Stanescu und Tsivkin (1999) konnten erstmals Teile dieser Zuordnung durch bildgebende Verfahren (fMRT) belegen. Nach ihren Ergebnissen sind beim Schätzen und exakten Berechnen unterschiedliche Gehirnareale beteiligt (vgl. Abb. 9). Beim Schätzen ist vorrangig der parietale inferiore Lappen beidseitig, das Cerebellum, der präzentrale sowie der dorsolaterale präfrontale Cortex involviert. Beim exakten Rechnen hingegen ergab sich vornehmlich eine Aktivierung des linken inferioren präfrontalen Cortex und zusätzlich ein kleiner Focus im linken Gyrus angularis. Diese Befunde stützen zwei Module aus dem Triple-Code-Modell: die Annahme einer analogen Repräsentation von Größen und die Annahme einer auditiv-sprachlichen Repräsentation.

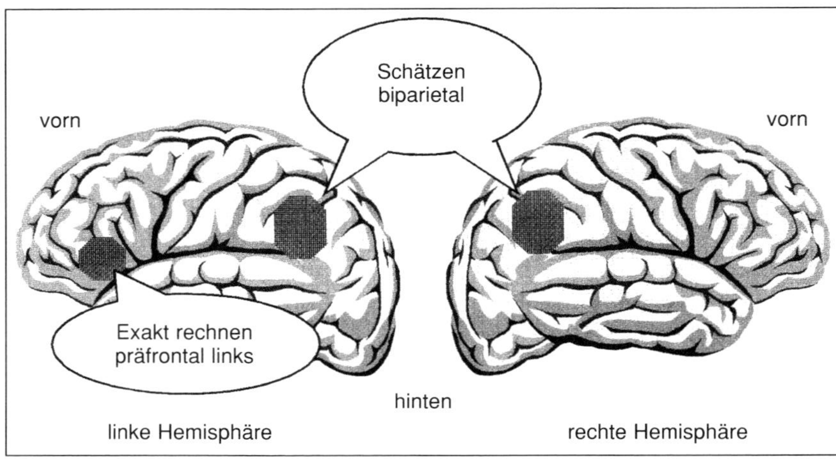

Abbildung 9: Beteiligte Gehirnareale beim Schätzen und exakten Rechnen (nach von Aster, 2001a, S. 428)

Bei Rechenprozessen fanden Menon, Rivera, White, Glover und Reiss (2000) eine Aktivierung der inferioren und mittleren präfrontalen Gyri, der angularen sowie supramarginalen Gyri sowie bei einigen diskreten Hirnregionen. Ihre Ergebnisse führten sie zu der Annahme, dass der präfrontale und der parietale Cortex unterschiedliche Funktionen während arithmetischer Prozesse besitzen. Sie vermuteten, dass die präfrontalen Aktivierungen eher mit der Aufgabenschwierigkeit und die parietalen Aktivierungen eher mit der Aufgabenspezifität variieren.

Präfrontal parietaler Cortex: unterschiedliche Funktionen

Der IPS beherbergt die analoge Repräsentation von Größen

Aktuelle Studien stützen die Annahme, dass der intraparietale Sulcus (IPS) beim Rechnen systematisch aktiviert wird und eine zentrale amodale Repräsentation von Größen beherbergt. Außerdem zeigen diese Studien, dass der präzentrale und der inferiore präfrontale Cortex ebenfalls beim Rechnen aktiviert sind (vgl. Dehaene, Molko, Cohen & Wilson, 2004). Dem horizontalen Segment des bilateralen intraparietalen Sulcus (HIPS) wird dabei eine zentrale Rolle bei der basalen Größen-Repräsentation und -Manipulation zugeschrieben (vgl. Dehaene et al.,

2003; Pinel, Piazza, Le Bihan & Dehaene, 2004), da es beim Zahlenerkennen oder Zahlenvergleichen häufiger eine spezifische Aktivierung zeigte (vgl. Eger et al., 2003; Naccache & Dehaene, 2001; Pinel et al., 2001).

Mengenschätzungen von analogen und diskreten Stimuli

Das HIPS scheint neben der systematischen Aktivierung bei Zahlenvergleichsaufgaben auch eine systematische Aktivierung bei der Vergleichsbeurteilung von Objektgrößen, nicht aber bei der Helligkeitsunterscheidung zu zeigen (Pinel et al., 2004). Castelli, Glaser und Butterworth (2006) fanden unterschiedlich starke bilaterale Aktivierungen im IPS bei dem Vergleich zweier diskreter Stimuli (Frage nach der absoluten Anzahl) und bei dem Vergleich von analogen Stimuli (Frage nach Mengenbeschreibungen von kontinuierlich auftretenden Merkmalen: „Ist da mehr blau oder grün?“). Sie schlagen daher vor, bei der Mengeneinschätzung von diskreten und analogen Stimuli von unterschiedlichen Prozessen auszugehen. Dabei kann die Aktivierung des HIPS nicht erklärt werden durch Artefakte, wie sie durch räumliche Wahrnehmung, Aufmerksamkeitsleistung oder Finger- und Augenbewegungen entstehen können (Simon, Mangin, Cohen, Le Bihan & Dehaene, 2002). Aktivierungen im IPS scheinen auch nicht abhängig vom Stimulus (arabische Zahlen oder eine Menge von Punkten). Venkatraman, Ansari und Chee (2005) fanden keine unterschiedlichen Aktivierungen, wenn Additionsaufgaben in arabischer Form oder als Punktemengen dargeboten wurden. Nicht alle Diskrepanzeinschätzungen folgen einer horizontalen mentalen Repräsentation, wie sie für den Zahlenstrahl unter anderem über den SNARC-Effekt nachgewiesen wurde. So beschreiben Rusconi, Kwan, Giordano, Umiltà und Butterworth (2006) bei der Unterscheidung von Tönen einen SMARC-Effekt (Spatial-Musical Association of Response Codes) mit vertikaler Ausdehnung. Eine eher posteriore dorsale parietale Aktivierung findet sich beim Zählen. Dem angularen Gyrus werden sprachbezogene Funktionen zugeschrieben, etwa bei der Ziffernbenennung oder bei der Bewältigung von Rechenaufgaben, die auf Gedächtnisabruf basieren (etwa einfache Multiplikationsaufgaben; vgl. Dehaene et al., 2003; Zago et al., 2001)

Der SMARC-Effekt

Jede Grundrechenart spezifisch beeinträchtigt

In einer Einzelfallstudie beschreiben Delazer, Karner, Zamarian, Donnemiller und Benke (2006) bei einem an posteriorer corticaler Atrophie leidenden Patienten Defizite bei allen Aufgaben, bei denen visuell-räumliche Fertigkeiten (etwa Schätzungen und Überschlagsrechnungen) beteiligt sind. Gleichzeitig zeigte sich ein deutlicher Unterschied zwischen der Leistung bei Additions- und Multiplikationsaufgaben gegenüber Subtraktions- und Divisionsaufgaben. Während die Additions- und Multiplikationsfertigkeiten auf einem ausgezeichneten Level blieben, waren die Subtraktion und Division deutlich beeinträchtigt. Die Autoren interpretieren die Ergebnisse ihrer Studie als Beleg für einen starken Zusammenhang zwischen räumlichen und numerischen Prozessen sowie als Beleg für den modularen Aufbau des semantischen Systems. Van

Harskamp, Rudge und Cipolotti (2005) fanden bei einem Patienten mit linkseitigen, temporalen und präzentralen Schädigungen sowie intaktem linken supramarginalen und angularen Gyri Beeinträchtigungen bei der Multiplikation und Division aber nicht bei der Subtraktion und Addition. Die Autoren weisen darauf hin, dass dieser Befund der Vermutung widerspricht, dass den supramarginalen und angularen Gyri beim Abruf von Multiplikationsfakten eine wichtige Rolle zukommt. Fasst man die Ergebnisse beider Einzelfallstudien zusammen, kann angenommen werden, dass Schädigungen parietaler Regionen zu Beeinträchtigungen bei der Subtraktion und Division führen bzw. bei der Lösung von Subtraktion- oder Divisionsaufgaben ein Zugriff auf den semantischen Gehalt von Zahlen erforderlich ist. Die Lösung von Divisionsaufgaben scheint zusätzlich die Aktivierung präfrontaler und temporaler Netzwerke zu erfordern. Bei der Addition spielen die für die Division und Subtraktion notwendigen Netzwerke scheinbar keine entscheidende Rolle oder können sich gegenseitig kompensieren. Die für die Lösung von Multiplikationsaufgaben notwendige Aktivierung von Netzwerken scheint sich deutlich mit den Netzwerkaktivierungen bei der Division zu überschneiden.

Subtraktion und Division: Rückgriff auf semantische Gehalt einer Zahl

Studien bei Kindern. Da fMRT-Studien mit Kindern schwierig durchzuführen sind, liegen über die neuronale Basis, die den Zahlenverarbeitungs- und Rechenprozessen bei Kindern zu Grunde liegt, nur wenige Erkenntnisse vor. Kinder und Erwachsene scheinen jedoch bei der Lösung von arithmetischen Problemen unterschiedlich vorzugehen (El Yagoubi, Lemaire & Besson, 2005). Unterschiede zu Erwachsenen fanden auch von Aster et al. (2002) anhand einer fMRT-Studie mit normal entwickelten, neun- bis zwölfjährigen Kindern. Sie konnten hier keine parietale Aktivität beim Lösen von Schätzaufgaben finden. Vielmehr aktivierten die Kinder (anders als Erwachsene) sowohl bei Schätz- als auch bei exakten Rechenaufgaben im Wesentlichen links fronto-temporale und okzipitale Netzwerke. Dabei lassen nach von Aster (2003) diese Ergebnisse darauf schließen, dass Kinder nach drei bis fünf Schuljahren noch nicht auf ein parietal verankertes Netzwerk beim Rechnen zurückgreifen.

Kinder aktivieren noch kein parietales Netzwerk

Es ist noch nicht geklärt, ob sich diese Ergebnisse auf das didaktische Vorgehen beim Erlernen von Rechenprozessen in der Schule zurückführen lassen. Das deutsche Schulsystem legt ein deutlich größeres Gewicht auf die genaue Lösung, wie sie sich als Ergebnis von Zählprozessen ergibt, als auf Überschlagsrechnungen und Mengenschätzungen. Die Aktivierungen in der Studie von von Aster (2003) könnten also eventuell mit dem Rückgriff der Schüler auf die, in der Schule erlernten oder nicht erlernten Strategien zusammenhängen. Pinel et al. (2004) fanden allerdings bei Erwachsenen eine spezifische Aktivierung okzipitotemporaler Areale, wenn diese Objekte nach ihrer Größe oder Helligkeit vergleichen sollten. Die Nähe der aktivierten Hirnareale könnte ein Hin-

Kinder orientieren sich zunächst an konkreten Größen

weis darauf sein, dass sich Kinder beim Rechnen zunächst mehr an konkreten physikalischen Größen orientieren.

Kucian et al. (2005) fanden bei neun- bis zwölfjährigen Kindern signifikant weniger Aktivität im IPS als bei Erwachsenen und deuteten dies als einen Hinweis darauf, dass sich die analoge Repräsentation von Größen im Laufe der Grundschulzeit parallel zum Wissens- und Fertigkeitenzuwachs entwickelt. Dabei scheint sich analog mit zunehmendem Alter die Aktivität des anterioren Gyrus Cinguli zu mindern. Rivera, Reiss, Eckert und Menon (2005) untermauern mit ihrer Studie mit acht bis neunzehn Jahre alten Kindern diese Annahme. Sie fanden mit zunehmendem Alter eine Verschiebung von Aktivierungen präfrontaler und anterior cingulärer Regionen sowie des Hippocamus und dorsaler Basalganglien hin zu größeren Aktivierungen des linken parietalen Cortex, insbesondere des supramarginalen Gyrus und des anterioren intraparietalen sulcus; außerdem wird der linke laterale occipito-temporale Cortex aktiviert. Dabei werden präfrontale und anterior cinguläre Regionen bei Arbeitsgedächtnisprozessen und Aufmerksamkeitsleistungen aktiviert. Hippocampus und dorsale Basalganglien spielen eine wichtige Rolle bei deklarativen und prozeduralen Gedächtnisprozessen. Die Autoren schließen aus den Ergebnissen auf eine zunehmende Spezialisierung des linken inferioren parietalen Cortex fürs Kopfrechnen bei gleichzeitiger Abnahme der Abhängigkeit von Gedächtnis- und Aufmerksamkeitsprozessen. Von Aster et al. (2005) nehmen an, dass die mit zunehmendem Alter stattfindende Verschiebung von der Aktivität des anterioren Gyrus cinguli hin zu parietalen Regionen auf Übungseffekte zurückzuführen ist (vgl. Abb. 10). Es wird angenommen, dass das Kind bereits im ersten Lebensjahr auf biparietal verankerte Fähigkeiten zur Unterscheidung von Mengen verfügt. Im Kindergartenalter wird dann beim Zählerwerb auf links präfrontal Regionen zurückgegriffen. Mit dem Erlernen des visuell arabischen Zahlensystems gehen biokzipitale Aktivierungen einher. Erst ab Ende der zweiten Klasse und überwiegend ab der dritten Klasse werden beim Schätzen und bei Überschlagsrechnungen genauso wie bei Erwachsenen biparietal verortete abstrakte Zahlraumvorstellungen (Zahlenstrahl) aktiviert.

Die analoge Repräsentation von Größen ab der Grundschulzeit

Übung verschiebt kortikale Aktivierungsmuster

Die Aktivierung des anterioren Gyrus cinguli wird mit Stützfunktionen (Arbeitsgedächtnis und Aufmerksamkeit) in Verbindung gebracht, die nach dem Erlernen weniger stark benötigt werden, als während des Erwerbs. Die Ergebnisse einer Studie von Rocha, Rocha, Massad und Menezes (2005) weisen darauf hin, dass Jungen und Mädchen bzw. Männer und Frauen unterschiedliche Netzwerkstrukturen aktivieren. Dieser Befund wirft die Frage auf, ob gegebenenfalls unterschiedliche Entwicklungsmodelle für Jungen und Mädchen nötig sind.

Gibt es geschlechtsspezifische Netzwerkstrukturen?

Zusammenfassung der Befunde zur Netzwerkaktivierung bei der Zahlenverarbeitung und beim Rechnen. Bei Zahlenverarbeitungs- und Re-

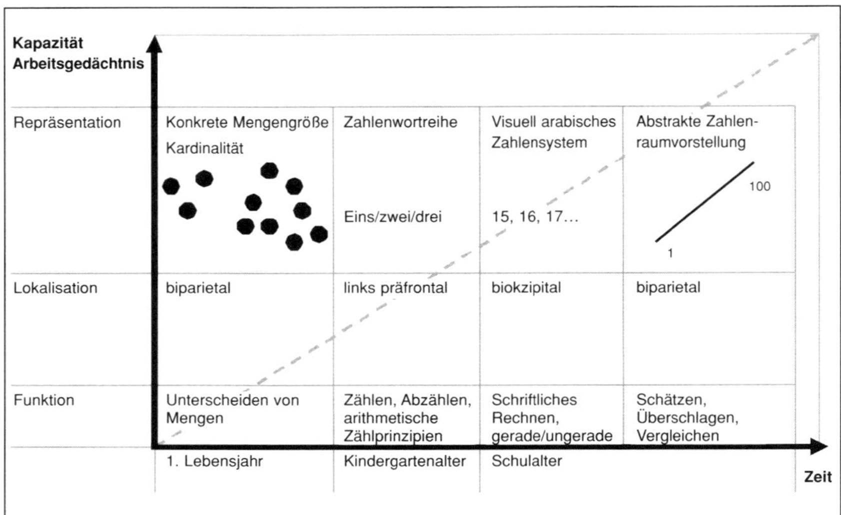

Abbildung 10: Entwicklung zentraler Hirnfunktionen zur Zahlenverarbeitung (nach von Aster et al., 2005, von den Autoren modifiziert)

chenprozessen scheinen der linke und rechte HIPS ebenso wie der linke angulare Gyrus und der inferiore sowie mittlere frontale Gyrus eine wesentliche Rolle zu spielen. Während dem Faktenabruf (wie etwa beim Multiplizieren) eine systematische Aktivierung des angularen Gyrus zugeordnet wird, geht man bei der Subtraktion sowie Mengen- und Zahlenvergleichen von einer systematischen Aktivierung des HIPS aus.

Studien mit rechenschwachen Kindern zeigen anatomische und funktionelle Beeinträchtigungen des IPS. Außerdem gibt es Hinweise darauf, dass Kinder beim Rechnen andere Hirnareale aktivieren als Erwachsene. Dabei scheint durch Übungsprozesse bedingt eine Verschiebung der Aktivierung vom anterioren Gyrus cinguli hin zu parietalen Regionen, wie sie auch Erwachsene benutzen, stattzufinden. Diese Befunde zeigen, dass die bisher vorgestellten Modelle für Zahlenverarbeitungs- und Rechenprozesse bei Erwachsenen, nur begrenzt auf Kinder und Jugendliche übertragbar sind. Diese Modelle repräsentieren gewissermaßen das ausgereifte Zahlenverarbeitungs- und Rechensystem. Bei Kindern stellt sich die Frage, wie sie Zahlenverarbeitungs- und Rechenfertigkeiten entwickeln und aus welchen Komponenten sich ein Entwicklungsmodell für Zahlenverarbeitungs- und Rechenprozesse zusammensetzt. Die bisherigen Studien reichen nicht aus, um sicher festzustellen, welche Schritte für Kinder nötig sind, um ein differenziertes Zahlenverarbeitungs- und Rechennetzwerk zu entwickeln. Es bleibt auch fraglich, ob geschlechtsspezifische Entwicklungsmodelle erforderlich sind.

1.9 Interventionen

Bei der Behandlung von Rechenstörungen kann präventiv und kurativ interveniert werden. Präventive Maßnahmen wollen in der Regel die Voraussetzungen für den Rechenerwerb verbessern. Kurative Maßnahmen können gegebenenfalls neben der Therapie der tatsächlichen Rechenfertigkeiten auch die Therapie von basalen Teilleistungen (Aufmerksamkeit, visuell-räumliche Wahrnehmung, Arbeitsgedächtnis) umfassen.

1.9.1 Prävention

Eine Reihe von Studien weisen auf das Vorliegen von spezifischen und unspezifischen Voraussetzungen für den Rechenerwerb hin. Abbildung 11 fasst die einzelnen Befunde zusammen. Zu einzelnen Voraussetzungen liegen bereits Studien vor, die für einen deutlichen Effekt präventiver Maßnahmen sprechen. Bereits 1979 konnte Brainerd bei 240 Kindergartenkindern zeigen, dass ein Training zu den Bereichen Reihenbildung, Mengenvergleich und Rechenfertigkeit deutlich positive Effekte im Sinne eines besseren Lernfortschritts bei der trainierten Gruppe erbringt. In einer aktuelleren Studie kommt Kaufmann (2003) zu dem Schluss, dass eine präventive Förderung der visuellen Fähigkeiten zu signifikanten Effekten im Bereich der mathematischen Leistung führt. Unbehandelte Kinder mit solchen Beeinträchtigungen schnitten signifikant schlechter ab. Fuchs et al. (2005) konnten zeigen, dass gezielter Förderunterricht im Fach Mathematik die Prävalenzrate für Rechenstörungen um ein Prozent sinken ließ.

Effekte präventiver Maßnahmen

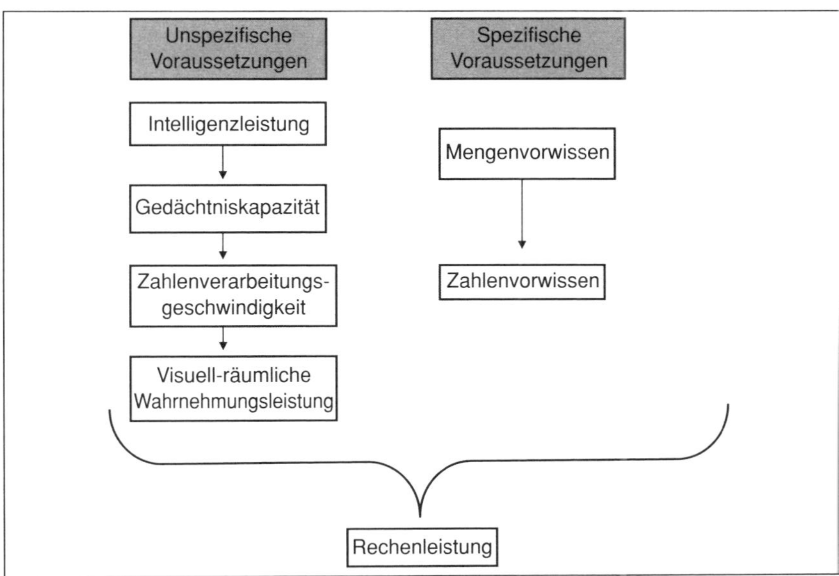

Abbildung 11: Voraussetzungen für den Rechenerwerb

Drei Ebenen früher mathematischer Kompetenzen

Nach Krajewski und Schneider (2007) verläuft die Entwicklung früher mathematischer Kompetenzen über drei Ebenen. In der *ersten Ebene* entwickelt das Kind numerische Basisfertigkeiten (Begriff Menge, Zählprozedur, korrekte Zahlenfolge). Die Zahlenfolge wird jedoch noch nicht mit der jeweilig übereinstimmenden Menge verbunden. In der *zweiten Ebene* bildet sich eine Mengenbewusstheit („Das sind vier Würfel."). Diese quantitative Bedeutung der Zahlenfolge wird über zwei Entwicklungsphasen hinweg erworben. In der ersten Phase (unpräzises Anzahlkonzept) liegt noch ein unbestimmter Mengenbegriff vor. Die Kinder ordnen kleinen Mengen das Zahlwort „wenig" und großen das Zahlwort „viel" zu. Dabei machen sie die Zuordnung von der Dauer des Zählens der Menge abhängig. In der zweiten Phase (präzises Anzahlkonzept) erkennt das Kind, dass der ausgezählten Menge die zuletzt genannte Zählzahl zugeordnet wird (Kardinalverständnis). In der *dritten Ebene* (Relationalzahlkonzept) können auch Beziehungen innerhalb einer Menge (Teil-Ganzes-Schema) erfasst werden. Hier unterscheiden die Autoren wiederum zwei Entwicklungsphasen die Anzahlzerlegung (sechs Elemente lassen sich in vier und zwei zerlegen) und die Differenzen zwischen Anzahlen (zwischen vier und sechs ist die Differenz zwei). Die Autoren sprechen zur Prävention von Rechenstörung folgende Empfehlungen aus:

Empfehlung zur Prävention

- die Förderung sollte auf mathematische Inhalte abzielen,
- die mathematischen Inhalte sollten systematisch aufgebaut werden,
- mit der Förderung sollte auf der Entwicklungsstufe begonnen werden, auf der sich das Kind befindet,
- es sollten abstrakte Modelle zur Veranschaulichung mathematischer Inhalte verwandt werden (etwa Zahlenstrahl),
- die Rechenoperation sollte nicht nur vom Kind nachvollzogen, sondern auch laut verbalisiert werden,
- konkrete oder anschauliche Darstellungsmittel sollten solange verwendet werden, wie sie das Kind benötigt.

1.9.2 Therapieansätze

Keine Therapiewirksamkeitsstudien in Deutschland

Forschungen zur Wirksamkeit von Therapie und Trainings zur Behandlung der Dyskalkulie stehen noch ganz am Anfang. Wissenschaftlich fundierte Wirksamkeitsstudien zu Dyskalkulie-Therapie liegen für den deutschen Sprachraum nicht vor. Eine internationale Metaanalyse von 58 Studien zur Intervention bei Mathematikdefiziten von Grundschulkindern (Kroesbergen & van Luit, 2003) erbrachte im Wesentlichen folgende Erkenntnisse für die Dyskalkulie-Therapie:

- Direkte Instruktion und Selbstinstruktion sind effektive Methoden. Direkte Instruktion hat sich insbesondere beim Erlernen des Basiswissens als wirksam erwiesen. Selbstinstruktion ist insbesondere bei Textaufgaben effektiv.

- Computerprogramme können helfen und motivieren, durch Übung Faktenwissen aufzubauen. Im Vergleich zur Unterrichtung durch Lehrer schneiden Computer aber deutlich weniger effektiv ab. Computer können also Lehrer nicht ersetzen.
- Studien, die auf Einzeltherapie beruhen, zeigen deutlich stärkere Effekte als gruppentherapeutische Interventionen. Die Autoren vermuten unter anderem, dass dies auf das kriterienbezogene Vorgehen in der Einzeltherapie zurückzuführen ist.

Das Fehlen von entsprechenden Studien in Deutschland ist unter anderem darauf zurückzuführen, dass Einzeltestverfahren zur Evaluation von Therapiemaßnahmen von Rechenstörungen erst seit kurzer Zeit verfügbar sind. Für die Therapie können aber auch heute schon Standards festgelegt werden, die sich aus der praktischen Erfahrung und den wissenschaftlichen Erkenntnissen zur Zahlenverarbeitung und Rechenfertigkeiten ableiten.

Rechnenlernen beziehungsweise der Aufbau von mathematischen Grundvorstellungen findet an verschiedenen Orten (Schule, Familie und Freizeit) statt. Durch die verschiedenen Lernorte aber auch durch die an Rechenprozessen beteiligten kognitiven Fähigkeiten ergeben sich für die Dyskalkulie-Therapie eine Reihe von Ansatzpunkten. So trifft das rechenschwache Kind auf verschiedene Interaktionspartner (vgl. äußerer Kreis in der Abb. 12), die wesentlich seine Lernmotivation, sein Arbeitsverhalten und sein Selbstwertgefühl beziehungsweise sein Selbstbewusstsein beeinflussen können.

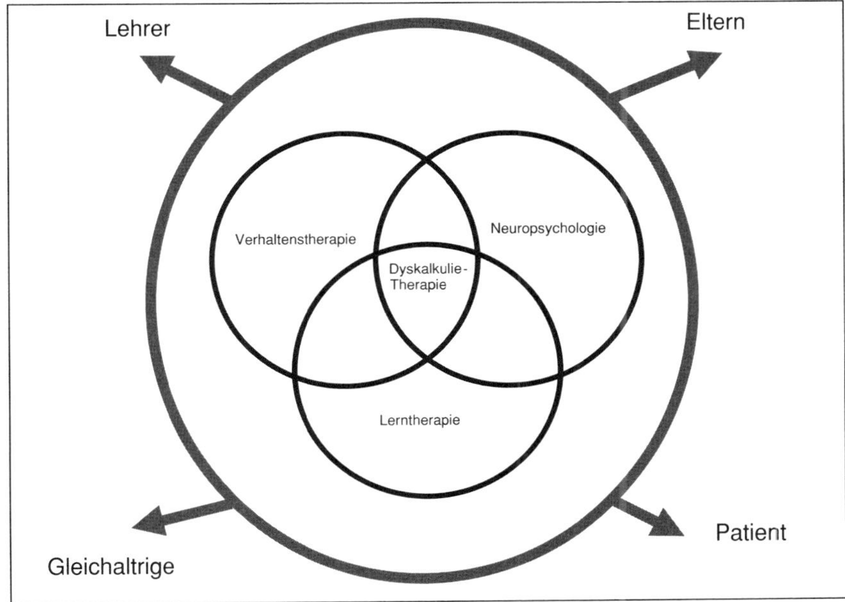

Abbildung 12: Bereiche der Dyskalkulie-Therapie

So kann etwa die persönliche Beziehung zum Lehrer und dessen Umgang mit dem rechenschwachen Kind wesentlich zur Lernmotivation des Kindes beitragen. Wesentliche Fragen, die in diesem Kontext geklärt werden müssen, sind etwa: Wird das Kind in die Klasse integriert? Klärt der Lehrer allgemein über die Problematik Rechenstörung auf? Erhält das Kind für seinen Lernstand angemessene Aufgabenstellungen? Wie geht der Lehrer mit hämischen oder anderen selbstwertmindernden Äußerungen von Mitschülern gegenüber dem rechenschwachen Kind um? Das Kind interagiert aber auch außerhalb des Unterrichts mit seinen Mitschülern und außerschulischen Freunden sowie mit seiner Familie. Welche Haltung hier gegenüber dem Vorliegen einer Rechenstörung eingenommen wird, hat ebenfalls erheblichen Einfluss auf die emotionale und motivationale Befindlichkeit des rechenschwachen Kindes. Neben den Interaktionen, die direkt zwischen dem rechenschwachen Kind und den genannten Interaktionspartnern stattfinden, kommt es aber auch zu Interaktionen ohne direkte Beteiligung des Kindes. Etwa zu Gesprächen zwischen Lehrern und Eltern oder Lehrern und Mitschülern. Eine Kooperation auf der Basis einer grundsätzlichen Wertschätzung gegenüber allen Beteiligten erhöht deutlich die Aussicht auf einen Therapieerfolg.

Verhaltenstherapeutische Aspekte

Verhaltenstherapie. Sie stellt Ursache-Wirkungsmodelle zur Verfügung, die die Entstehung und Aufrechterhaltung sowie therapeutische Beeinflussbarkeit von Arbeitsverhalten und Lernmotivation und emotionaler Befindlichkeit erklären. Auf dem Wege der Psychoedukation kann so die Akzeptanz der Rechenstörung verbessert werden. Gleichzeitig lernt das rechenschwache Kind zu verstehen, was beim ihm anders ist als bei anderen Kindern. Um Arbeitsschritte zu strukturieren, emotionale und Verhaltensstörungen zu reduzieren, die zur Aufrechterhaltung der Dyskalkulie beitragen sowie um die Lernmotivation aufzubauen, werden gehäuft Selbstinstruktionstechniken und operante Methoden eingesetzt.

Neuropsychologische Aspekte

Neuropsychologie. Die häufig begleitend aber auch ursächlich auftretenden Störungen der Basisfunktionen (Störung der Aufmerksamkeit, visuell-räumlichen Wahrnehmung oder des Arbeitsgedächtnisses) machen den Einsatz neuropsychologischer Techniken notwendig. Dabei kann man sich aus neuropsychologischer Perspektive den Rechenerwerb als ein Gebäude vorstellen, das auf mehreren Pfeilern ruht (vgl. Abb. 13).

Bei der Fragestellung des konkreten therapeutischen Vorgehens sollte man
- verhaltenstherapeutische,
- lerntherapeutische und
- neuropsychologische Methoden und Strategien miteinander verbinden.

Welche und wie viele dieser Pfeiler beeinträchtigt sein müssen, damit es zu einer Rechenstörung kommt, ist bisher noch nicht geklärt. Vielmehr

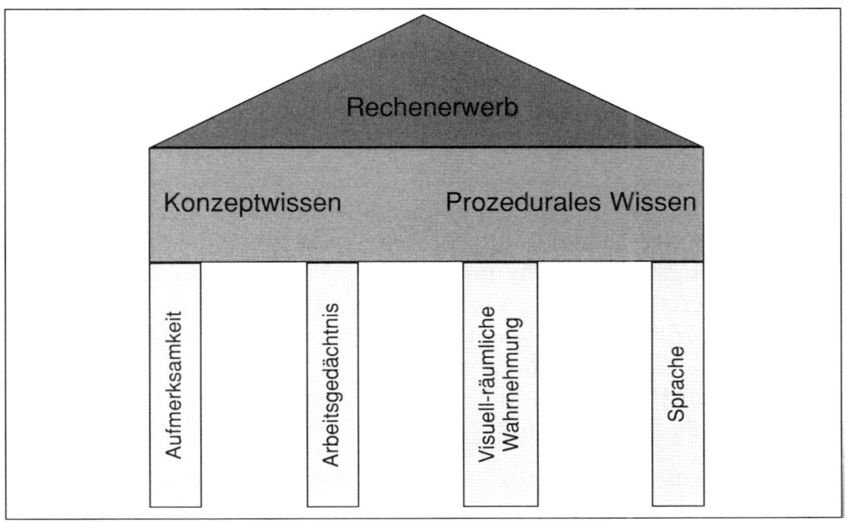

Abbildung 13: Gebäude des Rechenerwerbs aus neuropsychologischer Perspektive

scheint es so zu sein, dass sich sehr starke individuelle Unterschiede zeigen. So stellt das Vorliegen einer Aufmerksamkeitsstörung sicherlich ein Risikofaktor für die Entstehung einer Dyskalkulie dar. Aber nicht alle Kinder mit einer Aufmerksamkeitsstörung entwickeln eine Dyskalkulie. Liegen Störungen in den als Pfeiler dargestellten Funktionen vor, so hat es sich in der Praxis als nützlich erwiesen, diese Beeinträchtigungen zuerst zu behandeln. Dem liegt die Überlegung zu Grunde, dass dann bei der späteren Therapie auf diese Funktionen zurückgegriffen werden kann. Ein Therapiestillstand, der auf das Fehlen dieser Funktionen zurückzuführen ist, kann so vermieden werden. Allerdings zeigt sich in der Praxis auch, dass die Behandlung dieser Pfeilerfunktionen nur selten direkt die Rechenleistung verbessert. Als besonders effektiv haben sich dabei Trainingselemente aus dem

Therapieprogramme für Basisfunktionen

- Trainingsprogramm für Kinder mit räumlich-konstruktiven Störungen (Muth, Heubrock & Petermann, 2001),
- Training für Kinder mit Gedächtnisstörungen (Lepach, Heubrock, Muth & Petermann, 2003),
- Training für Kinder mit Aufmerksamkeitsstörungen (Jacobs, Heubrock, Muth & Petermann, 2005),
- Therapieprogramm für Kinder mit hyperkinetischen und oppositionellen Problemverhalten THOP (Döpfner, Schürmann & Fröhlich, 2002),
- Training mit aufmerksamkeitsgestörten Kindern (Lauth & Schlottke, 2002) und
- Marburger Konzentrationstraining (MKT) für Schulkinder (Krowatschek, Albrecht & Krowatschek, 2004)

erwiesen.

Lerntherapeutische Aspekte

Lerntherapie. Nach Aebli (1989) sollten beim Erlernen mathematischer Inhalte fünf Stufen durchlaufen werden. Auf der *ersten Stufe* erfolgt das Lernen am konkreten Material (etwa Rechenhexe, Hundertertafel). Dabei lernt das Kind, in dem es in der Handlung mit konkretem Material, mathematische Grundvorstellungen aufbaut. In der *zweiten Stufe* sollte dann mit anschaulichem (bildlichem) Material gearbeitet werden, während in der *dritten Stufe* lediglich eine bildliche Vorstellung verwendet werden sollte. Ein wesentlicher Lernschritt bildet die *Stufe vier*, auf der die bildliche Darstellung und bildliche Vorstellung mit Ziffern und Symbolen verbunden werden sollen. Schließlich sollte das Kind Aufgabenstellung erhalten, die lediglich aus Zifferndarstellungen bestehen. Das didaktische und methodische Vorgehen bei der Vermittlung von rechnerischen Fähigkeiten in der Lerntherapie basiert auf einer Reihe von Prinzipien (vgl. Kasten 8):

Kasten 8: Lerntherapeutische Prinzipien

Lerntherapeutische Prinzipien

- Übersichtliches Lernmaterial,
- eindeutige Aufgabenstellungen,
- Arbeiten entlang der Nullfehlergrenze,
- lautes Verbalisieren der Rechenwege,
- systematischer Anstieg des Schwierigkeitsgerades,
- ausschließliche Verwendung relevanter Therapiemodule/Inhalte unter Rückgriff auf und Verknüpfung mit bereits vorhandenen Fähigkeiten und
- Lernweg und Verknüpfung von konkreten über anschauliche hin zu abstrakten Aufgabenstellungen.

Für die Auswahl von Therapiemodulen und die Aufstellung eines systematischen Therapieplanes können die verschiedentlich vorgeschlagenen Subtypen eine Hilfestellung geben.

Subtypen zur Auswahl von Therapiemodulen

Subtypen. Derzeit liegen eine Reihe von Versuchen zur Subtypenbildungen vor (vgl. Tab. 5). Für eine ausführliche Darstellung der Subtypenbildungen verweisen wir auf Jacobs und Petermann (2005b). Allen Subtypenbildungen gemeinsam ist, dass sie psychosoziale Einflussfaktoren nicht berücksichtigen. Bereits 1994 konnte von Aster jedoch zeigen, dass die beiden von Rourke definierten Gruppen nicht ausreichen, um das Phänomen der Rechenstörung zu erklären. Mit dem Modell von Rourke (1993) konnten in der Studie von von Aster nur 50 % der Rechenstörungen vorhergesagt werden.

Trotzdem ist die Annahme eines sprachfreien visuell-räumlichen Subtyps, der überwiegend rechtshemisphärisch repräsentierte Netzwerke involviert, unbestritten. Eher linkshemisphärisch scheint ein sprachlicher/Gedächtnis Subtyp repräsentiert zu sein. Zusätzlich wird ein eher auf den Ablauf (Prozedural) beim Rechnen zielender Subtyp sowie ein alle Subtypen umfassender (Tiefgreifender) Subtyp vermutet. Alle Subtypenbildungen stellen dabei zwar gute, aber nicht hinreichende Annäherungen an das Phänomen Rechenstörungen dar. Ob tatsächlich in einzelne separate Subtypen unterschieden werden kann, ist ebenfalls noch fraglich. So stellten Desoete und Roeyers (2005) fest, dass ein ausschließlicher semantischer oder nicht-semantischer Zugang für alle Kinder mit Rechenstörungen nicht ausreicht. Vielmehr scheinen beide Komponenten zusammenzuwirken.

Tabelle 5: Übersicht über die Subtypenbildung

Autoren	Subtypen
Rourke (1993)	– Nonverbal Learning Disability (NLD) – Reading and Spelling (RS)
Geary (1993)	– Visuell-räumlicher Subtyp – Sprachlicher/Gedächtnis Subtyp – Prozedualer Subtyp
Von Aster (2000)	– Arabischer Subtyp – Sprachlicher Subtyp – Tiefgreifender Subtyp

2 Leitlinien

2.1 Leitlinien zur Diagnostik und Verlaufskontrolle

Tabelle 6 bietet einen Überblick über die Leitlinien zur Diagnostik und Verlaufskontrolle von Kindern und Jugendlichen mit einer Rechenstörung.

Tabelle 6: Übersicht über die Leitlinien zur Diagnostik und Verlaufskontrolle

Leitlinie	Inhalte der Diagnostik
L1	Diagnostischer Prozess
L2	Anamnese und Exploration
L3	Psychometrische Basisdiagnostik
L4	Differenzialdiagnostik
L5	Abschlussgespräch und Therapieempfehlungen
L6	Verlaufskontrolle und Qualitätssicherung

2.1.1 Therapeutische Kompetenzen und diagnostischer Prozess

Aktuelles Wissen zum Rechenerwerb

Zur Erstellung einer Dyskalkulie-Diagnose und zur Durchführung einer Dyskalkulie-Therapie wird eine Vielzahl von Fertigkeiten benötigt. Grundlegend sind aktuelle Kenntnisse aus der Forschung und Praxis zur Zahlenverarbeitung und zu Rechenfertigkeiten. Der Wissensstand muss kontinuierlich aktualisiert werden. Dabei sind insbesondere Kenntnisse über den *normalen* Entwicklungsverlauf und Zahlenverarbeitungsmodelle unerlässlich. Der neurologischen und neuropsychologischen Forschung zur Zahlenverarbeitung und den Rechenfertigkeiten kommt beim derzeitigen Stand der Forschung eine besondere Bedeutung zu.

In Kapitel 1.7 bis 1.9 dieses Buches wurde der aktuelle Forschungsstand zum normalen Entwicklungsverlauf beim Rechenerwerb ebenso wie aktuelle Modelle zur Zahlenverarbeitung dargestellt. Für die Dyskalkulie-Therapie bildet der normale Entwicklungsverlauf das Therapieziel ab. Dabei geht es nicht darum, dass ein Kind mit einer Rechenschwäche in der gleichen Geschwindigkeit lernt wie ein Kind ohne diese Problematik, sondern darum, die verschiedenen Entwicklungsstufen nacheinander zu erreichen. In der Praxis zeigt sich hier häufig eine Anzahl von Lücken im Entwicklungsverlauf, die dann später zu Verständnisschwierigkeiten bis hin zur Stagnation des Lernfortschritts führen.

Was genau macht eine Rechenstörung aus? Wie häufig tritt diese Störung auf und welche Begleiterkrankungen sind typisch? Mit diesen Fragen

setzen sich die Kapitel 1.1 bis 1.6 dieses Buches auseinander. Zum störungsspezifischen Wissen gehören minimal folgende Bereiche:
- die Symptomatik,
- die Häufigkeit des Auftretens (Prävalenz),
- gesicherte Ursachen der Dyskalkulie (Ätiologie),
- mögliche Komorbiditäten sowie
- Subtypen innerhalb des Störungsbildes.

Abklärung von Begleiterkrankungen

Dabei macht die Vielzahl an möglichen Begleiterkrankungen häufiger eine umfangreiche Diagnostik notwendig (vgl. Leitfaden Diagnostik psychischer Störungen; Döpfner et al., 2002).

In der Regel werden die Therapie und die Diagnostik nicht von der gleichen Person durchgeführt. Vielmehr ist es so, dass Dyskalkulie-Therapeuten – häufig handelt es sich um Lerntherapeuten – nach einer ausführlichen Diagnostik das betroffene Kind zur Therapie überwiesen bekommen. Auch wenn der Dyskalkulie-Therapeut häufig nicht mit dem Diagnosesteller identisch ist, muss er doch Leistungsprofile interpretieren und daraus sein therapeutisches Vorgehen ableiten können. Außerdem muss er überprüfen, ob die ihm vorliegenden Angaben ausreichen, um einen Therapieplan aufstellen zu können.

L1 Leitlinie 1: Diagnostischer Prozess

Die Leitlinien geben einen auf ICD-10, DSM-IV-TR und den Empfehlungen der Deutschen Gesellschaft für Kinder- und Jugendpsychiatrie und Psychotherapie (2003) basierenden diagnostischen Prozess vor, gehen aber deutlich über diese Vorgaben hinaus. Dabei sind Kenntnisse über aktuell zugängliche Rechentests, Intelligenztests sowie einer Reihe weiterer psychometrischer Testverfahren unumgänglich, da eine Vielzahl von möglichen, komorbid auftretenden Störungen berücksichtigt werden muss. Auch der Ausschluss peripherer oder ursächlicher Störungen (etwa Weit- bzw. Kurzsichtigkeit, Schwerhörigkeit oder psychische Störungen) über körperliche/ärztliche Untersuchungen ist dringend erforderlich. Die Verlaufskontrolle sollte überprüfen, ob die ausgewählten Maßnahmen zu den erwarteten Fortschritten führen und damit die Qualität der Intervention überprüfen. Die Diagnostik von Rechenstörungen umfasst:
- L2 Anamnese und Exploration (Patient, Eltern, Lehrer oder Erzieher)
- L3 Basisdiagnostik (Psychometrische Erfassung von Intelligenz und Schulleistung)
- L4 Differenzialdiagnostik
- L5 Abschlussgespräch und Therapieempfehlung
- L6 Verlaufskontrolle und Qualitätssicherung

Verschiedene Ebenen der Diagnostik

Wie umfangreich eine Diagnostik sein sollte, richtet sich nach der Schwere der Störung und den gegebenenfalls vorliegenden Begleiterkrankungen sowie sekundären Problemen (etwa Lern- und Arbeitsvermeidung, Mathe-Angst, stabile Selbstüberzeugungen „Ich kann kein Mathe!"). Da bei dem möglichen Umfang der Diagnostik aber auch die ökonomische Durchführung zu beachten ist, wird ein Vier-Ebenen-Modell für die Diagnostik vorgeschlagen (vgl. Abb. 14).

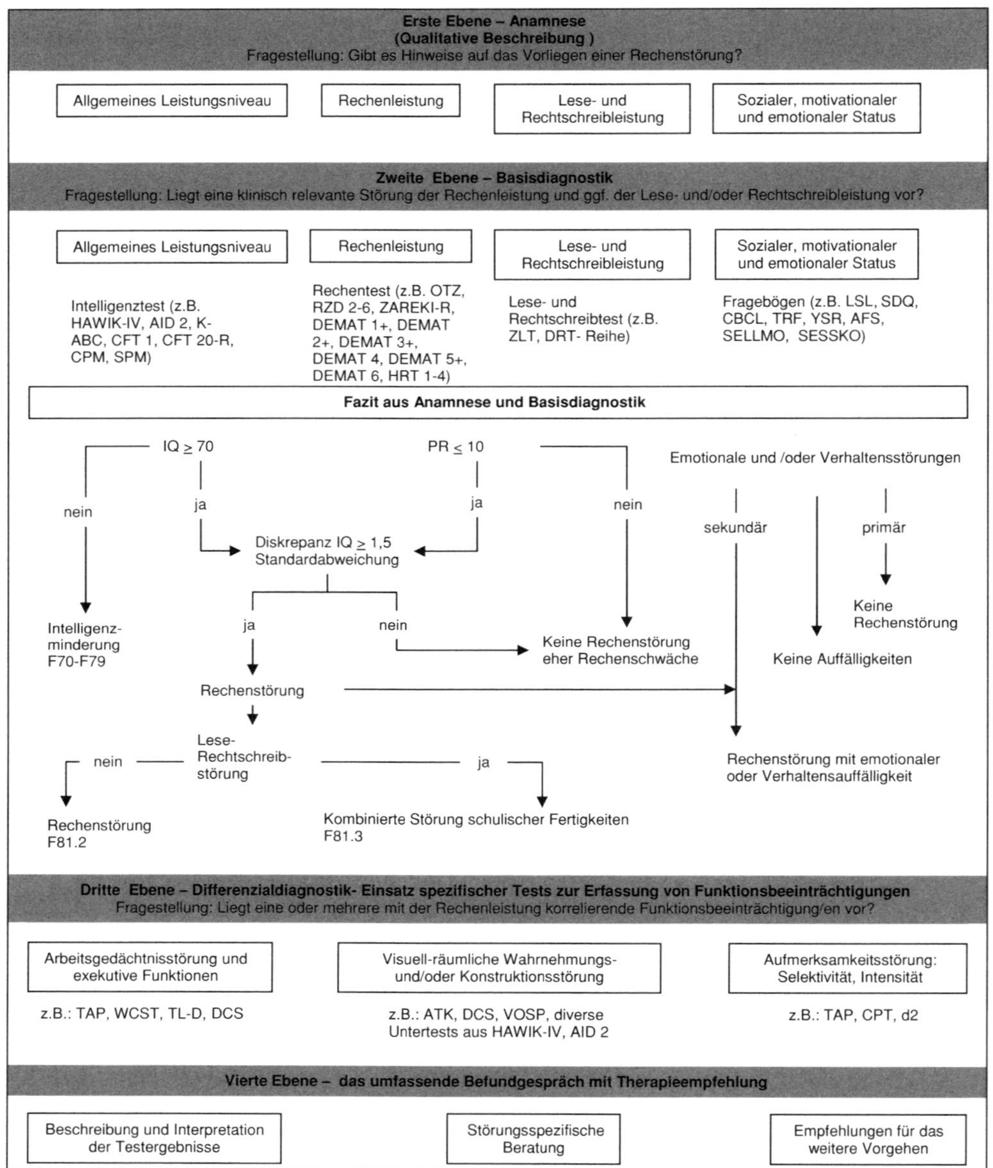

Abbildung 14: Diagnostischer Prozess zur Abklärung einer Rechenstörung (nach Jacobs, 2005, modifiziert von den Verfassern; IQ = Intelligenzquotient, PR = Prozentrang; für die Testabkürzung siehe Testabkürzungsverzeichnis, S. 139 f.)

Im Laufe der Therapie sollen nach einzelnen Therapieabschnitten Zwischenuntersuchungen durchgeführt werden, um die Notwendigkeit weiterer Therapieschritte ableiten zu können, aber auch, um den bisherigen Therapieerfolg zu evaluieren. Dabei sind insbesondere Lerneffekte, die auf der Testwiederholung beruhen, herauszurechnen (vgl. hierzu auch Leitlinie 9).

2.1.2 Anamnese und Exploration

L2 Leitlinie 2: Anamnese und Exploration

Für Berufseinsteiger aber auch für Experten empfiehlt sich die Verwendung von Explorationsleitfäden (vgl. Kapitel 4, M01). Außerdem sollte auch zurückgegriffen werden auf:
- das Vorsorgeheft (U-Heft),
- Zeugnisse,
- Lernentwicklungsberichte,
- Schulhefte und
- Vorbefunde (etwa von Kinder-, HNO- und Augenärzten, Ergotherapeuten, Psychotherapeuten, Krankengymnasten).

Zu Beginn der Diagnostik sind in einem Gespräch mit den Eltern Informationen zu folgenden Bereichen zu erheben:
- Symptomatik und das allgemeine Leistungsniveau,
- eventuelle Schwierigkeiten bei anderen Kulturtechniken (Lesen und Schreiben),
- Hinweise auf weitere Teilleistungsstörungen (etwa Gedächtnis, Aufmerksamkeit, visuelle Wahrnehmung),
- eventuelle emotionale und/oder Verhaltensauffälligkeiten (zu Hause, in der Schule, in der Freizeit),
- soziale Integration (in der Klasse, in der Freizeit, in der Familie),
- soziales Umfeld (Schule, zu Hause, Freunde, Vereine),
- den bisherigen Entwicklungsverlauf und
- die Familienstruktur.

Des Weiteren ist zu erheben:
- das Schlafverhalten nach Ansicht des Kindes/Jugendlichen.

Da in Gegenwart der Eltern Loyalitätskonflikte oder Schamgefühle auftreten können, ist es sinnvoll das Kind/den Jugendlichen bei entsprechenden Hinweisen allein zu explorieren. Nächtliche Ängste oder Albträume können so zum Beispiel in einer geschützteren Situation besprochen werden.

Untersuchungsablauf

Setting. Hier ist zunächst zu entscheiden, ob die Anamnese und Exploration mit Eltern und Kind zusammen oder nur mit den Eltern durchgeführt wird. Für die erste Variante spricht, dass so bereits die Eltern-Kind-Interaktion beobachtet werden kann. Der Vorteil der zweiten Variante ist, dass die Kinder nicht mit anhören müssen, wenn die Eltern geballt erzählen, was ihr Kind alles nicht kann und wo sie mit ihrem Kind unzufrieden sind. Einige Eltern fühlen sich bei der Beantwortung der Fragen in der Anamnese und Exploration gehemmt, wenn ihr Kind anwesend ist, was zu Lücken in den Antworten führt. In der Praxis befürworten wir die zweite Variante, zumal die Eltern-Kind-Interaktion auch später noch beobachtet werden kann.

Anamnese ohne Kind

Der Umfang der Anamnese und Exploration sollte mindestens eine Stunde umfassen und kann bei komplexen Fällen auch auf zwei Stunden ausgedehnt werden.

Im Idealfall sollten beide Elternteile anwesend sein, aber auch eine Durchführung mit einem Elternteil ist möglich.

Zur Anamnese mitzubringende Unterlagen

Was die Eltern mitbringen sollten. Die Eltern sollten alle Vorbefunde mitbringen. Dazu gehören alle Berichte von Ärzten, Psycho-, Physio- oder Ergotherapeuten, Psychologen, Krankengymnasten, aber auch aus der Schule oder dem Kindergarten. Insbesondere sollte der Mutterpass, das Vorsorgeheft (U-Heft) und die letzten drei Zeugnisse mitgebracht werden. Sollten im Vorfeld bisher keine augenärztliche oder pädoaudiologische Untersuchung stattgefunden haben, ist den Eltern zu empfehlen dies nachzuholen, wenn möglich vor der Anamnese. Bei entsprechenden Hinweisen ist ebenso mit der Empfehlung einer neurologischen Untersuchung zu verfahren.

Mathematik-Lehrkraft: Eindruck schildern lassen

Wir haben die Erfahrung gemacht, dass einige Mathematik-Lehrkräfte auf Nachfrage der Eltern bereits im Vorfeld gerne ihren aktuellen Eindruck des betroffenen Kindes formlos schriftlich formulieren. Auf diese Weise wird die Mathematik-Lehrkraft schon früh als Kooperationspartner gewonnen. Eine zusätzliche Möglichkeit zur Informationsgewinnung besteht darin, vor der Anamnese Checklisten (vgl. Kapitel 4, Lehrer- und Eltern-Checkliste) zu möglichen Rechenfehlern und Screeningfragebögen für die Eltern und Lehrkräfte zu versenden. Diese können dann bereits zur Anamnese von den Eltern mitgebracht werden. Sie können wichtige Anknüpfpunkte für die Fragestellungen des Untersuchers in der Anamnese bieten.

Insgesamt geben die mitgebrachten Unterlagen Aufschluss über den bisherigen Entwicklungsverlauf des Patienten. Außerdem finden sich hier Hinweise auf mögliche Sinnesstörungen, die als Ausschlusskriterium für eine Dyskalkulie benannt sind oder darauf, dass die Rechenstörung (z. B. nach Schädel-Hirn-Trauma) erworben ist, also eine Akalkulie vorliegt. Den Zeugnissen sind häufig Angaben zum Arbeits- und Sozialverhalten in der Schule zu entnehmen. Außerdem können sie zur qualitativen Bestimmung des allgemeinen Leistungsniveaus herangezogen werden.

Anamnese mit Elternexplorationsleitfaden

Ablauf der Anamnese. Der Erstkontakt erfolgt in der Regel telefonisch. Hier kann den Eltern bereits mitgeteilt werden, was sie alles zur Anamnese mitbringen sollten und dass möglichst beide Elternteile zur Anamnese kommen sollten; das Kind sollte zu Hause bleiben. Auch erste Informationen zu Verwaltungsabläufen (etwa „Wer trägt die Kosten? Wie hoch sind voraussichtlich die Kosten?“, „Wie lange sind die Wartezeiten für Diagnostik/Therapie?“) sollten bereits beim telefonischen Erstkontakt gegeben werden, damit die Eltern sich darauf einstellen können beziehungsweise die Angebote verschiedener Anbieter vergleichen können.

In der klinischen Praxis hat es sich als sinnvoll erwiesen, die Anamnese mit einer offenen Fragestellung zu beginnen (vgl. Frage 1 und 2 in M01, vgl. Kapitel 4). Nachdem die Eltern zunächst frei ihre Probleme oder Anliegen vorgetragen haben, beginnt der Untersucher mit der systematischen Exploration. Dabei sollte zunächst die Symptomatik näher erfragt werden. Sollten Checklisten (vgl. M02 und M03 in Kapitel 4) vorher versandt worden sein, kann auf diese zurückgegriffen werden.

Erfragen der Symptomatik (Frage 2 bis 11 in M01). Hier wird nach dem Beginn und der Schwere der Rechenschwäche gefragt. Wann sind erstmals Probleme beim Umgang mit Zahlen oder Mengen beobachtet worden? Aber auch welche Rechen- oder Zählfertigkeiten werden beherrscht?

Da etwa 50 bis 60 % der Kinder mit einer Rechenstörung auch unter einer Lese- und/oder Rechtschreibstörung leiden, ist in jedem Falle nach der Lese-Rechtschreibleistung des Kindes zu fragen; dabei können auch die mitgebrachten Zeugnisse herangezogen werden.

Defizite und Ressourcen beachten

Zur Kontrastierung muss hier auch nach dem allgemeinem Leistungsniveau gefragt werden. Neben Hobbys, wie Lesen oder anderen intellektuellen Interessen, können hier wiederum die Zeugnisse (Nebenfächer wie Biologie, Chemie, Welt-Umweltkunde) helfen, eine qualitative Einschätzung vorzunehmen.

Im Weiteren wird dann nach dem Vorliegen von soft signs (sanfte Hinweiszeichen) für basale Teilleistungsstörungen (Lern- und Merkfähigkeit, Aufmerksamkeit, visuell-räumliche Wahrnehmungsleistung, Sprache) gefragt.

Hinweise für Lern- und Merkfähigkeitsstörungen

Mögliche Hinweise für *Lern- und Merkfähigkeitsstörungen* können sein:
- *Verkürzte Merkspanne.* Wenn Kindern aufgetragen wird, einige Gegenstände (Teller, Becher, Butter) aus der Küche zu holen, dann können sie sich nicht mehr als zwei oder drei Dinge merken und müssen nachfragen. Einigen Kindern fällt nicht einmal auf, dass etwas fehlt. Beim Kopfrechnen werden häufig Zwischenergebnisse vergessen.
- *Zu flache Lernkurve.* Kinder, die nur wenig von mehrfachen Wiederholungen desselben Stoffes profitieren (etwa beim Gedicht oder Vokabeln lernen).
- *Probleme beim Abruf von gelernten Inhalten.* Kinder, die schnell einmal Gelerntes vergessen, zum Beispiel die gestern noch beherrschten Schritte beim kleinen Einmaleins.

Hinweise für eine Aufmerksamkeitsstörung

Bei der *Aufmerksamkeitsleistung* ergeben sich folgende Hinweise auf eine Störung:
- *Aufmerksamkeitssteuerung.* Kinder, die leicht ablenkbar sind und nur schwer mit den ihnen gestellten Aufgaben beginnen können. Häufig müssen dringend andere Dinge vorher erledigt werden. So muss das Kind eben schnell noch etwas trinken, oder auf die Toilette oder den Bleistift anspitzen. Zusätzlich kann auch die parallele Reizverarbeitung beeinträchtigt sein. Das Kind hat also Schwierigkeiten, zwei Reize gleichzeitig zu verarbeiten. In der Schule fällt es ihm schwer, gleichzeitig den Erläuterungen des Lehrers zu folgen und von der

Tafel abzuschreiben. Häufig fehlen diesen Kindern Textabschnitte im Heft oder sie können ihren Eltern nicht erklären, was der Lehrer mit dem Tafelbild gemeint hat, da sie die Erläuterungen nicht mitbekommen haben.

- *Aufmerksamkeitskraft.* Kinder, die erst auf mehrfaches Ansprechen eine Orientierungsreaktion zeigen. Häufig wird dann beim dritten Mal Ansprechen die Stimme erhoben und erst dieser stärkere (lautere) Reiz löst dann eine Orientierungsreaktion beim Kind aus. Die Kinder sind dann häufig verdutzt, warum die Eltern denn so sauer sind, da sie die vorherigen Versuche, sie anzusprechen nicht wahrgenommen haben. Außerdem kann auch die Aufmerksamkeitsdauer beeinträchtigt sein. Das Kind kann dann bei reizarmen (langweiligen) Aufgaben nur kurze Zeit dabei bleiben und die Aufmerksamkeit wird mit der Dauer der Aufgabe spürbar schlechter.
- *Motorische Unruhe.* Dem Kind fällt es sehr schwer, für längere Zeit still zu sitzen oder überhaupt sitzen zu bleiben. Ständig ist es auch im Sitzen in Bewegung, spielt mit etwas in den Händen, wippt mit dem Fuß oder rutscht hin und her.
- *Impulsivität.* Das Kind kann nur schwer warten bis es an der Reihe ist. Ruft in den Unterricht. Handelt bevor es nachdenkt und muss sich daher häufig hinterher entschuldigen. Hat das Kind Wünsche (etwa ich möchte etwa trinken), dann lässt es nicht locker, dem Wunsch soll sofort nachgekommen werden.

Hinweise für eine visuell-räumliche Wahrnehmungsstörung

Für die Beeinträchtigung der *visuell-räumlichen Wahrnehmungsleistung* sprechen:

- Das Meiden von Malen oder Basteln oder Puzzeln oder Spielen mit Lego oder Bauklötzen,
- spätes Erlernen des Schnürsenkelzubindens,
- Buchstaben- und Zahlenklappungen oder -dreher bis in die dritte Klasse hinein,
- Schwierigkeiten beim Erlernen einer analogen Uhr bei gleichzeitigem Lesenkönnen einer digitalen Uhr,
- Größen, Längen und Mengen können nicht altersgemäß eingeschätzt werden. Beim Teller-auffüllen wird immer zu viel genommen. Das Kind kann beim Fahrradfahren die Spur nicht halten und bremst viel zu spät vor einem Hindernis. Linien und Ränder können beim Schreiben kaum eingehalten werden. Häufig werden Groß- und Kleinbuchstaben gleichgroß geschrieben.

Hinweise auf Sprachstörungen

Für Sprachbeeinträchtigungen sprechen Aussprachestörungen, grammatikalische Fehlstellungen, Wortfindungsstörungen oder ein eingeschränkter aktiver oder passiver Wortschatz.

Sozialer, emotionaler und motivationaler Status (Frage 12 bis 20 in M01). Neben den basalen Teilleistungen sind auch die Lernmotivation, das Arbeitsverhalten, die soziale Integration und der emotionale Status des rechenschwachen Kindes zu erfragen. Hier können Hinweise erfasst werden auf:

- Ausschlusskriterien (etwa primäre Angststörung oder Depression),
- mögliche Widerstände, die sich in der Therapie ergeben könnten (etwa Leistungsverweigerung, stabile Selbstüberzeugungen),
- andere psychische Störungen wie etwa nächtliches Einnässen, Anpassungsstörung, Tics (Diese können häufig als seelische Behinderung, die die Teilhabe an der Gesellschaft gefährdet, im Sinne des §35a SGB VIII gelten gemacht werden, wenn sie nicht primär ursächlich sind.),
- sekundäre emotionale (etwa Mathemathik-Angst), motivationale (Schulverweigerung) oder Verhaltensauffälligkeiten (etwa motorische Unruhe, oppositionelles Verhalten, Unterrichtstören, sozialer Rückzug) beziehungsweise psychische Störungen (Angststörungen, Depression, Aufmerksamkeitsdefizit-/Hyperaktivitätsstörungen, Störungen des Sozialverhaltens) und
- das schulische und häusliche Umfeld (Perspektive der Lehrer, Eltern beziehungsweise Erzieher).

Erfragen des sozial-emotionalen und motivationalen Status

Bisheriger Entwicklungsverlauf (Frage 21 bis 28 in M01). Es hat sich in der Praxis als günstig erwiesen, erst nach der Symptomatik den bisherigen Entwicklungsverlauf zu erheben. Die Eltern haben dann zu diesem Zeitpunkt bereits das Wesentliche, was ihnen auf der Seele lag, berichtet und sind nun systematischen Nachfragen zum Entwicklungsverlauf zugänglicher. Hilfreich ist hier chronologisch vorzugehen, das heißt bei der Schwangerschaft zu beginnen. Weitere wichtige Eckpunkte der Anamnese sind die Geburt (hier finden sich wichtige Informationen im U-Heft U1), die frühkindlichen Meilensteine der Entwicklung (Sitzen, Krabbeln, Laufen, Sprechen, Sauberkeitserziehung), der Eintritt in den Kindergarten und der Schuleintritt sowie der Übergang in die weiterführenden Schulen. Dabei kann auf die von den Eltern mitgebrachten Vorbefunde zurückgegriffen werden, um Seh- oder Hörbeeinträchtigungen aber auch neurologische Erkrankungen und bisherige Bewältigungsversuche zu erfragen. Darüber hinaus sollte sich nach Unfällen mit Kopfbeteiligung erkundigt werden (vgl. Leitfaden Diagnostik psychischer Störungen, Döpfner et al., 2000).

Erfragen der bisherigen Entwicklung

Familienanamnese (Frage 29 bis 33 in M01). In der Familienanamnese werden der Bildungsgrad der Eltern sowie deren berufliche Tätigkeit erfragt. Darüber hinaus wird sich nach Schulschwierigkeiten oder Erkrankungen der Eltern erkundigt. Über ein kurzes Familiendiagramm (siehe Explorationsleitfaden) können die Familiendynamiken (Konflikte, wichtige Beziehungen) skizziert werden. Auf diese Weise können auslösende Faktoren oder aufrechterhaltende Bedingungen für die vorliegende (Leistungs-)Problematik erfasst werden.

Erfragen der Familienkonstellation und -dynamik

Zusammengefasst muss darauf hingewiesen werden, dass Auffälligkeiten in der Regel verschiedene Ursachen haben können. So kann etwa das Reagieren erst nach mehrfachem Ansprechen auch daran liegen, dass das Kind oppositionelles Verhalten zeigt oder über ein eingeschränktes

Hörvermögen verfügt. Klarheit können hier nur körperliche und psychometrische Untersuchungen bringen. Die festgestellten Auffälligkeiten und die übrigen Informationen aus der Anamnese und Exploration können jedoch bei der ökonomischen Auswahl geeigneter Untersuchungsverfahren helfen und wichtige Hinweise für die Differenzialdiagnostik geben. Außerdem können die psychometrischen Untersuchungsergebnisse mit Hilfe der Angaben aus der Anamnese und Exploration am Alltagserleben des Kindes und seines Umfeldes validiert werden.

Informationen aus der Anamnese zur Testauswahl

Hilfreiche Materialien

Zur Exploration können folgende Materialien herangezogen werden:
- Explorationsleitfaden für Elterngespräche (vgl. M01, S. 110 ff.).
- Eltern-Checkliste: Mögliche Rechenfehler (vgl. M02, S. 114 f.).
- Lehrer-Checkliste: Mögliche Rechenfehler (vgl. M03, S. 116 f.).

2.1.3 Psychometrische Basisdiagnostik

Allgemeines Leistungsniveau mit IQ-Test klären

Das allgemeine Leistungsniveau (IQ-Bestimmung), die Rechenleistung (Rechentestergebnis), gegebenenfalls die Lese-Rechtschreibleistung (Lese-Rechtschreibtestergebnis) und die sozialen, emotionalen und motivationalen Folgen der Dyskalkulie sollten in der Basisdiagnostik erfasst werden. Mit der Basisdiagnostik sollten also gemäß dem multiaxialen Klassifikationsschema der WHO Antworten auf Fragen gefunden werden wie:

Multiaxiales Klassifikationsschema

- Finden sich Hinweise auf psychische Störungen (Achse I)?
- Lassen die Befunde aus der Anamnese, Exploration und Basisdiagnostik sicher auf eine Dyskalkulie schließen oder kann diese sicher ausgeschlossen werden (Achse II)?
- Liegt eine Lese-Rechtschreibstörung vor beziehungsweise kann diese sicher ausgeschlossen werden (Achse II)?
- Über welches Intelligenzniveau verfügt das Kind (Achse III)?
- Finden sich Hinweise auf neurologische Erkrankungen (Achse IV)?
- Gibt es abnorme psychosoziale Umstände, wie etwa unangemessene Beschulung (Achse V)?
- Leidet das Kind unter einer seelischen Behinderung, die die Teilhabe an der Gesellschaft gefährdet (Achsen I und VI)?
- Welches therapeutische Vorgehen ist sinnvoll?
- Sind weitere diagnostische Maßnahmen notwendig?

Komplexe Intelligenztests

Psychometrische Intelligenzerfassung. Das allgemeine Leistungsniveau kann durch komplexe und nonverbale Intelligenzverfahren quantifiziert werden. Bei Intelligenz- und Leistungstests ändern sich innerhalb von zehn Jahren die Bewertungsmaßstäbe. Wenn möglich sollten daher keine Tests zur Anwendung kommen, deren Normierung mehr als zehn Jahre zurückliegen. Nach dieser Vorgabe können als angemessene komplexe Intelligenztests angesehen werden:

L3 Leitlinie 1: Psychometrische Basisdiagnostik

Hier sollte geklärt werden, ob eine klinisch relevante Störung der Rechenleistung und gegebenenfalls der Lese- und/oder Rechtschreibleistung vorliegt. Ferner muss die Abklärung einer möglicherweise drohenden seelischen Behinderung, die die Teilhabe an der Gesellschaft gefährdet, erfolgen (siehe hierzu auch die Ausführungen zum §35a SGB VIII in M04, Kapitel 4). Zu diesem Zweck sollte mindestens durchgeführt werden:

1. Eine psychometrische Intelligenztestung (möglichst komplex, etwa HAWIK-IV oder AID 2),
2. eine psychometrische Diagnostik der Rechenfähigkeit (etwa Rechenfertigkeiten- und Zahlenverarbeitungs- Diagnostikum für die 2. bis 6. Klasse, RZD 2-6),
3. gegebenenfalls eine psychometrische Diagnostik der Lese- (etwa Zürcher Lesetest ZLT) und Rechtschreibleistung(etwa aus der DRT- oder WRT- Reihe),
4. eine Diagnostik von psychischen Störung (zunächst mit Breitbandverfahren etwa SDQ, CBCL, TRF und gegebenenfalls mit spezifischen Verfahren etwa DISYPS-KJ).

Aus den Erkenntnissen der Anamnese und Exploration sowie der Basisdiagnostik sollte dann das weitere Vorgehen abgeleitet werden. Finden sich keine Hinweise auf weitere Teilleistungsstörungen oder andere klinisch relevante Begleiterkrankungen, kann die dritte Ebene des diagnostischen Prozesses (vgl. Leitlinie 4) ausgelassen werden und mit der vierten Ebene des diagnostischen Prozesses (vgl. Leitlinie 5) die Eingangsdiagnostik abgeschlossen werden.

- der Hamburg-Wechsler Intelligenztest (früher HAWIK-III, nach Tewes, Rossmann & Schallberger, 1999; jetzt neu HAWIK-IV, nach Petermann & Petermann, 2007),
- das Adaptive Intelligenz Diagnostikum (AID 2, nach Kubinger & Wurst, 2000) sowie
- die Kaufman-Assessment Battery for Children (K-ABC, nach Melchers & Preuß, 1994), da für den Altersbereich 2;6 bis 5;11 keine neuer normierten komplexen Intelligenztests vorliegen.

Nonverbale Intelligenztests

Dementsprechend sind bei den nonverbalen Intelligenztests zu verwenden:

- der Grundintelligenztest Skala 1 (CFT 1, nach Cattell, Weiß & Osterland, 1997),
- der Grundintelligenztest Skala 2 (CFT 20-R, nach Weiß, 2006),
- die Coloured Progressive Matrices (CPM, nach Bulheller & Häcker, 2002),
- die Standard Progressive Matrices (SPM, nach Heller, Kratzmeier & Lengfelder, 1998) sowie
- Snijders-Oomen Nonverbaler Intelligenztest für Kinder von 2,5 bis 7 Jahren (SON-R 2$^1/_2$-7, nach Tellegen, Laros & Petermann, 2006).

Nonverbale Intelligenztests besitzen den Vorteil, dass man sie auch für sprachgestörte Kinder einsetzen kann; sie haben zudem eine wesentlich kürzere Durchführungsdauer. Allerdings beinhalten die Ergebnisse aus nonverbalen Intelligenztests die Gefahr, dass damit die Gesamtintelligenzleistung ungenau bewertet wird. Mit nonverbalen Intelligenztests wird in der Regel die Fähigkeit zum logisch abstrakten schlussfolgerndem Denken erhoben. Aus der klinischen Praxis ist bekannt, dass Kinder mit einer Rechenstörung überhäufig Defizite in diesem Bereich aufweisen. In diesen Fällen bildet der nonverbale Intelligenztest eher eine Teilproblematik der Rechenstörung als das allgemeine Leistungsniveau des Kindes ab. Für die Praxis ist daher zu empfehlen, insbesondere beim schlechten Abschneiden bei nonverbalen Intelligenztests, zusätzlich einen komplexen Intelligenztest durchzuführen. Komplexe Intelligenztests bieten darüber hinaus die Möglichkeit, über die Interpretation der Subtestergebnisse Hinweise auf weitere Teilleistungsstörungen zu erhalten. Daher sollte bei entsprechenden Hinweisen auf Grund der Anamnese und Exploration ebenfalls ein komplexer Intelligenztest durchgeführt werden.

Niedriger IQ bei nonverbalem Test: komplexer IQ-Test

Psychometrische Diagnostik der Rechenfähigkeit. Die Rechentestleistung kann durch standardisierte Einzeltestverfahren zur Diagnostik von Rechenstörungen quantifiziert werden. Für den Vorschulbereich eignen sich hier:

Dyskalkulie-Diagnostik mit Einzeltests

Rechentests für den Vorschulbereich

- der Osnabrücker Test zur Zahlenbegriffsentwicklung (OTZ, nach van Luit, Rijt & Hasemann, 2001) sowie
- der Tedi-Math für Vier- bis Achtjährige (Tedi-Math, nach Nuerk, Kaufmann, Graf, Krinzinger, Delazer & Willmes, in Vorb.).

Für den Grundschulbereich kann angewendet werden:

Rechentests für die erste bis sechste Klasse

- der (ZAREKI-R, nach von Aster, Weinhold Zulauf & Horn, 2006) und
- das Rechenfertigkeiten- und Zahlenverarbeitungs-Diagnostikum für die 2. bis 6. Klasse (RZD 2-6, nach Jacobs & Petermann, 2005d).

Für weiterführende Schulen ab der fünften Klasse kann ebenfalls das RZD 2-6 (Jacobs & Petermann, 2005d) durchgeführt werden. Dabei ermöglichen angemessene Testverfahren neben der quantitativen Interpretation auch eine qualitative Fehleranalyse. Insgesamt ist zu erwarten, dass aus dem Rechentestergebnis auf therapieleitende Aussagen geschlossen werden kann. Ist die quantitative Diagnostik klinisch relevant auffällig, dann sollte sich in jedem Falle eine qualitative Fehleranalyse anschließen. Dabei gewinnt der Therapeut Erkenntnisse über die Denkwege und Lösungsstrategien des Kindes, in dem das Kind den Rechenweg beim Rechnen hörbar mitspricht. Die Art der Fehler gibt häufig Aufschluss über fehlendes oder falsch memoriertes Konzept- oder Prozeduralwissen. Eine Übersicht zu Fehlermustern bei schriftlichen Rechenverfahren und dafür geeignete Hilfen findet sich bei Lorenz (2003a, Seite 62–66). Zusätzlich kann hier auch auf die Lehrer- und Elterncheck-listen (Kapitel 4, M02 und M03) zurückgegriffen werden.

Qualitative und quantitative Diagnostik

Psychometrische Diagnostik der Lese-Rechtschreibleistung. Um die Lese-Rechtschreibleistung zu quantifizieren, kann diese zum Beispiel durch folgende Verfahren überprüft werden:

- die DRT-Reihe (DRT 1, DRT 2 oder DRT 3, nach Müller, 2004; DRT 4 und DRT 5, nach Grund, Haug & Naumann, 2004) oder
- die WRT-Reihe (WRT 1+, WRT 2+, WRT 3+, WRT 4+, nach Birkel, 1995, 1994, 1994, in Vorb., WRT 6+, nach Rathenow et al., 1981).

Recht-schreibtests

Die Leseleistung kann etwa mit dem Züricher Lesetest (ZLT, nach Linder & Grissemann, 2000) erhoben werden. Ähnlich wie bei der Dyskalkulie schließt sich hier an die quantitative Diagnostik in der Regel eine qualitative Fehleranalyse an, aus der sich Therapieschwerpunkte ableiten lassen. Zur Diagnostik von Lese-Rechtschreibstörungen verweisen wir auf Warnke, Hemminger und Plume (2004).

Leitfaden LRS-Störung

Diagnostik psychischer Störungen. Als Erweiterung der Anamnese und Exploration sollten in der Basisdiagnostik Eltern- und Lehrerfragebögen ausgehändigt werden. Als Screeningverfahren haben sich in der klinischen Praxis der Elternfragebogen zu Stärken und Schwächen des Kindes (SDQ, nach Goodman, 1997, online erhältlich unter www.sdqinfo.com) oder die Child Behavior Checklist (CBCL-Elternfragebogen) beziehungsweise der Teacher's Report Form (TRF-Lehrerfragebogen) als hilfreich erwiesen. Dabei liegen für den SDQ deutsche Normen für die Elternversion vor. Erfasst werden Einschätzungen zu den Bereichen „Hyperaktivität", „Verhaltensauffälligkeiten", „Emotionale Probleme", „Probleme mit Gleichaltrigen" und „Prosoziales Verhalten". Die CBCL und der TRF umfassen acht Syndrom-Subskalen (Soziale Rückzug, Körperliche Beschwerden, Angst/Depressivität, Soziale Probleme, Schizoid/Zwanghaft, Aufmerksamkeitsstörung, Delinquentes Verhalten sowie Aggressives Verhalten).

Globale Eltern- und Lehrerfrage-bögen

Auch die Lehrereinschätzliste für Sozial- und Lernverhalten (LSL, Petermann & Petermann, 2006) hat sich als hilfreich erwiesen. Mit ihr lassen sich zehn Bereiche erfassen: Kooperation, Selbstwahrnehmung, Selbstkontrolle, Einfühlungsvermögen/Hilfsbereitschaft, Selbstbehauptung, Sozialkontakt, Anstrengungsbereitschaft/Ausdauer, Konzentration, Selbstständigkeit und Sorgfalt beim Lernen.

Die Selbsteinschätzungen des Kindes sowie die Lehrer- und Elternurteile können keineswegs die klinische Einordnung der beschriebenen Symptome durch den Experten ersetzen.

Zu verschiedenen Problembereichen sind Selbsteinschätzungsbögen erhältlich. Der SPS-J (Screening psychischer Störungen im Jungendalter, nach Hampel & Petermann, 2005) erfasst sowohl externalisierende (Aggressiv-dissoziales Verhalten und Ärgerkontrollprobleme) als auch internalisierende Störungsbereiche (Ängstlichkeit/Depressivität und Selbstwertprobleme); er ist von 11 bis 16 Jahren anwendbar.

Globale Selbsteinschätzung mit dem SPS-J

Die Basisdiagnostik sollte entweder mit einer gesicherten Diagnose beziehungsweise deren Ausschluss oder der Notwendigkeit weiterer Untersuchungen (siehe Leitlinie 4 Differenzialdiagnose) abschließen.

Dyskalkulie-Diagnose-kriterien

Für die Diagnosestellung ergeben sich im wesentlichen folgende Kriterien:

- Das Ergebnis im Rechentest darf einen Prozentrang von 10 nicht überschreiten,
- das Intelligenztestergebnis (IQ) nicht unterhalb von 70 liegen,
- die Diskrepanz von Rechentestergebnis und IQ muss mindestens 1,5 Standardabweichungen betragen,
- es liegen keine Ausschlusskriterien vor (erworbene Rechenschwäche, unangemessene Unterrichtung, primäre neurologische oder neuropsychiatrische Erkrankung).

Häufig lässt sich anhand der Basisdiagnostik nicht sicher ableiten, ob ein Ausschlusskriterium erfüllt ist. In diesem Zusammenhang werden etwa Hinweise auf eine primäre Aufmerksamkeitsstörung kontrovers diskutiert. Während einige Kollegen, die Meinung vertreten, dass es sich dabei um eine neuropsychiatrische Erkrankung handelt, die ein Ausschlusskriterium darstellt, vertreten andere jedoch die Auffassung, dass es sich um eine Begleiterkrankung handelt, die eine zusätzliche Diagnosevergabe auf der Achse I notwendig macht. Einig sind sich beide Parteien in der Regel darüber, dass primär die Aufmerksamkeitsstörung behandelt werden sollte. In der klinischen Praxis hat es sich als sinnvoll erwiesen nach einer Aufmerksamkeitstherapie, erneut die Basisdiagnostik durchzuführen und die Diagnose „Rechenstörung" erneut zu überprüfen. In einigen Fällen ergibt sich hier tatsächlich eine deutliche Änderung, die weitere therapeutische Interventionen überflüssig macht.

Ergeben sich Hinweise auf neurologische Erkrankungen (z. B. Verdacht auf Absencen) sind weiterführende neurologische Untersuchungen dringend zu empfehlen.

Diagnostische Schritte bei weiteren Teilleistungsstörungen

Auch wenn nach der Basisdiagnostik keine offensichtlichen Ausschlusskriterien vorliegen, könnten sich trotzdem Hinweise auf weitere Begleitstörungen (etwa visuell-räumliche Wahrnehmungsstörung, Lern- und Merkfähigkeitsstörung) ergeben haben. Die weitere Differenzialdiagnostik (Abb. 14, Ebene 3 des diagnostischen Prozesses) kann dann wichtige Informationen zum therapeutischen Vorgehen liefern.

2.1.4 Differenzialdiagnostik

Ausschlusskriterium für eine Dyskalkulie-Diagnose

Für die Diagnose Dyskalkulie müssen eine Reihe von möglichen anderen Beeinträchtigungen ausgeschlossen werden (vgl. Abb. 15), die als mögliche Ursache für die beobachtbaren Schwierigkeiten beim Rechnen gelten könnten.

In der Anamnese ist bereits nach Besonderheiten beim Schulbesuch zu fragen. Lagen etwa viele Krankheitszeiten des Lehrers und/oder des Kindes vor oder fiel aus anderen Gründen der Unterricht wiederholt aus.

Rechenstörung in Folge mangelnden Unterrichts
Die Beeinträchtigung des Erwerbs der Rechenfertigkeiten ist durch unangemessenen Unterricht (etwa Fehlzeiten) verursacht.

↓

Rechenstörung in Folge einer Beeinträchtigung einer primär organischen Erkrankung
Der Erwerb von Rechenfertigkeiten ist durch Seh- oder Hörbehinderung, aber auch in Folge einer neurologischen Erkrankung (z. B. Epilepsie) eingeschränkt.

Ausschluss-kriterien

↓

Erworbene Rechenstörung
Eine zu einem späteren Zeitpunkt erworbene Hirnschädigung führt zum Verlust bereits bestehender Rechenfertigkeiten.

↓

Rechenstörung in Folge einer primär psychischen Erkrankung
Der Erwerb der Rechenfertigkeiten wird durch eine andere primäre psychische Störung (z. B. Angststörung, Depression oder Anpassungsstörung) erschwert.

Abbildung 15: Kriterien für die Differenzialdiagnostik

Sollten sich hier keine Auffälligkeiten zeigen, muss über eine körperliche Untersuchung eine primär organische Ursache für das Vorliegen der Rechenschwäche ausgeschlossen werden. Neben einer neurologischen Untersuchung sollte eine pädoaudiologische und augenärztliche Untersuchung erfolgen. Sollte es zum Verlust von bereits erworbenen Rechenfertigkeiten kommen, ist zu überprüfen, ob gegebenenfalls Hirnschädigungen vorliegen. Hier ist dann auch ebenso wie bei einigen neurologischen Erkrankungen der Einsatz bildgebender Verfahren anzuraten. Bestätigt sich der Verdacht, ist eine Akalkulie (R48.8 ICD-10) zu diagnostizieren. Für die Behandlung von auf die Weise verursachten Rechenschwächen gilt grundsätzlich, dass zunächst die primäre Erkrankung (etwa Epilepsie) behandelt werden sollte. Es ist jedoch auch aus der klinischen Praxis bekannt, dass nach Behandlung einer neurologischen Erkrankung (etwa medikamentöse Einstellung bei Epilepsie) weiterhin eine Rechenschwäche vorliegt. In diesen Fällen können häufig aus der Dyskalkulie-Therapie bekannte Module zur Therapie eingesetzt werden.

Akalkulie

Besonders schwierig stellt sich teilweise die Abgrenzung von einer primären psychischen Erkrankung zu sekundären psychischen Begleiterkrankungen dar. Ist die vorliegende Angststörung etwa durch schulische Misserfolgserlebnisse und Ausgrenzungstendenzen in der Schule verursacht oder ist das Kind in Folge seiner emotionalen Störung, die häufig auch Beeinträchtigungen des Arbeitsgedächtnisses mit sich bringt, daran gehindert, Rechenfertigkeiten zu erwerben. In vielen Fällen kann hier

Bedeutung emotionaler Störungen

der Beginn der emotionalen Störung wichtige Hinweise für die Einordnung als sekundäre oder primäre Symptomatik geben.

Bei einer Vielzahl von basalen Beeinträchtigungen, wie etwa der Aufmerksamkeits- oder Gedächtnisstörung aber auch der Störung der visuellen Wahrnehmungsleistung ist nicht eindeutig geklärt, ob es sich hier um Ausschlusskriterien oder Bestandteile der Rechenstörung handelt. In jedem Falle scheint aber die diagnostische Erfassung sinnvoll, da sie entscheidenden Einfluss auf das therapeutische Vorgehen haben kann.

Differenzialdiagnostik

Haben sich aus der Anamnese und Exploration sowie der Basisdiagnostik Hinweise auf weitere Teilleistungsstörungen oder Erkrankungen ergeben, soll die Differenzialdiagnostik helfen, folgende Fragen zu beantworten:

Differenzialdiagnostik erfordert umfangreiche Kenntnisse

- Liegt eine Aufmerksamkeitsstörung vor und wie ist diese zu spezifizieren?
- Besteht eine Beeinträchtigung der visuell-räumlichen Wahrnehmungsleistung?
- Ist das Arbeitsgedächtnis oder sind die exekutiven Funktionen beeinträchtigt?
- Sind Sprachstörungen zu diagnostizieren?
- Liegen Ausschlusskriterien vor beziehungsweise sind die Symptomatiken (etwa Ängste), der Ebene 1 und 2 des diagnostischen Prozesses als primäre oder sekundäre Störungen zu werten?
- Liegen Hinweise auf weitere psychische Störungen vor und wie sind diese weiter zu spezifizieren beziehungsweise zu überprüfen?

Dabei kann auf eine Reihe weiterer psychometrischer Testverfahren zurückgegriffen werden. Aber auch Gespräche mit dem Kind, den Eltern und den Lehrern sind notwendig, um insbesondere das Vorliegen primärer oder sekundärer Störungen einordnen zu können.

L4 Leitlinie 4: Differenzialdiagnostik

Ergeben sich aus der Anamnese und Exploration sowie der Basisdiagnostik Hinweise auf mit der Rechenleistung im Zusammenhang stehende Funktionsbeeinträchtigungen oder andere Begleiterstörungen (etwa Entwicklung von Ängsten als Folge von Misserfolgen) sowie andere psychische Störungen sollte in der dritten Ebene des diagnostischen Prozesses überprüft werden, ob diese vorliegen beziehungsweise ob diese primären oder sekundären Charakter haben. Für diese Ebene des diagnostischen Prozesses sind umfangreiche Kenntnisse auf dem Gebiet der Neuropsychologie sowie Kinder- und Jugendpsychotherapie unumgänglich. Dabei muss unterschieden werden in:
- Den Ausschluss anderer Störung die den Erwerb von Rechenfertigkeiten erschweren.
- Die Diagnostik komorbider Störungen (auch unter Einschluss einer weiterführenden neuropsychologischen Diagnostik).

Aufmerksamkeitsdiagnostik

Aufmerksamkeitsdefizit-/Hyperaktivitätsstörung (ADHS). Bei einer ADHS sind die drei Kardinalsymptome Aufmerksamkeitsstörung, Hyperaktivität und Impulsivität zu berücksichtigen (vgl. Leitlinien Hyperkinetische Störungen; Döpfner et al., 2000). Während die beiden letztgenannten Symptome der Verhaltensbeobachtung gut zugänglich sind, handelt es sich bei der Aufmerksamkeitsstörung um einen teilweise verdeckten Störungsbereich. Hinzukommt, dass es sich in der klinischen Praxis als sinnvoll erwiesen hat, die Aufmerksamkeitsstörung diagnostisch weiter zu differenzieren (vgl. hierzu auch Jacobs & Petermann, 2005a). Tabelle 7 verdeutlicht durch welche Komponenten die Aufmerksamkeitssteuerung und die Aufmerksamkeitskraft bestimmt werden.

Tabelle 7: Komponenten der Aufmerksamkeit

Aufmerksamkeitssteuerung		Aufmerksamkeitskraft	
Fokussierte Aufmerksamkeit	**Geteilte Aufmerksamkeit**	**Aktivierungsbereitschaft**	**Daueraufmerksamkeit**
Das Kind ist nicht in der Lage, seine Aufmerksamkeit auf die ihm gestellten Aufgaben zu lenken. Es lässt sich leicht ablenken.	Das Kind zeigt sich bei Aufgaben, die eine parallele Reizverarbeitung verlangen, nahezu überfordert.	Das Kind reagiert häufig erst auf mehrfaches Ansprechen. Orientierungsreaktionen verlangen stärkere Reize von außen als bei anderen Kindern. Häufig wirken diese Kinder verlangsamt und antriebsarm.	Das Kind kann nicht über längere Zeit bei einer Aufgabe bleiben, die langweilig ist. Die Kinder werden dann motorisch unruhig und/oder sacken in sich zusammen oder rutschen vom Stuhl.

TAP

Im Rahmen der Differenzialdiagnostik sollte also neben der Feststellung, ob eine Aufmerksamkeitsstörung vorliegt oder nicht, auch der Frage nachgegangen werden, wie diese gegebenenfalls zu differenzieren ist. Dazu liegt mit der Testbatterie zur Aufmerksamkeitsprüfung (TAP, nach Zimmermann & Fimm, 2002) ein computergestütztes Verfahren vor, das die Verhaltensbeobachtungen validieren hilft.

DISYPS-KJ

Störungsspezifische Eltern- und Lehrerfragebögen stellt das DISYPS-KJ (FBB-HKS, Döpfner & Lehmkuhl, 2000) zur Verfügung. Für eine ausführliche Darstellung zur Diagnostik und Therapie von hyperkinetischen Störungen verweisen wir auf Band 1 dieser Reihe.

Auf das Vorliegen einer Aufmerksamkeitsstörung können folgende Aspekte aus der Basisdiagnostik hindeuten:

Verhaltensbeobachtung bei ADHS

Verhaltensbeobachtung. Das Kind zeigt eine erhöhte motorische Unruhe. Dies könnte sich wie folgt äußern: Das Kind rutscht auf dem Stuhl hin und her, hat Mühe seinen Blick auf die Aufgabenstellung zu fixieren, sucht sich permanent Gegenstände, mit denen es in der Hand rumspielen kann, die Beine sind in ständiger Bewegung, es zeigt sich ein

Fußwippen, selbst bei leisen Geräuschen zeigt sich sofort eine Orientierungsreaktion, der Untersucher muss wiederholt die Aufmerksamkeit des Kindes auf die Testaufgabe zurückführen, das Kind braucht häufig Wiederholungen bei den Instruktionen, es antwortet häufig schnell, ohne nachzudenken, macht viele Flüchtigkeitsfehler, kann nur schwer mit Misserfolg umgehen.

Hinweise auf ADHS aus der Basisdiagnostik

Psychometrische Testergebnisse. Als Hinweise können hier gelten: Auffälliger Unablenkbarkeitsindex (HAWIK-III), auffällige verlangsamte (durch Ablenkung beim Rechnen oder eine Aktivierungsbereitschaftsminderung) oder sehr schnelle (durch impulsives Antwortverhalten) Speedkomponente (RZD 2-6), schlechte Bearbeitungsgüte (etwa Powerwert im RZD 2-6). Für eine umfassende Darstellung des RZD 2-6 wird auf Kapitel 3 verwiesen. Auffällige Subskalen in SDQ (Hyperaktivität, Verhaltensauffälligkeiten) oder CBCL und TRF (Aufmerksamkeitsstörung).

Hinweise auf visuell-räumliche Störung aus der Basisdiagnostik

Visuell-räumliche Wahrnehmungsleistung. Aufmerksamkeitsstörungen gehen häufig einher mit Beeinträchtigungen der visuell-räumlichen Wahrnehmungsleistung. Hinweise aus der Basisdiagnostik können sich hier vor allem aus der psychometrischen Testung ergeben, etwa durch unterdurchschnittliches Abschneiden bei den Subtests des

- HAWIK-III: beim Mosaik-Test (MT), Figurenlegen (FL) oder Bilderergänzen (BE);
- AID 2: Realitätssicherheit, Analysieren und Synthetisieren-abstrakt oder Antizipieren und Kombinieren-figural;
- K-ABC: Gestaltschließen, Dreiecke, Bildhaftes Ergänzen;
- CPM: Qualitative Beobachtung: Es kommt zu Fehlbenennungen durch falsche Einschätzungen bei der Raumlage.
- CFT: Qualitative Beobachtung: Es kommt zu Fehlbenennungen durch falsche Einschätzungen bei der Raumlage.
- RZD 2-6: Zahlen Lesen, Zahlen Schreiben, Mengeschätzen, Positionen auf dem Zahlenstrahl, erhöhte Fehlerzahl bei Subtraktion und Division.

Spezifische Diagnostik von visuell-räumlicher Wahrnehmung

Als ergänzende psychometrische Testverfahren kommen in Betracht der Abzeichentest für Kinder (ATK, nach Heubrock, Eberl & Petermann, 2004); noch nicht durchgeführte Subtests der oben genannten Intelligenztests (K-ABC, HAWIK-III, HAWIK-IV, AID 2) zur Erfassung von visuell-räumlichen Wahrnehmungsleistungen, das Diagnostikum für Cerebralschädigung (DCS, nach Weidlich & Lamberti, 2001), Testbatterie für visuelle Objekt- und Raumwahrnehmung (VOSP, nach Warrington, James, Beckers & Canavan, 1992).

Basisdiagnostik: Hinweise auf Störungen des Arbeitsgedächtnisses und der zentralen Exekutive

Arbeitsgedächtnis und zentrale Exekutive. Bei Rechenstörungen kommt es weiterhin gehäuft zu Störungen des Arbeitsgedächtnisses und der exekutiven Funktionen. Hinweise auf Störungen des Arbeitgedächtnisses und der exekutiven Funktionen aus der Basisdiagnostik sind etwa unterdurchschnittliches Abschneiden bei den Subtests des

- HAWIK-III: Zahlen nachsprechen (ZN),
- AID 2: Unmittelbares Reproduzieren-numerisch,
- K-ABC: Handbewegungen, Zahlennachsprechen, Wortreihe, räumliches Gedächtnis und
- RZD 2-6: Zahlen Schreiben (längere Items bedürfen der Wiederholung), Kopfrechnen Addition, Kopfrechnen Subtraktion, Kopfrechnen Multiplikation, Kopfrechnen Division, Flexibles Anwenden, Textaufgaben (häufig im Kontrast zu deutlich besseren Leistungen im schriftlichen Rechnen).

Spezifische Diagnostik von Arbeitsgedächtnis und zentraler Exekutive

Als ergänzende Differenzialdiagnostik können für das Arbeitsgedächtnis die noch nicht angewandten Subtests der oben genannten IQ-Tests, der Subtest Arbeitsgedächtnis der TAP, der erste Durchgang des Verbalen Lern- und Merkfähigkeitstests (VLMT, nach Helmstaedter, Lendt & Lux, 2001) und qualitativ der erste Durchgang des DCS herangezogen werden. Hinweise auf eine Störung der exekutiven Funktionen lassen sich mit dem Untertest Reaktionswechsel der TAP, dem Turm von London – Deutsche Version (TL-D, nach Tucha & Lange, 2004) und dem Wisconsin Card Sorting Test-64 (WCST-64, nach Kongs, Thompson, Iversen & Heaton, 2000) überprüfen.

In der Verhaltensbeobachtung fallen diese Kinder durch ein gehäuftes Nachfragen aus. Instruktionen müssen häufig wiederholt werden, sie werden dann aber gut verstanden. Beim Kopfrechnen entgleiten den Kindern die Zwischenergebnisse oder die Aufgabenstellungen, so dass sie gehäuft immer wieder von vorne beginnen müssen. Diese Kinder profitieren sehr von Anweisungen in kurzen Sätzen. Bei Textaufgaben mit sehr langen und verschachtelten Sätzen brauchen sie sehr lange, bis sich ihnen der Sinn der Aufgaben erschließt.

Hinweise auf Sprachstörungen

Sprachstörungen. Auch beim Vorliegen von rezeptiven Sprachverständnisstörungen zeigt sich ein schlechtes Instruktionsverständnis. Für diese Kinder müssen die Instruktionen häufig wiederholt werden. Sie profitieren jedoch nicht von einer sinngemäß gleichen Wiederholung in anderen Worten. Aus der Basisdiagnostik deuten deutlich schlechtere Leistungen (etwa im Verbalteil des HAWIK-III im Vergleich zum Handlungsteil) auf eine Sprachstörung hin. Bei Rechentests zeigt sich häufig ein deutlich schlechteres Ergebnis bei den Textaufgaben als beim Kopfrechnen mit Aufgabenstellungen in arabischer Ziffernform. Expressive Sprachstörungen sind hingegen direkt wahrnehmbar. Beim Verdacht auf Sprachstörungen sollte eine differenzierte Sprachdiagnostik durchgeführt werden.

Spezifische Diagnostik psychischer Störungen

Diagnostik psychischer Störungen. Haben sich aus der Basisdiagnostik (z. B. durch die Eltern- und Lehrerfragebögen) Hinweise auf das Vorliegen von Ausschlusskriterien ergeben beziehungsweise weitere psychische Störungen ergeben, dann können durch die Verwendung von Interviewleitfäden (etwa Kinder DIPS, nach Unnewehr, Schneider und

Margraf, 1995) oder den Checklisten aus dem DISYPS-KJ (nach Döpfner & Lehmkuhl, 2000) Kinder und Eltern ausführlicher befragt werden. Dabei ist häufig der Zeitpunkt, zu dem die Störung begonnen hat, ein wesentliches Kriterium bei der Beurteilung, ob eine primäre oder sekundäre psychische Erkrankung vorliegt.

FEEL-KJ

Im Zusammenhang mit Schulschwierigkeiten empfiehlt sich der Fragebogen zur Erhebung der Emotionsregulation bei Kindern und Jugendlichen (FEEL-KJ, nach Grob & Smolenski, 2005). Hier werden für Kinder zwischen zehn und 19; 11 Jahren angemessene und unangemessene emotionale Regulationsstrategien erfasst.

DIKJ und DTK

Bei Verdacht auf Depression können das Depressionsinventar für Kinder und Jugendliche, einsetzbar für 8- bis 16-Jährige (DIKJ, nach Stiensmeier-Pelster, Schürmann & Duda, 2000) oder der Depressionstest für Kinder der dritten bis sechsten Klasse (DTK, nach Rossmann, 2005) durchgeführt werden.

AFS

„Schulunlust", „Prüfungsangst", „Manifeste Angst" und „soziale Erwünschtheit" kann ab der dritten bis zur zehnten Klasse mit dem Angstfragebogen für Schüler (AFS, nach Wieczerkowski, Nickel, Janowski, Fittkau & Rauer, 1981) durch Selbsteinschätzung des Kindes gemessen werden. Die Normen sind hier aber eher orientierend zu werten, da bereits deutlich veraltet.

SELLMO und SESSKO

Mit den Skalen zur Erfassung der Lern- und Leistungsmotivation (SELLMO, nach Spinath, Stiensmeier-Pelster, Schöne & Dickhäuser, 2002) und den Skalen zur Erfassung des schulischen Selbstkonzepts (SESSKO, nach Schöne, Dickhäuser, Spinath & Stiensmeier-Pelster, 2002) lassen sich motivationale Defizite und ein ungünstiges Selbstkonzept erfassen.

Ausführliche Darstellungen zur Diagnostik psychischer Störungen im Kindes und Jugendalter finden sich bei Döpfner et al. (2000).

2.1.5 Abschlussgespräch

L5 **Leitlinie 5: Abschlussgespräch und Therapieempfehlungen**

In der vierten Ebene des diagnostischen Prozesses geht es um:
- die Erläuterung der diagnostischen Befunde gegenüber den Erziehungsberechtigten und/oder Lehrern sowie dem Kind,
- die Empfehlung von Maßnahmen und geeigneten Therapeuten und
- Beratung über mögliche Kostenträger (§ 35 a SGB VIII).

In der vierten Ebene des diagnostischen Prozesses, dem Abschlussgespräch, sollten die Untersuchungsbefunde und notwendige Therapieschritte verständlich erläutert werden. Auch hier stellt sich die Frage nach dem Setting. Nach Auffassung der Autoren hat es sich hier ebenfalls bewährt, das Gespräch ohne Anwesendheit des Kindes durchzuführen. Erläuterungen, die für die Eltern notwendig sind, etwa Fragen zur Kostenübernahme nach §35a SGB VIII, überfordern die Kinder, so dass sie sich langweilen. Hinzukommt, dass die Erläuterung der Untersuchungsbefunde naturgemäß überwiegend auf Probleme fokussiert. Die Kinder würden also fast eine Stunde hören, was sie alles nicht können. Da in der Therapie später gerade eine ressourcenorientierter Ansatz erfolgsversprechend ist, wäre ein problemfokussiertes Abschlussgespräch ein ungünstiger Startpunkt einer Kindertherapie. Eine kindgerechte Psychoedukation ist damit jedoch nur aufgeschoben; sie sollte am Beginn der Therapie erfolgen. Im Sinne einer Anbahnung einer guten Kooperation ist es sinnvoll (mit Zustimmung der Eltern), den Mathematiklehrer zum Abschlussgespräch einzuladen.

Abschlussgespräch ohne Kind

Hilfreiche Materialien

Für die Beratung über mögliche Kostenträger können die „Erläuterungen zum § 35a SGB VIII" (vgl. M04, S. 118 f.) herangezogen werden.

2.1.6 Verlaufskontrolle

Mit der Verlaufskontrolle werden zwei wesentliche Ziele verfolgt. Zum einen geht es um eine weitgehend objektivierte Rückmeldung gegenüber dem Patienten sowie seinen Eltern und zum anderen um die Selbstüberprüfung des Therapeuten. Dabei sollte eine Zwischenuntersuchung grundsätzlich nach jeder in sich abgeschlossenen Therapieeinheit spätestens jedoch nach sechs Monaten erfolgen.

Bedeutung der Verlaufskontrolle

L6 Leitlinie 6: Verlaufskontrolle und Qualitätssicherung

Die Verlaufsdiagnostik bietet die Möglichkeit zur:
- Rückmeldung über den Erfolg der durchgeführten Maßnahmen für den Therapeuten,
- Visualisierung des Therapieerfolgs für den Patienten beziehungsweise die Erziehungsberechtigten und die Lehrer,
- Informationsgewinnung für die weitere Therapieplanung und
- Qualitätssicherung durch eine Abschlussdiagnostik am Ende der Therapie.

Zur Qualitätssicherung in der Dyskalkulie-Therapie sollten aber auch die regelmäßige Supervision sowie die regelmäßige Teilnahme an Fortbildungen gehören.

Ist bei einem Kind eine Aufmerksamkeitsdefizit-/Hyperaktivitätsstörung und zusätzlich eine visuell-räumliche Wahrnehmungsstörung sowie eine Dyskalkulie diagnostiziert worden, dann wären folgende Zwischenuntersuchungen denkbar: Falls eine medikamentöse Therapie indiziert ist, sollte nach der medikamentösen Einstellung eine erste Zwischenuntersuchung mit der TAP und mit Lehrer- und Elternfragebögen erfolgen. Es könnte sich etwa herausstellen, dass das Kind motorisch wesentlich ruhiger geworden ist, aber weiterhin im Unterricht und bei den Hausaufgaben abgelenkt ist. In einem weiteren Schritt kann dann beispielsweise ein Training für Kinder mit Aufmerksamkeitsstörungen (z. B. Jacobs et al., 2005) und/oder ein anderes verhaltenstherapeutisches Training (z. B. Therapieprogramm THOP) durchgeführt werden. Nun erfolgt eine erneute Zwischenuntersuchung, die sowohl die therapierten Aufmerksamkeitsfunktionen als auch die gegebenenfalls als nächstes zu therapierenden visuell-räumlichen Wahrnehmungsleistungen umfasst. Es stellt sich heraus, dass nicht nur die Aufmerksamkeitsleistungen im Altersdurchschnitt liegen (direkter Therapieerfolg), sondern auch die visuell-räumlichen Wahrnehmungsleistungen sich verbessert haben (mittelbarer Therapieerfolg). Zu erklären wäre ein solches Ergebnis etwa mit einer weniger impulsiven, strukturierteren Vorgehensweise bei der Problembearbeitung. Darauf hin erfolgt die Überprüfung der Rechenleistung; auch hier zeigt sich bereits eine Besserung. Aber das Rechentestergebnis liegt weiterhin nicht oberhalb eines Prozentranges von 10. Nun erfolgt eine systematische Lerntherapie. Dabei sollte alle sechs Monate eine Zwischenuntersuchung erfolgen. Diese Zwischenergebnisse spiegeln dann den Therapieverlauf wider und ermöglichen eine aktuelle Orientierung.

Halbjährliche Zwischenuntersuchungen

Am Abschluss der Therapie sollte die Basisdiagnostik noch einmal durchgeführt werden. Das Ergebnis der Abschlussuntersuchung ist mit der Eingangsdiagnostik zu vergleichen und der Therapieverlauf anhand der Verlaufsmessung abschließend mit den Eltern, aber auch getrennt mit dem Kind, zu besprechen. Dabei bieten die Verlaufsmessungen auch eine gute Basis, um den zu erwartenden Lernfortschritt nach dem Therapieabschluss einschätzen zu können.

2.2 Leitlinien zur Therapie

Tabelle 8 gibt einen Übersicht über die Leitlinien zur Behandlung von Kindern und Jugendlichen mit Rechenstörungen.

Tabelle 8: Übersicht über die Therapie-Leitlinien

Leitlinie	Inhalte der Therapie
L7	Aufbau und Aufrechterhaltung der Lern- und Leistungsmotivation
L8	Zusammenarbeit mit Erziehungsberechtigten und Lehrern
L9	Therapieplanung
L10	Therapie der Basiskompetenzen

L11	Vermitteln des semantischen Gehalts von Zahlen
L12	Vermitteln des Konzeptwissens
L13	Rechenfertigkeitserwerb ohne Zehnerüberschreitung/Zehnerunterschreitung (Addition und Subtraktion)
L14	Rechenfertigkeitserwerb mit Zehnerüberschreitung/Zehnerunterschreitung (Addition und Subtraktion)
L15	Rechnen mit Ergänzungs- oder Platzhalteraufgaben
L16	Erwerb von Multiplikations- und Divisionsfertigkeiten
L17	Rechnen im Zahlenraum bis 1000
L18	Schriftliches Rechnen
L19	Rechnen im Zahlenraum über 1000

2.2.1 Aufbau und Aufrechterhaltung der Lern- und Leistungsmotivation

Motivation stellt eine Grundvoraussetzung für nahezu alle Lernvorgänge dar. Dabei zeigt sich in der Praxis, dass Appelle an die Eigenverantwortlichkeit des Kindes mit dem Tenor „Du lernst für dich, du willst doch später eine gute Ausbildung machen oder studieren!" häufig ins Leere gehen.

Aufbau von Lern- und Leistungsmotivation ist zentral

In der Dyskalkulie-Therapie soll eine extrinsische und intrinsische Lern- und Leistungsmotivation aufgebaut werden, wobei die Neugier am Lernen durch folgende Schritte erreicht werden kann:
- Ansprechendes Trainingsmaterial (bunt, zum Anfassen),
- Aufgabenstellungen, die die Kinder durch konkrete Handlungen lösen können,
- Aufgabenstellungen, die einen Bezug zum Alltag des Kindes haben,
- Aufwerfen von Fragen, die auf den Äußerungen des Kindes beruhen und
- Einsatz von „magischen" Trainingselementen.

L7 Leitlinie 7:
Aufbau und Aufrechterhaltung der Lern- und Leistungsmotivation

Für alle therapeutischen Schritte sind der Aufbau und die Aufrechterhaltung der Lern- und Leistungsmotivation zentral. Im Einzelnen sollte beachtet werden:
- Verwenden von ansprechendem Lernmaterial,
- handlungsorientiertes Lernen mit Alltagsbezug,
- Wecken der Neugier durch „magische Elemente",
- Festlegen von modulspezifischen Trainingszielen,
- Auswahl und Gestaltung des Trainingsortes zu Hause,
- Festlegen verbindlicher Trainingszeiten (Tage, Beginn und Dauer),
- Vereinbaren eines Therapievertrages (Gewinnmöglichkeiten des Kindes, Aufgaben der Eltern) und
- Finden von geeigneten Verstärkern (sozial oder materiell).

Operante Methoden bauen Motivation auf

Für den Aufbau einer extrinsischen Motivation eignen sich primär operante Methoden. Es ist genau festzulegen, wie eine Belohnung erreicht werden kann. Dabei ist es für die Leistungsmotivation häufig nötig, die unangemessenen Zielsetzungen des Kindes, aber auch die der Eltern und Lehrer auf ein angemessenes Maß zu bringen; hier kann eine Zielhierarchie helfen. Für jedes Therapiemodul sollte mit dem Kind eine Zielhierarchie bestimmt werden. Diese Ziele sollten dann mit Eltern und Lehrern besprochen werden. Kasten 9 zeigt eine mögliche Zielhierarchie für das Modul Basiskompetenzen (Leitlinie 12).

Kasten 9: Zielhierarchie für das Modul Basiskompetenzen

Zielhierarchien strukturieren

1. Ich strenge mich in der Dyskalkulie-Therapie an.
2. Ich erledige die Aufgaben, die mir vom Therapeuten aufgetragen werden.
3. Ich lerne Mengen erkennen.
4. Ich lerne Mengen bilden.
5. Ich lerne Reihenfolgen erkennen
6. Ich lerne Reihenfolgen bilden.
7. Ich lerne Mengen schätzen.
8. Ich lerne Größen und Längen messen.
9. Ich lerne Größen und Längen schätzen.
10. Ich lerne zu erkennen, ob etwas viel oder wenig ist.

Gewinnverträge regeln den Zugang zu Belohnungen

Dabei sind die ersten beiden Ziele in jeder Sitzung erreichbar; das Kind wird also sofort belohnt. Am Anfang und Ende der Therapiestunde ist auf die Zielhierarchie einzugehen und erreichte Ziele zu loben (und zu belohnen). Wie belohnt wird und welche Belohnungen zu erreichen sind, sollte in einem „Gewinnvertrag“ zwischen Eltern, Kind und Therapeut festgelegt werden. In der klinischen Praxis haben sich Punktekarten als hilfreich erwiesen. Wird eine vorgegebene Punktezahl erreicht, dann kann das Kind die Punkte gegen einen vorher (im Gewinnvertrag) festgelegten Verstärker eintauschen. Bei der Auswahl der Verstärker ist zwischen materiellen und sozialen Verstärkern zu unterscheiden (vgl. Kasten 10). In der Therapie können soziale Verstärker (wie etwa Spielminuten) eingesetzt werden. Wenn die Punktekarte dann voll ist, kann das Kind diese gegen einen materiellen Verstärker eintauschen.

Kasten 10: Eine Auswahl von sozialen und materiellen Verstärkern

Soziale Verstärker für Kinder

- Vorlesezeiten vor dem Zubettgehen verlängern.
- Spielzeiten mit Papa oder Mama gewinnen (In der Spielzeit haben die Eltern keinen Erziehungsauftrag. Gespielt wird, was das Kind aussucht. Es gelten die Regeln, die das Kind jeweils festlegt. Die Dauer der Spielzeit sollte in jedem Fall vorher festgelegt sein und eingehalten werden.).
- Übernachten bei einem Freund.
- Papa oder Mama als Chauffeur; etwa für das Punktspiel am Wochenende oder den Transfer zur Eislaufhalle.
- Länger aufbleiben dürfen.
- Gemeinsam mit den Eltern kochen oder backen.

Soziale Verstärker, die auch einen materiellen Wert haben

- Gemeinsam mit den Eltern einen Jahrmarkt, Kino oder Abenteuerspielplatz besuchen.
- Gemeinsame sportliche Aktivitäten ausüben und erweitern.
- Zusammen Essen gehen.
- Das Lieblingsessen für das Kind kochen.

Materielle Verstärker

- Fanartikel,
- Lego-Bausätze,
- Puppenzubehör,
- Reiterzubehör,
- Sportbekleidung (die vom Kind gewünschten Marken),
- Bücher,
- Computerspiele (hier können dann auch Computerspielzeiten gewonnen werden),
- Kinogarten,
- kleinere Süßigkeiten,
- CDs (Musik und Hörspiele),
- MP3-Player und
- Handykarten.

Bei der Auswahl ist wesentlich, dass ein Verstärker nur dann als Verstärker wirkt, wenn das Kind diesen ausdrücklich begehrt und der Zugang zu diesem Verstärker nur über die dafür festgesetzte Leistung erreicht werden kann. Die Verstärker müssen für das Kind erreichbar sein, aber auch eine Herausforderung darstellen. Bei der Festlegung der „Gewinnchancen“ ist daher darauf zu achten, dass einige Punkte leicht andere schwerer zu erreichen sind. Entsprechend sollten auch Verstärker hierarchisch sortiert erreicht werden können, um sowohl eine kurzfristige als auch eine langfristige (kontinuierliche) Lern- und Leistungsmotivation aufzubauen. In der Praxis erweist sich hier das Aufstellen einer Hierarchie mit dem Kind gemeinsam als guter Ausgangspunkt.

Leicht/ schwer erreichbare Gewinne festlegen

Kasten 11 zeigt einen „Gewinnvertrag“, der das Üben zu Hause regelt. Dieser Vertrag hat zum Ziel, das Kind zum regelmäßigen und effektiven Üben zu motivieren. Dabei sollten insbesondere festgelegt werden:

Zentrale Inhalte eines Gewinnvertrages

- *Der Trainingsort:* Möglichst ein Tisch mitten im Raum, der beim Üben (bis auf das Übungsmaterial) freigeräumt ist. Bei den Übungen sollte ein Erziehungsberechtigter dem Kind gegenübersitzen, so dass beim Hochgucken des Kindes sofort direkt Blickkontakt aufgenommen werden kann.
- *Die Trainingszeit:* Hier müssen für jeden Trainingstag verbindlich der Beginn und die Dauer festgelegt werden.
- *Die Gewinnmöglichkeiten:* Hier müssen die Leistung und die dafür zu erhaltenden Belohnungen festgelegt werden.
- *Die Teilnehmer:* Beim Mathe-Fix-Modultraining muss die Mutter oder der Vater während der Übung dem Kind Gesellschaft leisten.

Im dargestellten Beispiel hatte die Mutter verschiedene Fanartikel beim Therapeuten hinterlegt und dem Kind wurde glaubhaft versichert, dass diese beim Therapeuten bleiben, wenn sich das Kind diese nicht verdiene (vgl. Kasten 11).

Kasten 11: Werder-Gewinnvertrag

Werder-Gewinnvertrag

1. Gewinnchance

Pünktliches Anfangen

- Trainingsbeginn ist werktags 14.30 Uhr, außer Donnerstag um 14.00.
- Bei Mama und bei Marvin steht ein Wecker. Der bei Marvin klingelt um 14.25, der von Mama um 14.30 Uhr.
- Mama stellt Trainingszeit ein (15 Minuten).
- Gewonnen hat Marvin, wenn er vor dem Klingeln der Eieruhr am Tisch sitzt. Danach wird nicht wieder aufgestanden sondern angefangen.

2. Gewinnchance

Versäumnis der Mutter

- Stellt Mama den Wecker oder die Eieruhr nicht, gewinnt Marvin jeweils einen Punkt.
- Mama ist zu spät, dann erhält Marvin einen Punkt.

3. Gewinnchance

- Für jeweils fünf richtige Rechenaufgaben erhält Marvin einen Punkt.
- Sind fünf Rechenaufgaben nicht vollständig gelöst, dann werden die richtig gelösten Aufgaben auf den nächsten Tag übertragen.
- Maximale Trainingszeit: 15 Minuten. Dafür wird bei Trainingsbeginn ebenfalls von Mama eine Eieruhr gestellt (bei Versäumnis gilt 2.).

Die Punkte werden auf einer Gewinnpunktekarte eingetragen. Volle Gewinnpunktekarten können bei Dr. Jacobs in Werder-Fanartikel eingetauscht werden!

Mitarbeit der Eltern und Lehrer begünstigt Therapieerfolg

Die Gestaltung des Gewinnvertrages macht deutlich, dass die Mitarbeit der Eltern den Therapieerfolg deutlich begünstigen kann. Ähnliche Verträge können auch zwischen Lehrer, Kind und Eltern geschlossen werden. So kann der Lehrer etwa mit seiner Unterschrift in einem „Inliner-Gewinn-Heft“ den Eltern zurückmelden, ob das Kind sich im Unterricht bemüht hat, seine Aufgabenstellungen zu bewältigen. Bei ausreichend vielen Unterschriften erhielt das Kind in diesem Fall eine Inlinerfahrt mit Mutter und Vater zusammen.

2.2.2 Zusammenarbeit mit Erziehungsberechtigten und Lehrern

L8 Leitlinie 8: Zusammenarbeit mit Erziehungsberechtigten und Lehrern

In der Praxis erweist es sich als sehr hilfreich, Lehrer und Erziehungsberechtigte für die Therapie als Kooperationspartner zu gewinnen. Dabei ist es wichtig:

- ein Grundverständnis für das Vorliegen einer Rechenstörung aufzubauen. Auf der Lehrerseite bedeutet dies unter anderem, dass im Unterricht bei rechenschwachen Kindern häufig einfachere Aufgabenstellungen (etwa aus der Dyskalkulie-Therapie) verwendet werden müssen,
- eine Notenbefreiung zu erwägen (siehe hierzu die Erlasse der Kultusministerien),
- eine verständnisvolle, wertschätzende Haltung anzustreben,
- den ohnehin hohen Leistungsdruck zu mindern,
- enge Handlungsspielräume bei Kind und Erziehungsberechtigten zu erweitern.

In der Therapie sollten also folgende Grundlagen frühzeitig erreicht werden:
- Die Akzeptanz der Rechenstörung seitens der Erziehungsberechtigten (Psychoedukation),
- die Verwendung angemessener Kommunikationsstile (etwa die Vermeidung pauschaler Urteile),
- die Sicherstellung einer wertschätzenden, kooperativen Haltung zwischen Erziehungsberechtigten, Lehrern und Kind.

Um die Eltern und Lehrer als Kooperationspartner zu gewinnen, ist es hilfreich die Bedeutung ihrer Unterstützung hervorzuheben. Dabei ist die Akzeptanz der Rechenstörung ein wichtiges Fundament für diese Zusammenarbeit. Aufgabe des Dyskalkulie-Therapeuten ist es, verständlich zu vermitteln, was eine Dyskalkulie ausmacht (Psychoedukation). Ziel ist mit den Eltern und gegebenenfalls auch mit dem Lehrer eine gemeinsame Vorstellung über das Störungsbild des Kindes zu entwickeln. Ist dies gelungen, dann können Absprachen mit Eltern und Lehrern getroffen werden, die das Kind in seinen Bemühungen unterstützen. Die Verwendung angemessener Kommunikationsstile stellt dabei eine wichtige Basis für die weitere Kooperation dar. Dabei ist die Vermeidung von Pauschalurteilen und das offene Ansprechen von Missbehagen zentral. Insgesamt ist eine wertschätzende Grundhaltung anzustreben.

Psychoedukation vermittelt Akzeptanz und Verständnis

In der Schule kommt es in erster Linie darauf an, dass die Mathematiklehrkraft eine gute, verständnisvolle Haltung zu dem betroffenen Kind aufbaut. Hilfreich für den Beziehungsaufbau sind hier kurze Kennlerngespräche zwischen Lehrkraft und Kind (unter vier Augen). In diesem Zusammenhang kann die Wirkung eines angemessenen Lobes kaum genug betont werden.

Kennenlerngespräche zwischen Lehrer und Kind helfen

Ein binnendifferenzierter Unterricht erleichtert das Lernen für Kinder mit Rechenstörungen, da ihnen so Aufgabenstellungen gegeben werden können, die ihrem Lernlevel entsprechen. Grundsätzlich sollte Kindern mit Rechenstörungen solange erlaubt werden, konkrete Materialien zu verwenden, bis sie angemessene Grundvorstellungen über Rechenvorgänge aufgebaut haben. Eine regelmäßige Rückmeldung über erzielte Therapiefortschritte kann der Lehrkraft helfen, angemessen zu agieren. Sie hilft der Lehrkraft auch, die Kriterien für die Benotung angemessen anzupassen. Möglichkeiten zum Nachteilsausgleich sind bundeslandspezifisch unterschiedlich geregelt und für die Dyskalkulie (im Gegensatz zur Legasthenie) häufig noch nicht vorgesehen. Manchmal ist Eltern und Lehrern auch nicht bekannt, welche Möglichkeiten vorhanden sind. Bei zuständigen Behörden und Ministerien sind in der Regel entsprechende Informationen erhältlich.

Binnendifferenzierter Unterricht mindert Leistungsdruck

Es kann hilfreich sein, das Thema „Rechenstörung" zum allgemeinen Unterrichtsthema zu machen. Die Kinder werden so allgemein mit der Problematik vertraut gemacht. In der Folge entwickelt sich optimalerweise eine unterstützende statt hänselnde Lernumgebung, da es sozial unangemessen bewertet wird, einen Mitschüler wegen Rechendefiziten zu hänseln.

Konflikte bei Hausaufgaben minimieren

Zu Hause kommt es gehäuft zu Hausaufgabenkonflikten. Das aus der Psychoedukation erworbene Wissen über die Rechenstörung hilft den Eltern, mit den Rechenproblemen des Kindes geduldiger umzugehen. Zusätzlich können feste Hausaufgaben- und Übungszeiten sowie die Unterteilung der Hausaufgaben in einzelne Abschnitte helfen, die zu erledigenden Anforderungen für Kind und Eltern überschaubarer zu gestalten.

Nicht selten geraten die Eltern an die Grenzen ihrer Geduld, wenn zum wiederholten Male Rechenaufgaben falsch gelöst oder Erklärungen nicht verstanden werden. Häufig liegt die Ursache für die fehlende Geduld in den Sorgen, die sich die Eltern um die schulische Laufbahn ihres Kindes machen: „Aber mein Sohn kann doch nicht auf die Hauptschule kommen! Wenn er so weiter macht, bekommt er eine Hauptschulempfehlung und man weiß doch, dass man dann keinen Job mehr bekommt.“ Solche Sorgen und andere Ängste der Eltern sollten direkt angesprochen werden und der Zusammenhang mit der fehlenden Geduld hergestellt werden. Rechnen lernen braucht Zeit und auch bei unbewußter Weitergabe des hohen psychischen Drucks der Eltern an die Kinder sinkt der Lernerfolg.

Ursachen des psychischen Drucks der Eltern thematisieren

Wenn beide Elternteile an der Therapie beteiligt werden, kann eine wertschätzende Haltung beider Eltern gegenüber dem Kind besser erzielt werden. Gegenseitige Vorwürfe der Eltern untereinander, etwa das Erziehungsverhalten betreffend, müssen in der Elternberatung angesprochen werden. Zusätzliche Spannungen im Lernumfeld des Kindes verstärken häufig die sekundären Problematiken (wie Ängste oder Aggressionen), die sich dann wiederum negativ auf die Lernfortschritte auswirken.

2.2.3 Therapieplanung

Am Beginn jeder Therapie steht der Aufbau einer stabilen, tragfähigen Beziehung zwischen Therapeut, Kind, Eltern und Lehrern. Nach einer für alle Beteiligten (Eltern, Kind, Lehrer) angemessenen Psychoedukation sollten mit Eltern und Lehrern Maßnahmen besprochen werden, die eine bessere Lern- und Leistungsmotivation aufbauen beziehungsweise aufrechterhalten helfen. Auf diesem Fundament, das sich aus der Akzeptanz der vorliegenden Störung sowie der Bereitschaft zu gegenseitiger Wertschätzung zusammensetzt, kann die weitere Therapieplanung erfolgen (vgl. Abb. 16).

Neuropsychologische Basisfunktionen für das Rechnen

Wie bereits unter Kapitel 1.9.2 beschrieben, lässt sich der eigentliche Rechenerwerb aus neuropsychologischer Perspektive mit einem Gebäude vergleichen (vgl. Abb. 13), deren tragende Pfeiler die vier Basisfunktionen Aufmerksamkeit, Arbeitsgedächtnis, visuell-räumliche Wahrnehmung und Sprache bilden. In der Praxis hat sich gezeigt, dass sich bei einer sequenziellen Therapie der einzelnen Funktionen ein guter The-

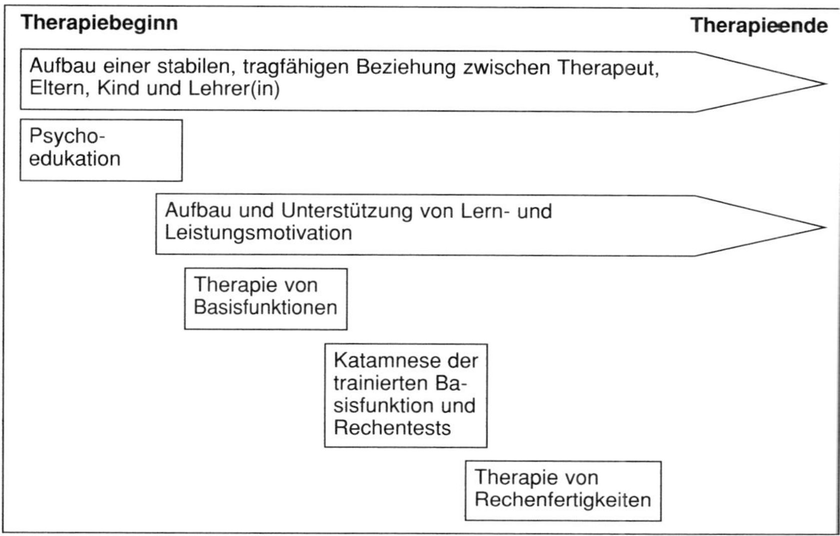

Abbildung 16: Verlaufsschema der Dyskalkulie-Therapie

rapieerfolg erreichen lässt. Dabei sollte von der basalsten Funktion zur komplexesten vorgegangen werden.

Nach der Therapie von Basisfunktionen sollte eine Verlaufsdiagnostik (trainierte Funktionen und Dyskalkulie-Test) erfolgen. Auf den Ergebnissen dieser Verlaufsdiagnostik baut eine Fehleranalyse auf, mit deren Hilfe geeignete Therapiemodule ausgewählt werden können. In jedem Therapiemodul (vgl. Abb. 17) werden konzeptionelle als auch prozedurale Inhalte vermittelt. Welchen Schwerpunkt der Therapeut setzt, ist von dem jeweiligen Kind abhängig. Auch wenn die Therapiemodule entwicklungsspezifisch weitgehend aufeinander aufbauen, müssen bei der Therapie nicht zwingend chronologisch alle Module durchlaufen werden.

Spezifische Module können ausgewählt werden

Viele Kinder weisen spezifische Lücken auf, die auch genauso gezielt therapierbar sind. Die ausführliche Beschreibung des Moduls Addition und Subtraktion soll darauf hinweisen, dass mit diesem Modul maßgebliche Grundlagen für den weiteren Rechenerwerb geschaffen werden. Grundsätzlich ist daher für jedes Modul vom konkreten Handeln über die anschauliche Ebene und anschauliche Vorstellung hin zur symbolischen Darstellung zu therapieren (vgl. etwa Haberda, 2005; Buchner, 2005; Lorenz, 2003a; Milz, 2004). Zum Abschluss jedes Therapieschrittes gehört die dann auf Verständnis beruhende Automatisierung. Ziel der Automatisierung ist neben dem sicheren Abruf von Faktenwissen insbesondere die Erhöhung der Geschwindigkeit der Rechenprozesse. Mit Textaufgaben kann dann überprüft werden, ob sich die Kinder den im Text beschriebenen Sachverhalt als Handlung vorstellen und dann in eine mathematische Operation übertragen können.

L9 Leitlinie 9: Therapieplanung

Die Therapieplanung fußt
- auf den Befunden des diagnostischen Prozesses (Ebene 1 bis 4),
- auf eine Subtestanalyse der Rechentests und
- einer Fehleranalyse.

Dabei müssen nicht zwangsläufig alle Zahlenverarbeitungs- und Rechenfertigkeiten gefördert werden. Vielmehr erscheint es sinnvoll, die auffälligen Bereiche zu therapieren und Verknüpfungen mit bereits vorhandenen Fertigkeiten beziehungsweise vorhandenem Verständnis anzustreben. Dabei ist der Rückgriff auf einzelne spezifische beeinträchtigte Bereiche denkbar, wie sie etwa das Mathe-Fix-Modultraining (Jacobs & Petermann, 2007, in Vorb.) bietet. Grundsätzlich ist bei den Beeinträchtigungen basalerer Fertigkeiten (hier sind auch Beeinträchtigungen basaler Funktionen wie etwa Aufmerksamkeit gemeint) zu beginnen und in Richtung der komplexeren Bereiche fortzufahren. Aus der Verbindung basaler und komplexer Fertigkeiten erwächst das Zahlenverständnis. Dabei empfiehlt sich zunächst die Verwendung konkreter, dann bildlicher und schließlich symbolischer Materialien. Abschließend sollte die Automatisierung im symbolischen Bereich erfolgen. In der Therapieplanung sollten die Ressourcen der Erziehungsberechtigten und der Lehrer, aber auch des Patienten berücksichtigt werden. Nach Abschluss einzelner Interventionsschritte erfolgt eine Katamnese, mit der der Lernstand ermittelt wird; mit diesen Informationen wird die weitere Intervention geplant.

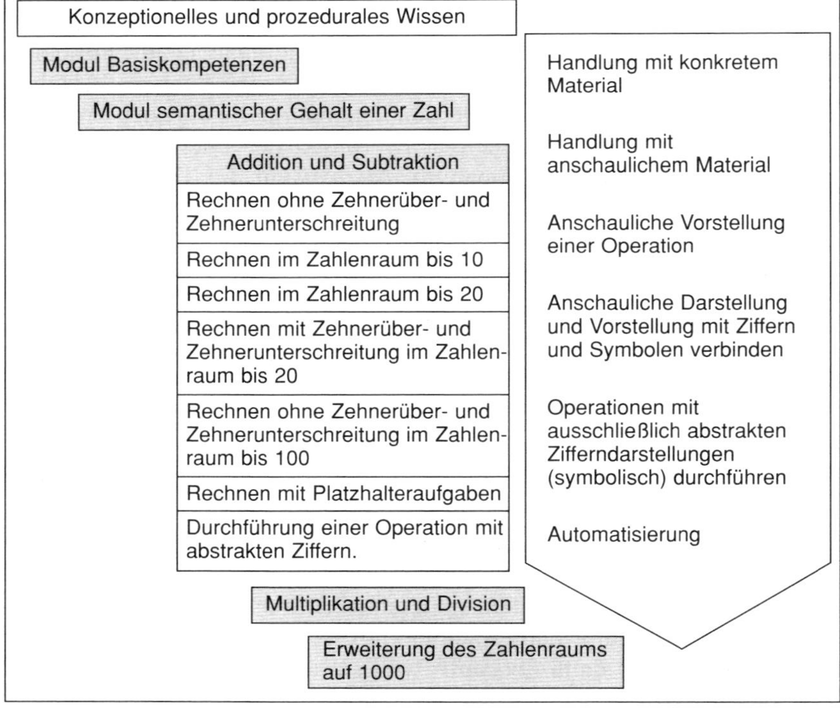

Abbildung 17: Module für die Dyskalkulie-Therapie

2.2.4 Therapie der Basiskompetenzen

Wie in Kapitel 1.7 beschrieben, lassen sich Vorläuferfunktionen beschreiben, die als Basis für den späteren bildungsvermittelten Rechenerwerb angenommen werden. Bereits im Kindergarten können diese Vorläuferfertigkeiten gefördert werden, um Rechenstörungen zu vermeiden. Bei Kindern mit Rechenstörungen zeigt sich gehäuft, dass in einem oder mehreren Bereichen dieser Vorläuferfunktionen Einschränkungen vorliegen. In diesem Fall muss die Therapie bei den Basisfunktionen oder Basiskompetenzen ansetzen. Dabei unterscheiden sich Basiskompetenzen von den weiter oben beschriebenen eher unspezifischen Basisfunktionen (Aufmerksamkeit, Arbeitsgedächtnis, Sprache, visuell-räumliche Wahrnehmungsleistung) durch ihren spezifischen Bezug zu Mengen. In einigen Bereichen geht dabei die Therapie von Basisfunktionen, etwa visuellen Wahrnehmungsstörungen (zum Beispiel eingeschränkte Figur-Grund-Wahrnehmung), fließend in die Therapie von Basiskompetenzen (etwa Mengenerfassung) über. Die basalste Kompetenz ist das Erfassen und Vergleichen von kleinen Mengen bis zu drei oder vier Objekten. Als Screening im Vorschulbereich lässt sich hier etwa der Subtest „Schnellzähler" aus der BASCO (Daseking & Petermann, 2007) verwenden.

Therapie von Basisfunktionen

L10 Leitlinie 10: Therapie der Basiskompetenzen

Bei einigen Kindern mit Rechenstörung finden sich bereits in den Basiskompetenzen deutliche Auffälligkeiten. Unter Basiskompetenzen werden verstanden:
- Erkennen und Bilden von Klassifikationen (gleich-ungleich),
- Mengenvergleiche (Eins-zu-Eins-Zuordnung),
- Gruppieren oder Ordnen (unter Berücksichtigung von Vorgaben),
- Seriation (etwa größer-kleiner, mehr-weniger, kürzer-länger) und
- kontextabhängige Mengenbestimmung.

Sollten diese Fertigkeiten bereits sicher beherrscht werden, ist die Leitlinie 10 zur Therapie von Basiskompetenzen zu überspringen. Die Therapiedauer der Basiskompetenzen richtet sich nach den Lernvoraussetzungen und Lernfortschritten des Kindes und dem Ausmaß der Mitarbeit seitens der Eltern und der Schule.

Um Mengen bilden zu können, ist es zunächst notwendig, Eigenschaften, die die Elemente einer Menge gemeinsam haben, zu erkennen. Elemente können dann mit einer Eigenschaft als Ordnungskriterium zu Mengen zusammengefasst werden (Klassifikation). Etwa Hund, Katze, Kuh und Zwergkaninchen haben die Eigenschaft Haustiere zu sein, gehören also zur Menge der Haustiere, während Reh, Wildschwein, Dachs, Waschbär und Fuchs die Eigenschaft Waldtiere teilen und somit zur Menge der Waldtiere gehören.

Klassifikationenbilden geht der Mengenerfassung voraus

Dabei sind mit dem Kind folgende Aufgaben zu bewältigen:
- Oberbegriffe für vorgegebene Mengen finden,
- Elemente vorgegebenen Mengen zuordnen und

– Eigenschaften von dargebotenen Elementen finden, die sich zur Mengenbildung eignen und dann ohne Anleitung die Mengenzuordnung vornehmen.

Eins-zu-Eins Zuordnungen stellen die einfachste Gruppierungsform dar

Wird die Mengenbildung hinreichend beherrscht, kann zum Gruppieren oder Ordnen übergegangen werden. Die Eins-zu-Eins-Zuordnung stellt dabei die einfachste Gruppierungsform dar, bei der nicht auf das Zählen zurückgegriffen werden muss, um etwa Fragen wie „Sind da mehr Stofftiere oder mehr Holzstäbchen auf dem Tisch?" zu beantworten. Das Kind kann neben jedes Stofftier ein Holzstäbchen legen (konkrete Handlung). Solche Aufgabenstellung sind sehr gut mit Alltagssituationen zu verknüpfen. So werden etwa Stühle am Tisch den anwesenden Personen, Schaukeln den Kindern auf dem Spielplatz oder Spielfiguren den Kindern die mitspielen wollen zugeordnet. In einem weiteren Schritt werden nur noch Bilder verwendet (anschauliche Ebene) und schließlich wird auf der symbolischen Ebene mit Wörtern oder Zahlen gearbeitet. So kann die Anzahl der Waldtiere mit der Anzahl der Haustiere verglichen werden. Dies erfolgt ohne zu zählen, in dem jedem Waldtier ein Haustier zugeordnet wird.

Gestaltgesetze vermitteln Ordnungskriterien

Bei weiteren Ordnungskriterien kann auf die Gestaltgesetze (vgl. Anderson, 2001) zurückgegriffen werden. Dabei sind die Gestaltgesetze kindgerecht also am konkreten Material zu vermitteln und dann ihre Umsetzung zu üben.

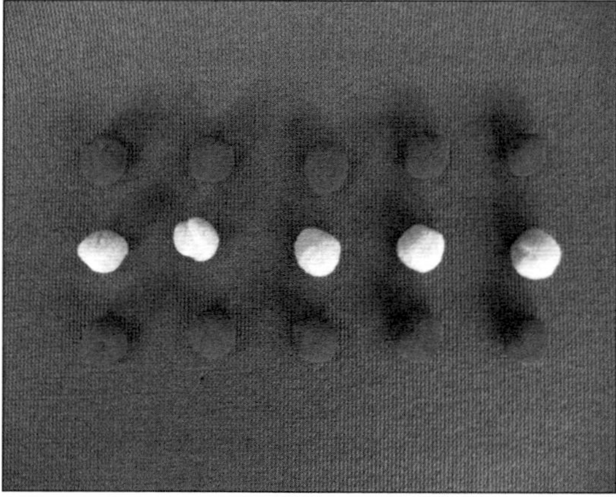

Gesetz der Ähnlichkeit:

Therapeut: Was siehst du?
Kind: Drei Reihen Plüschbällchen.
Therapeut: Was glaubst du, warum du Reihen und nicht Spalten siehst? (Therapeut zeigt jeweils entsprechend auf die Plüschbällchen.)
Kind: Die dunklen gehören halt zusammen und die hellen.
Therapeut: Genau! Das wollen wir den ersten Ordnungszauber nennen.

Abbildung 18: Kindgerechte Erklärung der Gestaltgesetze (Mathe-Fix-Modultraining, Jacobs & Petermann, 2007, in Vorb.)

Ordnen hilft bei der Mengenerfassung

Ebenso sind die Gestaltgesetze der Nähe, des glatten Verlaufs und der geschlossenen Form zu erläutern. Das Kind kann dann anhand von konkreten Elementen versuchen, die Gesetze anzuwenden. Dabei wird erlernt, wie die Anordnung von Objekten bestimmt, was wir oder wie gut wir etwas wahrnehmen und dass daher das Ordnen helfen kann, Mengenvergleiche anzustellen (vgl. Abb. 19).

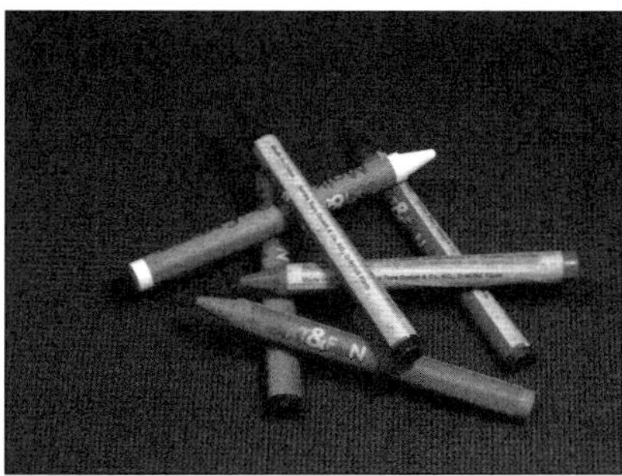

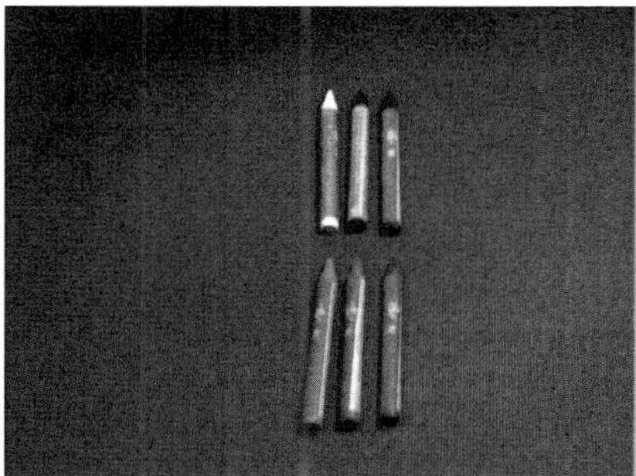

Abbildung 19: Ordnen hilft bei der Mengenerfassung

Häufig entwickeln die Kinder dann eigene Anordnungen, die ihnen helfen, Mengenvergleiche durchzuführen. Nicht selten greifen sie dabei auf ihnen bereits bekannte Anordnungen, wie sie etwa auf Würfelbildern vorhanden sind, zurück (vgl. Abb. 19 und 20).

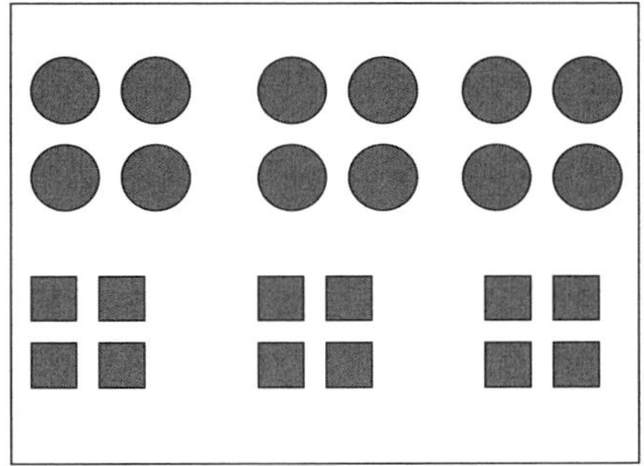

Abbildung 20: Würfelbilder

Beispiel für die Anwendung von Gestaltgesetzen

Bei Abbildung 20 werden sowohl das Gestaltgesetz der Ähnlichkeit (Wir sehen zwei verschiedene Reihen von Kreisen und Vierecken.) und das Gesetz der Nähe (Wir sehen jeweils drei Vierer-Gruppen.) realisiert. Nachdem diese Aufgabe anschaulich gelöst werden kann, ist zu überprüfen und gegebenenfalls einzuüben, ob das Kind diese Aufgabenstellung auch in der Vorstellung ohne Bildmaterial bewältigen kann. Dabei sollte das Kind seine Vorstellung laut verbalisieren.

Seriation

Ein weiteres Ordnungskriterium stellt die Seriation dar. Hier sollen die Kinder Gegenstände der Größe, Länge, Schwere oder auch Anzahl nach ordnen und mit den Begriffen kleiner, länger, mehr und weniger in Verbindung bringen. Dabei kann durch direktes Nebeneinanderlegen einzelner Elemente ein direkter Vergleich (ohne ein Lineal anzulegen) erfolgen.

Kontextuelle Mengenbestimmung

Während die bisherigen Mengenbestimmungen sich auf die absolute Anzahl beschränkten, geht es bei der kontextuellen Mengenbestimmung darum, diese absolute Anzahl in Beziehung zu einer weiteren Angabe zu setzen (z. B. Sind 10 Schokoküsse viel oder wenig, wenn du sie isst?). Das Kind soll hier lernen, dass Begriffe wie etwa viel, wenig, groß, klein, lang und schwer erst durch ihre Relation zu einer Vergleichsgröße einen semantischen Gehalt erfahren.

Der Umgang mit Mengen (etwa Mengenbildung, Mengenvergleiche ohne Zählen, Seriation) bildet die Basis für die Entwicklung eines semantischen Gehalts von Zahlen.

2.2.5 Vermitteln des semantischen Gehalts von Zahlen

Will man den semantischen Gehalt von Zahlen durch Mengendarstellungen erfassen, ist eine Abstraktion beziehungsweise Fokussierung auf die Anzahl aller Eigenschaftsträger notwendig. Dabei wird Mengen mit der gleichen Anzahl von Elementen derselbe Zahlenname zugeordnet. Der Zahlenname macht die Menge auf einer abstrakteren Ebene mit anderen Mengen oder ihren Zahlennamen vergleichbar. Der Zahlenname wird ausschließlich durch die Anzahl der Elemente einer Menge bestimmt und ist invariant gegenüber anderen Eigenschaften, die die Elemente der Menge besitzen.

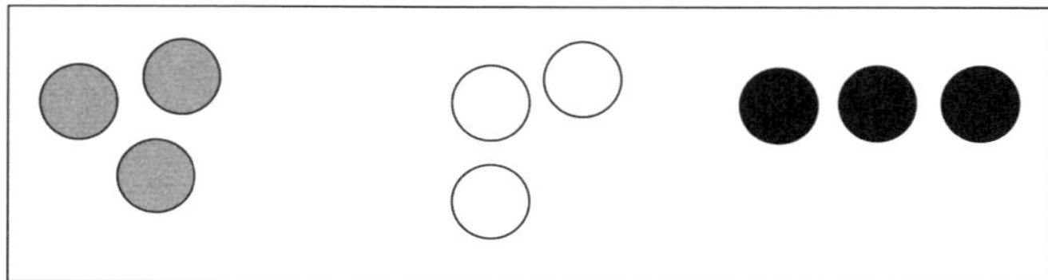

Abbildung 21: Der Zahlenname „drei“ ist invariant gegenüber anderen Eigenschaften der Elemente (hier Farbe und Anordnung)

Zahlen haben verschiedene semantische Aspekte

Der Zahlenname repräsentiert den Kardinalaspekt einer Zahl, also seine mengenmäßige Bedeutung. Neben dem Kardinalaspekt wird der semantische Gehalt einer Zahl durch den Ordinal-, Maßzahl-, Operator-, Rechenzahl- und Codierungsaspekt bestimmt. Den semantischen Gehalt einer Zahl vermittelt man einem Kind, indem man ihm verschiedene Aspekte einer Zahl erfahrbar macht.

L11 **Leitlinie 11: Vermitteln des semantischen Gehalts von Zahlen**

Der semantische Gehalt einer Zahl wird durch verschiedene Aspekte definiert. Es kann in Kardinal-, Ordinal-, Maßzahl-, Operator-, Rechenzahl- und Codierungsaspekt unterschieden werden. Dabei sind unterschiedliche Aspekte zu verschiedenen Zeitpunkten in der Dyskalkulie-Therapie wichtig. Überwiegend wird vom Vorhandensein eines mentalen Zahlenstrahls mit Links-rechts-Ausdehnung als semantische Repräsentation von Zahlen im Gehirn ausgegangen. In der Dyskalkulie-Therapie sollten die verschiedenen Aspekte von Zahlen an konkretem Material erfahrbar gemacht werden. Dies kann durch folgende Übungen realisiert werden:

- Mengenerfassung,
- Mengeninvarianz beziehungsweise Mengenkonstanz,
- Mengen-Zahl-Zuordnung,
- Umgang mit dem Zahlenstrahl,
- Klassifikation und Codierung (etwa beim Abzählen),
- Bestimmung der Position in einer Reihe,
- Messen und Ordnen von Alltagsgegenständen (etwa nach Länge, Gewicht, Zeitdauer, Volumen) und
- konkrete Darstellungen vom Vielfachen.

In Tabelle 9 sind die verschiedenen Aspekte einer Zahl erläutert. Im Schulunterricht herrscht meist der Rechenaspekt vor und zu anderen Aspekten wird wenig Bezug hergestellt. In der Dyskalkulie-Therapie kann aufbauend auf der Therapie der Basiskompetenzen durch Aufgabenstellungen zur Mengenerfassung und Mengen-Zahl-Zuordnung insbesondere der Kardinalaspekt einer Zahl verdeutlicht werden. Dabei werden zunächst in ihrer Anzahl verschiedene Mengen konkreter Objekte (etwa Holzstäbchen, Murmeln, Stofftiere; Glas-Nuggets von Crealern) dargeboten und das Kind aufgefordert, den jeweiligen Mengen von Objekten ein Zahlwort zuzuordnen. Zusätzlich zur visuellen Erfassung können Zahlwörter auch über andere Modalitäten einer Menge zugeordnet werden. Etwa einer Menge von gleichen Tönen oder Geräuschen oder taktil alle weichen Gegenstände.

Erschließen des Kardinalaspekts

Für einige Kinder ergeben sich Probleme beim Merken oder Produzieren von arabischen Ziffern. In diesen Fällen sind die Ziffern zunächst mit konkretem Material zu beschreiben und zu konstruieren, dann auf anschaulichem Material nachzufahren (mit gleichzeitiger Verbalisierung) und schließlich mit dem Stift auf einem Blatt zu schreiben.

Bildung eines Teil-Ganzes-Schemas

Neben der Zahlwortzuordnung wird die Bildung und Zerlegung von Mengen im Sinne eines Teil-Ganzes-Schemas als sehr bedeutsamer Schritt in der Entwicklung mathematischen Verstehens angenommen. In Abbildung 21 lässt sich etwa die Summe der Mengenplättchen neun in sechs dunkle und drei helle Plättchen zerlegen. Vielfach wird auch mit Mengenplättchen auf Legebrettern (vgl. Abaco, Schubi Verlag; Rechenrahmen 100er oder 20er, Lernothek) oder anderen Unterlagen gearbeitet, die eine gewisse Ordnung vorgeben. Claus und Peter (2005) favorisieren Fingerbilder als konkrete Darstellung.

In der anschaulichen Ebene wird dann auf Mengenbilder übergangen (etwa Beo-Mengenbilder, nach Gührs, 2006). Zum Übergang von konkreten zur anschaulichen Ebene kann auch zunächst mit Steckwürfeln (Crealern) und in der Folge mit bildlichen Zahlenstrahlaufgaben gearbeitet werden. In der Übergangsphase sollten unabhängig vom verwendeten Material zunächst beide Darstellungsformen (konkret und anschaulich) verwendet werden.

Tabelle 9: Verschiedene Zahlaspekte

Zahlaspekte	Erläuterung
Kardinalaspekt	Der Kardinalaspekt erfasst die mengenmäßige Bedeutung einer Zahl, also ihre Mächtigkeit. Dabei sind Mengen gleichmächtig, wenn sie über die gleiche Anzahl von Elementen verfügen. Der Kardinalaspekt gibt Antwort auf die Frage, wie viele Elemente eine Menge umfasst.
Ordinalaspekt	Beim Ordinalaspekt geht es um die Frage, der wievielte in einer geordneten Reihe (Rangreihenfolge) gemeint ist (Ordnungszahl). Der Ordinalaspekt einer Zahl ist eng mit dem Abzählen verbunden, da beim Abzählen jedem Zahlwort ein Element der abzuzählenden Menge zugeordnet wird; die Zahlwörter und die zugeordneten Elemente reihen sich wie an einer Perlenschnur auf (Zählzahl).
Maßzahlaspekt	Der Maßzahlaspekt gibt Antwort auf die Frage, wie groß, wie lang, wie schwer usw. etwas ist. Eine Maßzahl kann durch eine Messung oder eine Rechnung bestimmt werden. Das Rechnen mit Maßzahlen bereitet vielen rechengestörten Kindern verstärkt Probleme, insbesondere wenn Maßeinheiten ineinander umgerechnet werden müssen.
Operatoraspekt	Wenn Zahlen zur Bezeichnung einer Vielfachheit einer Handlung oder eines Vorgangs verwendet werden, wird der Operatoraspekt angesprochen (z. B. Die Lehrerin schimpft das vierte Mal.).
Rechenzahlaspekt	Wird mit Ziffern gerechnet, dann wird der Rechenzahlaspekt einer Zahl angesprochen. Der Rechenzahlaspekt umfasst den algebraischen Aspekt (etwa $4+6=6+4$) und den algorithmischen Aspekt.
Codierungsaspekt	Wird eine Zahl zur Bezeichnung von Objekten (z. B. bei Telefonnummern) verwendet, dann spricht man vom Codierungsaspekt.

Gerade beim Teil-Ganzes-Schema kommt es dann darauf an, dass die Kinder sich die Teilmengen auch ohne die bildliche Vorlage vorstellen können. Die Vorstellung sollte auch hier vom Kind laut verbalisiert werden. Das Kind sollte seine verbalisierte Lösung selbst mit konkretem oder anschaulichem Material überprüfen. Hier kann gut mit einem Zaubertuch gearbeitet werden, das während der lautierten Lösung die anschauliche Darstellung verdeckt. Wie bei jedem Teilschritt in der Therapie bildet die Automatisierung hier der Mengen-Zahl-Zuordnung und der Mengenzerlegung den Abschluss. Wird die Mengenzerlegung gut beherrscht ist ein wichtiger Grundstein für die symbolische (auf arabischen Zahlen basierende) Zehnerzerlegung gelegt.

Wenn auch dem Kardinal- und Ordinalaspekt der wesentliche Anteil bei der Vermittlung des Zahlenverständnisses zukommt, kann dennoch mit den anderen Aspekten ein Bezug zwischen Mathematik und Umwelt hergestellt werden, der zum Zahlenverständnis beiträgt.

Übungen für den Maßzahlaspekt

Für den Maßzahlaspekt bieten sich Übungen zum Messen an. Dabei kann zunächst eine Schätzung etwa unterschiedlich langer Gegenstände erfolgen. Dann wird dem Kind die Länge eines Gegenstandes als Referenzgröße genannt und eine erneute Schätzung vorgenommen. Im letzten Schritt wird dann mit dem Lineal, Zollstock oder Maßband gemessen. Ähnlich kann dann mit anderen Längen, Mengen, Gewichten, Zeit oder anderen Größen im Umfeld des Kindes vorgegangen werden. Gute Tipps und Hinweise, wie das Umfeld des Kindes zum Rechnenlernen verwendet werden kann sowie zu kindgerechten Fragestellungen für die Zeitmessung, werden durch die Autorinnen Wunderlich und Bares (2000, siehe auch Bares & Wunderlich, 2002) beschrieben.

Der Operatoraspekt einer Zahl kann am besten durch die mehrfache Wiederholung einer Handlung verdeutlicht werden. „Ich bin jetzt fünfmal zum Papierkorb gegangen." „Ich darf jetzt dreimal Würfeln." Der Operatoraspekt drückt sich zu dem in der Verwendung ihm eigener Zahlwörter einmal, zweimal, dreimal … aus.

Der Codierungsaspekt ist ebenfalls an Beispielen aus dem Alltag des Kindes zu verdeutlichen. So findet sich auf jedem Buch eine ISBN, die meisten Preisschilder haben einen numerischen Code und einen Strichcode. Weitere Beispiele sind Nummernschilder oder Telefonnummern.

Vernetzung von Zahlenaspekten erzeugt Zahlenverständnis

Wenn Zahlen zum Rechnen benutzt werden, wird der Rechenzahlaspekt angesprochen. Dieser Zahlaspekt wird in der Schule eher zu viel als zu wenig betont. Dabei ist für das Zahlenverständnis eine Vernetzung der einzelnen Zahlenaspekte unumgänglich. Hasemann (2003) nimmt an, dass die Beziehung zwischen Zählzahl und Kardinalzahl bereits mit drei bis vier Jahren und die Beziehung zwischen Zählzahl und Ordnungszahl mit sechs Jahren erfasst wird. Deutlich später, mit acht Jahren, wird die Beziehung zwischen Kardinal- und Ordnungszahl erkannt (vgl. Abb. 22). Die zentrale Position des Zählzahlaspektes verdeutlicht (vgl. auch Ausführungen zur Leitlinie 15), wie grundlegend das Zählen für die Entwicklung des Zahlbegriffs insgesamt ist.

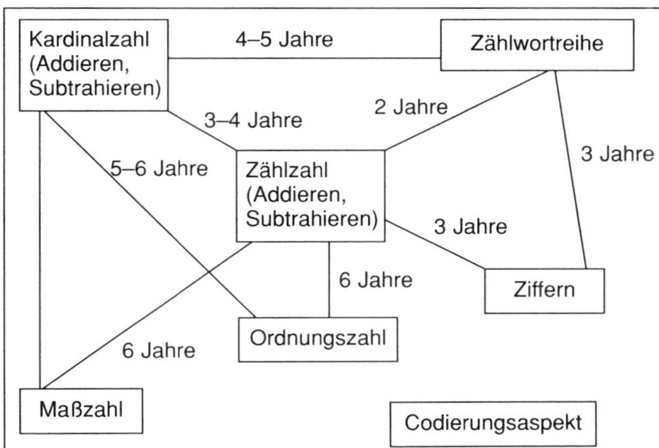

Abbildung 22: Beziehungen zwischen einigen Zahlaspekten (nach Hasemann, 2003 modifiziert durch die Verfasser)

Die Altersangaben in Abbildung 22 haben einerseits diagnostischen Wert, denn sie geben an, wenn ein Kind welchen Zahlenaspekt beziehungsweise Bezug zwischen Zahlenaspekten verstehen müsste und andererseits gibt die Abbildung auch Ansatzpunkte für die Therapie an und betont, dass gerade auch das Verständnis der Beziehung verschiedener Zahlaspekte untereinander ein zentrales Anliegen für die Dyskalkulie-Therapie sein muss, da es zum Zahlenverständnis beiträgt.

2.2.6 Vermitteln des Konzeptwissens

Konzeptwissen

Die Auseinandersetzung mit Konzeptwissen und Prozeduralwissen sollte kombiniert erfolgen (vgl. Kaufmann, Delazer, Pohl, Semenza & Dowker, 2005). Die Vermittlung von Konzeptwissen erfolgt daher in allen Modulen der Dyskalkulie-Therapie. Hier wird dem Kind das „Warum" vermittelt im Gegensatz zum „Wie", das durch das Prozeduralwissen gelehrt wird. Bei Kindern mit Rechenschwäche kommt es gehäuft zur Nachfrage, warum ist das so? Häufig sind Fragen zu beantworten und diese Antworten im Denken des Kindes zu verankern, wie etwa:

- Wieso heißt das Zehnersystem (Dezimalsystem) Zehnersystem?
- Was ist der Unterschied zwischen Zahl und Ziffer?
- Wieso schreibe ich eine Zahl (arabische Schreibform) anders, als ich sie spreche (Zahlwort)?
- Welche Bedeutung hat die Position einer Ziffer innerhalb einer Zahl?
- Warum brauchen wir die Null eigentlich, wenn die für nichts steht?
- Was darf ich mit Zahlen tun, zwischen denen ein Rechenzeichen steht, und warum darf ich das?

Leitlinien-Karten 12

Diese und ähnliche Fragen können als Wunsch nach Verstehen aber auch nach als Wunsch nach Sicherheit interpretiert werden. Zu verstehen, warum etwas ist wie es ist, vermittelt Sicherheit und nimmt damit Druck und Anspannung. Nicht selten werden diese Fragen aber mit Antworten wie „Das musst du jetzt einfach mal so annehmen." oder „Das ist so, weil es eben so ist.", beantwortet. In der Dyskalkulie-Therapie führt die Beantwortung dieser Fragen zu einer Erweiterung des Konzeptwissens, das neben dem Gefühl der Sicherheit auch zu besserem Rechenverständnis beiträgt. Die Kinder sind etwa in der Lage zu erkennen, ob eine gelöste Aufgabe (etwa $5+8=15$) ihnen bei einer folgenden ähnlichen oder unähnlichen Aufgabe ($15-8=$ oder $6+8=$) hilft. Auch die Überprüfung von Rechenergebnissen nach dem Plausibilitätsprinzip kann sich deutlich bessern.

Konzeptwissen kindgerecht vermitteln

Die Vermittlung von Konzeptwissen muss dabei kindgerecht gestaltet werden. Im Mathe-Fix-Modultraining (Jacobs & Petermann, 2007, in Vorb.) wird etwa die Frage „Warum sprechen wir die Zehner immer zum Schluss?" mit einer Geschichte beantwortet (vgl. Kasten 12). Der

L12 **Leitlinie 12: Vermitteln des Konzeptwissens**

Bereits beim Vermitteln des semantischen Gehalts von Zahlen wird häufig implizit auf Konzeptwissen zurückgegriffen. Bei der Vermittlung des Konzeptwissens müssen explizit die Regeln, die den Rechenprozessen zu Grunde liegen, erläutert werden. Die Schwierigkeit besteht im Wesentlichen darin, die Notwendigkeit dieser Gesetze an Beispielen aus dem Alltag des Kindes zu belegen bzw. in kindgerechter Weise zu erläutern (etwa Rechenregeln als Spielregeln oder Gerüst eines Rechenhauses).

Kasten 12: Die Geschichte von den verschlafenen Zehnern

In Numberland lebte einmal ein Kaiser der viele Zahlenvölker sein Eigen nannte. Da gab es die stolzen Tausender, die kühnen Hunderter, und die fixen Einer und viele mehr. Zu Ehren seines neunundneunzigsten Geburtstags hatte der Kaiser zu einer Feier auf dem Meer eingeladen. Jedes seiner Völker hatte dafür ein Schiff zur Verfügung gestellt bekommen. Zuerst würden die Tausender kommen, dann die Hunderter und immer der Größe nach weiter. Der Kaiser begrüßte jedes seiner Völker, indem er es laut ausrufen ließ. Als nun die Reihe an die Zehner kam, waren diese – wie schon so häufig – wieder mal zu spät. Sie hatten verschlafen. Darüber ärgerte sich der Kaiser so sehr, dass er ein Gesetz erließ, dass von jetzt an bis ans Ende aller Zeiten die Zehner zur Strafe die zuletzt genannten sein werden. So kommt es, dass bis zum heutigen Tage die Zehner nach den Einern genannt werden.

Märchencharakter trägt dafür Sorge, dass das Kind nicht nur ein Erklärungsmodell hat, sondern dieses auch memoriert.

Bedeutung der Null

Auch bei der Vermittlung von Konzeptwissen ist es hilfreich, konkrete Alltagsbezüge herzustellen. So kann etwa die Null als Platzhalter verdeutlicht werden, in dem ein Rollenspiel durchgeführt wird, bei dem das Kind einen Platz freihalten soll, ohne im Raum zu sein. In der Regel legen die Kinder irgend etwas auf den Stuhl (etwa einen Teddy). Der Therapeut entfernt es und setzt sich auf den eigentlich besetzten Platz. Nun darf das Kind wieder hereinkommen. Der Therapeut sagt: „Ich wusste ja nicht, dass du mit dem Teddy den Platz freihalten wolltest.“ Im Diskurs kann nun erarbeitet werden, dass es sinnvoll ist, einen Platzhalter zu haben, von dem alle wissen, dass er ein solcher ist. Das Rollenspiel kann dann mit einer großen Moosgummi-Null wiederholt werden. Die Bedeutung der Null als Platzhalter wird auf die Weise für das Kind erfahrbar. Das Konzeptwissen erhält einen Realitätsbezug und verliert für das Kind seinen unwillkürlichen Charakter. Es ist wesentlich leichter für ein Kind, eine Regel zu befolgen, wenn es weiß, warum sie genau so ist und nicht anders.

2.2.7 Rechenfertigkeitserwerb: Addition und Subtraktion

Neben den oben beschriebenen Basiskompetenzen (Kapitel 2.2.4) und dem Konzeptwissen (Kapitel 2.2.5) ist am Aufbau des Zahlverständnisses wesentlich die Entwicklung der Zählfertigkeiten beteiligt. Dabei wer-

Zählen wird häufig vor Schulantritt beherrscht

den einfache Zählprozesse in der Regel vor Schuleintritt beherrscht. Nach Hasemann (2006) beherrschen vor Schulbeginn:
- 77 % der Kinder das Aufsagen der Zahlwortreihe bis 20,
- 72 % das Weiterzählen von 9 bis 15,
- 50 % in Zweierschritten Zählen von 2 bis 14,
- 58 % können 20 geordnete Klötze sowie
- 49 % 20 ungeordnete Klötze abzählen und
- 32 % 17 Klötze rückwärts zählen.

Aufbau von Zählstrategien

Das einfache Aufsagen einer Zählwortreihe bis zehn gelingt auch vielen rechengestörten Kindern. Vielfach unterlaufen jedoch beim Abzählen für den gleichen Zahlenraum bereits Fehler. Dabei muss jedem zu zählenden Element genau eine Zahl zugeordnet werden. Die Materialien, die bereits beim Erlernen der Mengenerfassung hilfreich waren, werden hier erneut angewandt. Dabei muss zwischen ungeordneter und geordneter Vorgabe unterschieden werden, wobei ungeordnete Vorgaben den höheren Schwierigkeitsgrad aufweisen. Abgezählt werden sollten zunächst konkrete Gegenstände (etwa Rechenketten oder Rechenhexe). Da dem Kind bereits aus den Übungen zu den Basiskompetenzen bekannt ist, dass Ordnen und Strukturieren bei der Mengenerfassung hilft, kann es nun beim Zählen schnell die gleiche Erfahrung machen. Dabei muss das Kind lernen, Nachfolger und Vorgänger einer Zahl zu bestimmen. Wird das Abzählen sicher beherrscht, kann zu fortgeschritteneren Zählstrategien, etwa dem Weiterzählen vom ersten Summanden aus oder dem Zählen in Zweier- oder Dreierschritten, übergangen werden. Bei gutem Zählverständnis ist der Zählerfolg unabhängig vom verwendeten Material.

Umgang mit Fingerrechnen

Nun ist hinlänglich bekannt, dass Kinder mit Rechenstörungen häufig im Zählen verhaften bleiben. Verbieten von Fingerrechnen ist nicht hilfreich, da die Kinder dann in der Regel heimlich mit Fingern zählen. Auch die Hoffnung, dass sich das Kind alleine vom Fingerrechnen löst, wenn man es nur lange genug lässt, erfüllt sich in der Regel nicht. Vielmehr kann angenommen werden, dass das Verhaftenbleiben auf einem rein ordinalen Zahlenverständnis beruht. Solange kein kardinales Verständnis aufgebaut wird, ist für diese Kinder häufig das Zählen der einzig gangbare Lösungsweg. Der kardinale Aspekt einer Zahl kann über die Mengenerfassung und Mengenzerlegung (siehe Leitlinie 10 und 11) und der darauf aufbauenden Zehnerzerlegung vermittelt werden. Hat das rechenschwache Kind verstanden, dass die zuletzt gezählte Zahl für die Gesamtzahl der gezählten Elemente einer Menge steht, kann es sich von Zählstrategien allmählich lösen. Dabei verläuft das Lösen von den Zahlstrategien über einzelne Teilschritte. Von der

Lösen von Zählstrategien

- *Zähle-alles-Strategie* (das Kind zählt absolut von 1 an),
- über die *Zähle-vom-größeren-Summanden-Strategie* (das Kind zählt von der größeren Zahl aus aufwärts, beginnt also z. B. bei der Additionsaufgabe 8 + 6 bei neun zu zählen),

– über Zerlegungen in Teilergebnisse (Zehnerzerlegung $8+6=8+2+4$), hin
– zum sicheren Faktenabruf aus dem Langzeitgedächtnis.

L13 Leitlinie 13: Rechenfertigkeitserwerb ohne Zehnerüberschreitung/Zehnerunterschreitung (Addition und Subtraktion)

Häufig beherrschen Kinder schon einfache Zählprozesse vor dem Schuleintritt. Dabei werden einfache Zählsequenzen häufig beherrscht, bevor Konzeptwissen erworben wird, wie etwa das Wissen um die Kardinalität (das letzte Zahlwort gibt die Menge der gezählten Objekte an). Der Rechenfertigkeitserwerb erfolgt über mehrere Teilschritte und wird von der Vermittlung von Konzeptwissen begleitet:

– *Der Aufbau von Zählstrategien.*
  Die sichere Beherrschung von Zählstrategien geht dem fundierten Aufbau von Faktenwissen voraus. Kinder lösen anfangs arithmetische Aufgaben vor allem über Zählstrategien (häufig mit den Fingern als Anschauungsmaterial). Das häufige Wiederholen von gleichen Aufgabenstellungen, die zum selben Ergebnis führen, festigt den Faktenabruf. Häufige Fehler (etwa beim Zählen) labilisieren den Faktenabruf, so dass das Kind in den Zählstrategien verhaftet bleibt.
– *Die Mengen/Zahlzerlegung.*
  Die Mengen/Zahlzerlegung wird zunächst mit konkreten, dann mit bildlichen und schließlich mit symbolischen Aufgabenstellungen erlernt. Dabei kann dem Verbalisieren der einzelnen Arbeitsschritte ein erheblicher diagnostischer und therapeutischer Wert zugeschrieben werden. Am Ende des Wissenserwerbs sollte sich immer eine Übungseinheit zur Automatisierung der erlernten Inhalte anschließen. Diese Übungen zur Automatisierung sollten auch beim weiteren Fortschreiten des Rechenfertigkeitenerwerbs durchgeführt werden. Es reichen häufig zehn bis 15 Minuten täglich, dabei sollten die Wochenenden frei bleiben. Zweck ist hier der Aufbau eines möglichst großen Faktenwissens sowie eines möglichst sicheren Faktenabrufs und das Erhöhen der Rechengeschwindigkeit.
– *Addition und Subtraktionsrechnung durchführen und automatisieren.*
  Hier wird der Zahlenraum schrittweise erobert (10er, 20er, 100er Raum).

Im Gegensatz zur Mengenzerlegung werden bei der Zahlzerlegung bis zehn den konkreten Mengen oder Mengenbildern Zahlen zugeordnet. Auch wenn das kardinale Verständnis im Vordergrund steht, ist das zentrale Ziel der Zahlenzerlegung bis zehn die Automatisierung des Abrufs von Partnerzahlen (Zahlenpaare, die in der Summe zehn ergeben) sowie die Zerlegung aller Zahlen im Zahlenraum bis zehn in alle möglichen Zahlenpaare. Dabei sollten die konkreten oder anschaulichen Mengendarstellungen und die damit durchgeführten konkreten Handlungen zu einer Art Archetyp von Zahlenbeziehungen abgespeichert werden. Diese archetypischen oder universellen Bilder (auch Grundvorstellungen genannt) können dann als „innere Materialien" auf der Symbolebene eingesetzt werden, das heißt, sie sind auf Sachverhalte von identischer mathematischer Struktur anwendbar (vgl. Buchner, 2005; vom Hofe et al., 2005). Im Zehnerraum haben sich insbesondere die Ver-

Finger- und Mengenbilder helfen beim Erwerb der Zahlzerlegung

wendung von Fingerbildern sowie farbigen Mengenplättchen und -bildern als geeignetes Material erwiesen (für weitere Hinweise für geeignetes Material, vgl. Kapitel 3). Die natürliche Fünferunterteilung der Finger ebenso wie die farbige Unterteilung der Mengenplättchen beziehungsweise -bilder ermöglicht dabei eine Simultanerfassung der Teile der Gesamtmenge.

Ziel der Zahlzerlegung: Aufbau von Faktenwissen

Wie in Abbildung 23 erkennbar, gelingt die Simultanerfassung der beiden Teilzahlen (sechs und vier) der Gesamtzahl (zehn) im Sinne eines Teil-Ganzes-Schemas. Wird die Zahlzerlegung im Zahlenraum bis zehn sicher beherrscht, kann die Addition und Subtraktion im Zahlenraum bis zehn eingeführt werden. Dabei ist es wesentlich, dass das rechenschwache Kind durch die konkrete Handlung lernt, dass Addition Hinzufügen oder Vergrößern und Subtraktion Verringern oder Wegnehmen bedeutet. Auf der Basis des Teil-Ganzes-Schemas kann Addition außerdem als die Vereinigung zweier Teilmengen zu einer Gesamtmenge und Subtraktion als Verminderung einer Gesamtmenge um eine Teilmenge verstanden werden. Nach Durchlaufen der mit konkreten, anschaulichen und mit Vorstellungsbildern operierenden Therapieschritte bildet eine Automatisierung aller Grundaufgaben den Abschluss dieses Therapieabschnittes. Das Ziel ist erreicht, wenn auch alle Ergebnisse der Grundaufgaben zügig, das heißt ohne Zählen oder die Verwendung von konkreten oder bildlichen Materialien aus dem Gedächtnis abgerufen werden können. Es liegt dann ein sicheres Faktenwissen für diesen Bereich vor. Insbesondere für die Automatisierung eigenen sich tägliche zehn- bis 15-minütige Übungseinheiten zu Hause. Sachaufgaben können sinnstiftende Verbindungen zwischen rechnerischem Vorgehen und Alltag des Kindes schaffen.

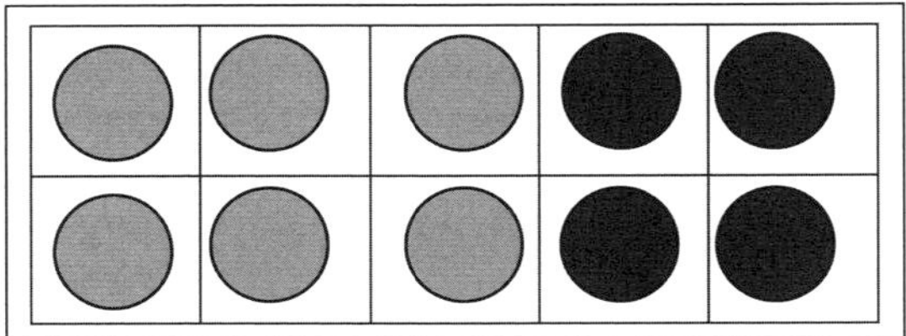

Abbildung 23: Zerlegung der Zehn mit Mengenbildern

Erweiterung des Zahlenraumes bis zwanzig

Für die Erweiterung des Zahlenraumes bis zwanzig ist zunächst analog zum Zahlenraum bis zehn zu verfahren. Jedoch sollten Aufgaben mit Zehnerüber- oder -unterschreitung zunächst ausgespart werden. Dabei erkennen die meisten Kinder schnell, dass das Rechnen mit dem zweiten Zehner dem mit dem ersten Zehner entspricht. Diese Erkenntnis reduziert zusammen mit Betrachtungen zur Symmetrie (vgl. Abb. 24) erheblich die neuzulernenden Aufgabenstellungen. Erst wenn die Automatisierung dieses Abschnittes abgeschlossen ist, wird das Kind an die nächste Lernhürde die Zehnerüber- oder -unterschreitung herangeführt.

L14 Leitlinie 14: Rechenfertigkeitserwerb mit Zehnerüberschreitung/Zehnerunterschreitung (Addition und Subtraktion)

Eine wesentliche Hürde beim Erwerb der Grundrechenfertigkeiten ist der Umgang mit der Zehnerüber- bzw. -unterschreitung. Hierfür muss erlernt werden:
- die Verbindung von Konzeptwissen um das Stellenwertsystem mit der Rechenprozedur,
- Verbalisierung der Rechenprozedur,
- Bündelung (zehn Einer = ein Zehner),
- Auflösen eines Zehners in zehn Einer,
- die Fähigkeit zur Ergänzung bis zehn,
- die Überschaubarkeit der möglichen Aufgabenstellungen in Zahleraum bis zehn oder 20,
- die Übertragung auf größere Zahlenräume (100er Raum) und
- Automatisierung von Rechenfaktenabruf.

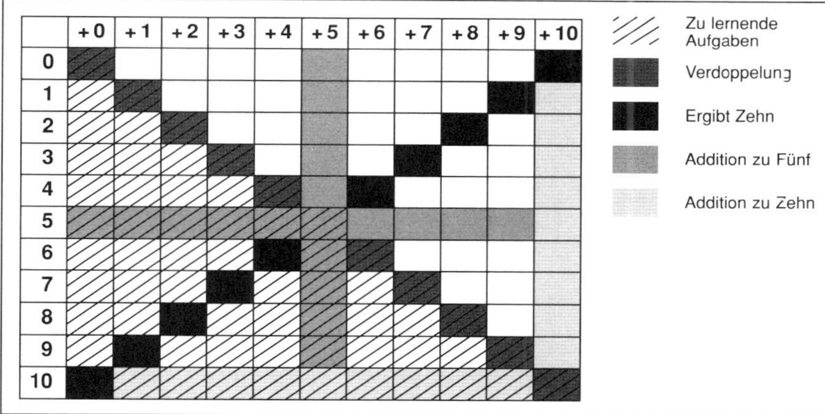

Zehner-über/unter-schreitung eine wesentliche Lernhürde

Abbildung 24: Die 121 Aufgabenstellungen des kleinen Eins plus Eins

Für die Bewältigung dieser Lernhürde ist neben der sicheren Zahlzerlegung und -ergänzung bis zehn ein erstes Verständnis für das Stellenwertsystem zentral.

Zehnerbündelung und -auflösung

Das Kind muss für die Addition lernen, dass zehn Einer zu einem Zehner gebündelt beziehungsweise gegen einen Zehner eingetauscht werden können und dass dieser eine Zehner als Ziffer 1 an der zweiten Stelle von rechts seinen Platz innerhalb der Zahl hat. Bei der Subtraktion muss für die Zehnerunterschreitung ein Zehner in zehn Einer aufgelöst werden und diese zehn Einer um den verbleibenden Betrag des Subtrahenden vermindert werden (vgl. Abb. 25). Der Therapeut verbalisiert in einem ersten Schritt begleitend zu seiner Handlung den notwendigen Rechenweg (Kognitives Modellieren). In weiteren Schritten soll nun das Kind am Modell des Therapeuten den Rechenweg erlernen. Es kann dabei durch gezieltes Nachfragen Denkanstöße bekommen. Etwa wie folgt:

Kognitives Modellieren und Denkanstöße

- „Was sollst du tun?"
- „Ich soll 14 minus 6 rechnen?"
- „Super, was musst du dann als erstes tun?"
- „Ich glaube die Einer wegnehmen?"
- „Genau Klasse, wie viel Einer kannst du wegnehmen?"
- „Vier, weil die 14 vier einer hat."
- „Ausgezeichnet, was hast du jetzt für eine Aufgabe vor dir?"
- „10 minus 2."
- „Richtig, was musst du nun tun?"
- „Die zwei Einer abziehen. Das geht aber nicht, also muss ich den Zehner auflösen."
- „Hervorragend, was hast du jetzt?"
- „Zehn Einer minus zwei Einer macht acht Einer. 14 minus 6 ist also gleich 8."
- „Spitze!"

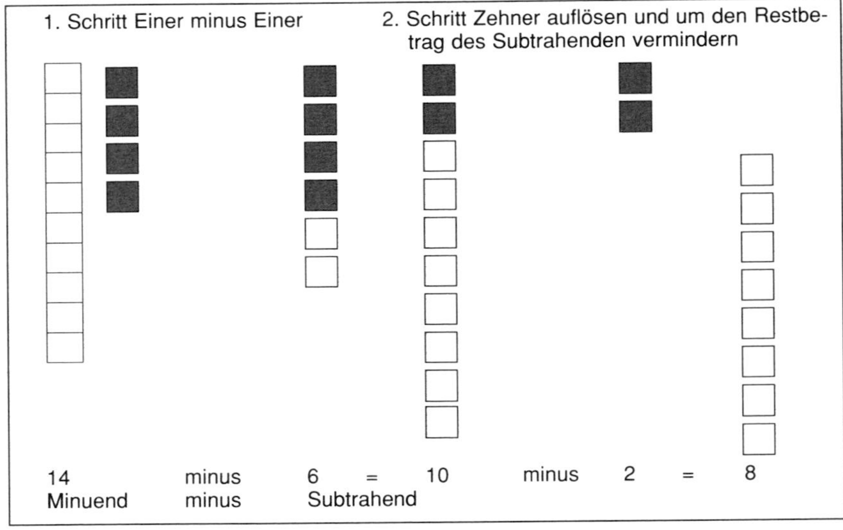

Abbildung 25: Die Zehnerunterschreitung am Beispiel 14 – 6 = 8

Transferleistung mit unbekannten Materialien überprüfen

Zum Rechnen im Zwanzigerraum können weiterhin die bereits für den Zehnerraum erwähnten Materialien verwendet werden. Die wiederholte Verwendung des gleichen Anschauungsmaterials vereinfacht das Lernen für das rechenschwache Kind, da es sich so nicht immer wieder mit neuen Materialien vertraut machen muss. Allerdings kann mit der Anwendung bekannter Recheninhalte auf unbekanntes Material eine gute Überprüfung des tatsächlichen Verständnisses erfolgen. Gelingt dem Kind der Transfer, kann von einem guten Verständnis ausgegangen werden.

Erweiterung des Zahlenraums erst bei Beherrschen des vorherigen Zahlenraums

Nachdem das Kind sicher im Zwanzigerraum rechnen kann, ist der Zahlenraum auf Hundert auszudehnen. Hier kann auch zunächst ohne weitere Zehnerübergänge- oder -unterschreitungen vorgegangen werden, um dem Kind das wiederholende Element zu verdeutlichen. Dann sollte das Kind lernen, Zehner von Zehnern und Einer von Einern abzuziehen beziehungsweise invers zu addieren (etwa $34-23=11$ oder $11+23=34$). Erst wenn diese Rechnungen sicher beherrscht werden, kann mit weiteren Zehnerübergängen- oder -unterschreitungen begonnen werden. Im Zahlenraum bis Hundert werden häufig 100er Tafeln benutzt. Dieses Material eignet sich auch für Übungen zur Orientierung im Zahlenraum (für weitere Materialien siehe Kapitel 3).

2.2.8 Rechnen mit Ergänzungs- und Platzhalteraufgaben

Ergänzungsaufgaben nach sicherem Beherrschen des Zahlenraums

Bereits beim ersten Zehnerübergang im Zahlenraum bis 20 wird eine Ergänzung zu 10 notwendig. So ist etwa die Aufgabe $7+6$ zu lösen, in dem von 7 aus die Ergänzung zur 10 gefunden wird ($7+\_\_\_=10$. Die Lösung lässt sich leicht finden, wenn die Umkehraufgabe $10-7=3$ bekannt ist.) und die 6 entsprechend zerlegt wird. Es ergibt sich $7+3+3=10+3=13$. Wenn das Kind beim Erlernen der Addition auch die dazugehörigen Umkehraufgaben aus der Subtraktion kennenlernt, spricht man vom „operativen Durcharbeiten“ (vgl. dazu Hasemann, 2003). Dieses umfasst jedoch auch weitere wechselseitige Beziehungen zu verschiedenen Aufgaben (vgl. Kasten 13).

Operatives Durcharbeiten

Kasten 13: Operatives Durcharbeiten am Beispiel der Aufgabe $7+6$

Aufgabenstellung $7+6$

- Tauschaufgabe $7+6$ ist gleich $6+7$
- Umkehraufgaben $13-6$ und $13-7$
- Nachbaraufgaben bei der Addition $7+5$, $8+6$, $8+5$, $7+7$; entsprechend ist für die Subtraktion zu verfahren
- Zerlegungsaufgaben $7+3+3$, $3+4+6$ oder $13-3-4$, $13-3-3$

L15 Leitlinie 15: Rechnen mit Ergänzungs- oder Platzhalteraufgaben

Man kann davon ausgehen, dass die jeweiligen Rechenaufgaben ohne Platzhalter bereits sicher beherrscht werden sollten, bevor das Kind mit Platzhalteraufgaben konfrontiert wird. Dabei ist es möglich, nach jeder Sinneinheit (etwa Addition und Subtraktion im Zahlenraum bis 20 ohne Zehnerüberschreitung) Platzhalteraufgaben zu stellen. Es scheint jedoch sinnvoll, vorher das nötige Konzeptwissen (z. B. Kommutativgesetz, Subtraktion als Umkehr der Addition; siehe hierzu auch Leitlinie 12) zu vermitteln, das bei der Umstellung der Aufgaben benötigt wird.

Das operative Durcharbeiten wird von einigen Therapeuten als zu komplexe Aufgabenstellung für Kinder mit Rechenstörung betrachtet. Demgegenüber steht die deutliche Reduktion des Aufgabenumfangs. So kann etwa durch Berücksichtigung der Tauschaufgaben die Aufgabenanzahl im kleinen Eins-plus-Eins von 121 auf 66 reduziert werden. Gerade zu

Beginn der Therapie ist die Reduktion des für das Kind nicht bewältigbar erscheinenden Aufgabenberges ein guter Schritt in Richtung einer optimaleren Lern- und Leistungsmotivation. Grundsätzlich sollten Platzhalter oder Ergänzungsaufgaben erst dann dem Kind vorgelegt werden, wenn alle anderen Aufgabenstellungen für diesen Zahlenraum sicher beherrscht werden.

2.2.9 Erwerb von Multiplikations- und Divisionsfertigkeiten

Während bei der Addition und Subtraktion eine Antwort auf die Frage „Wie viel?" (Anzahl) gegeben werden muss. Steht bei der Multiplikation die Frage „Wie oft?" (Wie häufig liegt die Anzahl vor?) im Vordergrund.

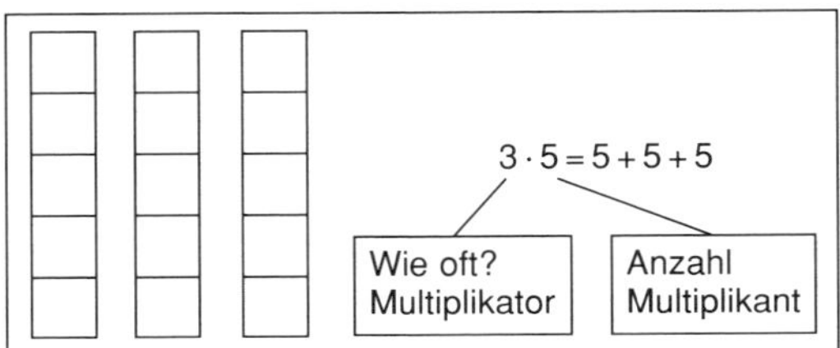

Abbildungen 26: Multiplikator und Multiplikant

L16 Leitlinie 16: Erwerb von Multiplikations- und Divisionsfertigkeiten

Um einen sicheren Aufbau und Abruf aus dem Langzeitgedächtnis zu erreichen, ist es wichtig, neben dem Auswendiglernen einzelner Aufgabenstellungen auch zu verstehen, was Multiplikation und Division bedeuten. Bei Kindern mit Lern- und Merkfähigkeits- oder Aufmerksamkeitsstörungen erweist es sich häufig als sinnvoll, zunächst Strategien zu vermitteln, die die Aufmerksamkeits- oder Gedächtnisleistung verbessern. Diese Strategien können dann auch direkt beim Erwerb des Rechen-Faktenwissens eingesetzt werden. Mit automatisierenden Übungen wird die Abrufsicherheit und -geschwindigkeit erhöht.

Multiplikation ist verkürzte Addition

Das Kind muss lernen, dass es sich bei der Multiplikation um eine verkürzte Form der Addition handelt und die Division die Umkehrung der der Multiplikation verkörpert. Hinzukommt das Lernen einiger Vokabeln. Für die Multiplikation entsteht ein Produkt aus zwei Faktoren: einem Multiplikator (aktiv) und einem Multiplikanten (passiv); entsprechend entsteht für die Division ein Quotient aus Dividend (passiv) und Divisor (aktiv). Das Kind muss in der Handlung erfahren, dass die mehrfache Addition von Mengen mit gleicher Anzahl einer Multiplikation entspricht. Dabei besteht zwar über das Vertauschungsgesetz die Möglichkeit, die Faktoren zu vertauschen. Beim Aufbauen einer Grundvorstellung für die Multiplikation ist aber die Unterscheidung zwischen Anzahl und Vervielfacher hilfreich.

Bei der Division muss das Kind zwei Grundvorstellungen unterscheiden lernen. Zum einen die Verteilung (Wenn 12 Bretzeln an sechs Kinder gerecht verteilt werden sollen, wie viele bekommt dann jedes Kind?) und zum anderen das Aufteilen (Wenn wir 12 Bretzeln in Zweier-Packungen verkaufen, wie viele Portionen erhalten wir dann?). Während beim Aufbau der Grundvorstellungen noch auf konkretes beziehungsweise später auf anschauliches Material zurückgegriffen wird, besteht der abschließende Schritt im automatisierten Faktenabruf des kleinen Ein-mal-Eins. Der Aufbau von Faktenwissen ist besonders anfällig für Aufmerksamkeits- und Arbeitsgedächtnisstörungen. Bei zu großer Fehlerquote entsteht Unsicherheit beim Kind, was häufig dazu führt, dass es beim Hoch- beziehungsweise Runterzählen von einzelnen Anzahlen verhaften bleibt.

Division kann Verteilen oder Aufteilen bedeuten

Vereinfachungsstrategien beim Erlernen des Ein-mal-Eins (etwa $5 \cdot 9$ ist gleich $5 \cdot 10 - 5$) setzen die sichere Addition und Subtraktion im Hunderterraum voraus. Mit dem Erlernen des Ein-mal-Eins sollte daher erst beim sicheren Beherrschen der Addition und Subtraktion im Hunderterraum begonnen werden. Dabei sind weitere Strategien etwa die Verdoppelung oder Halbierung und die Verknüpfung (etwa 7-mal kann zerlegt werden in 5-mal + 2-mal) erforderlich.

Ein-mal-Eins erst nach sicherer Addition und Subtraktion

2.2.10 Rechnen im Zahlenraum bis 1000

Bei der Erweiterung des Zahlenraums bis 1000 kommt dem erneuten Aufgreifen des Stellenwertsystems eine besondere Bedeutung zu. Das Stellenwertsystem ist hier noch einmal auf die konkrete Ebene zu heben und in der konkreten Handlung zu vermitteln, bevor über anschauliche Darstellungen (meist tabellarisch H = Hunderter, Z = Zehner, E = Einer) zur symbolischen Ebene fortgeschritten wird. Nach sicherer Zuordnung der Ziffern innerhalb der Zahl wird ähnlich wie bei der Erweiterung des Zahlenraums bis 100 die Orientierung in dem neu zu explorierenden Zahlenraum eingeübt und den neu erlernten Zahlen mit Beispielen aus dem Alltag des Kindes Leben eingehaucht.

Aufgreifen des Stellenwertsystems bei der Zahlenraumerweiterung auf 1000

L17 Leitlinie 17: Rechnen im Zahlenraum bis 1000

Nachdem der Zahlenraum bis 100 ausreichend sicher beherrscht wird, kann der Zahlenraum schrittweise bis 1 000 erweitert werden. Zunächst sollten sich die Kinder mit den größeren Zahlen vertraut machen. Wieder erfolgt dabei ein Zugriff auf die schon beschriebenen Module. Das Kind soll die Menge 1 000 erfassen, unterteilen und den Teilen Zahlen zuordnen lernen. Dabei müssen auch noch einmal Kenntnisse zum Stellenwertsystem aufgefrischt und erweitert werden. Erst wenn die Zahlen sicher Mengen und die Ziffern sicher den Positionen innerhalb einer Zahl zugeordnet werden können, sollte mit dem Rechnen und dabei auch dem Erweitern begonnen werden. Dabei sollte zunächst ohne Über- und Unterschreitung von Zehnern und Hundertern gerechnet werden. Im nächsten Schritt folgen dann Rechnungen mit Zehnerüberschreitungen oder -unterschreitungen, dann mit Hunderterüberschreitungen oder -unterschreitungen und schließlich mit Über- und Unterschreitung von Zehnern und Hundertern.

Memorieren von Rechenwegen

Die Automatisierung beim Rechnen im Zahlenraum bis 1000 bezieht sich weniger auf einen direkten Faktenabruf aus dem Gedächtnis (im Sinne eines Rechenergebnisses), sondern auf die Memorierung von Rechenprozeduren, die zum Ergebnis führen. Dabei muss in der Regel einzelnes Faktenwissen in einen komplexen Rechenweg integriert werden. Die Rechenwege werden zunächst am Modell des Therapeuten gelernt und dann über laute Verbalisierung und später Flüstern und inneren Dialog memoriert, bis sie automatisiert angewendet werden können. Auch hier ist vom Konkreten, übers Anschauliche, über die Vorstellung hin zur Automatisierung mit symbolischen Aufgabenstellungen zu arbeiten.

Der Erwerb von Rechenwegen ist zentral für das schriftliche Rechnen

Bei der Eroberung der Rechenwege ist von den einfachen zu den komplexeren fortzuschreiten. Zunächst sind bekannte Elemente aufzugreifen, wie etwa das Rechnen mit Zehnern und Einern (156 + 23) ohne Zehnerübergang oder -unterschreitung, dann sollten die Hunderter dazu genommen werden – ohne Über- oder Unterschreitungen (234 + 342). In einem weiteren Schritt sollte zunächst mit den bereits bekannten Zehnerübergängen beziehungsweise -unterschreitungen fortgefahren werden (254 + 137). Erst dann ist die Hunderterüber- oder -unterschreitung einzuführen (187 + 132).

2.2.11 Schriftliches Rechnen

L18 Leitlinie 18: Schriftliches Rechnen

Beim schriftlichen Rechnen müssen neue Rechenprozeduren (Rechenwege) erlernt werden und mit bereits aus dem Kopfrechnen vorhandenem Konzeptwissen und Fertigkeiten verbunden werden. Dabei sollte in der Dyskalkulie-Therapie ein besonderes Augenmerk gerichtet werden auf:
- den Rechenzahlaspekt,
- die Zehnerzerlegung,
- die Zehner- bzw. Hunderterüber- und -unterschreitung,
- das Konzeptwissen um das Stellenwertsystem und
- die Automatisierung der neuen Rechenprozeduren.

Beim schriftlichen Rechnen steht das Erlernen von Rechenwegen im Vordergrund. Dabei wird beim schriftlichen Rechnen häufig auf die Zahlzerlegung, das Ein-mal-Eins und Kenntnisse zum Stellenwertsystem zurückgegriffen. Bei fehlenden Grundvorstellungen werden häufig falsche Rechenergebnisse nicht also solche erkannt. Eine Aufstellung verschiedener Fehler und angemessener Maßnahmen findet sich bei Lorenz (2003a). Fehler beim schriftlichen Rechnen können neben etwa eingeschränkten Basiskompetenzen und Grundvorstellungen aber auch durch eingeschränkte oder fehlerhafte Kenntnisse von Rechenwegen entstehen. Während bei ersteren therapeutisch bei früheren Inhalten

(Bündelung, Bedeutung der Null, Stellenwertverständnis, Grundvorstellungen für die Grundrechenarten …) angesetzt werden muss, ist bei letzteren ein schrittweises Ablaufen des jeweiligen Rechenweges mit Verbalisierung angezeigt. Letztendliches Ziel beim schriftlichen Rechnen ist die schnelle, automatisierte Bearbeitung von schriftlichen Rechenaufgaben. Einige Kinder mit Rechenstörungen sind beim schriftlichen Rechnen deutlich besser als beim Kopfrechnen, da beim schriftlichen Rechnen Zwischenergebnisse (etwa Überträge) aufgeschrieben werden dürfen und so weniger Arbeitsgedächtnisressourcen benötigt werden.

Beim schriftlichen Rechnen weniger Arbeitsgedächtnisressourcen

Bei häufigem Verrutschen in den Spalten oder Zahlendrehern sollten visuelle Wahrnehmungsstörungen als Ursache diagnostisch ausgeschlossen werden.

2.2.12 Rechnen im Zahlenraum über 1000

Während im Zahlenraum bis 1 000 noch leichter Alltagsbezüge herzustellen sind, kommen Zahlen im Zahlenraum über 1 000 wesentlich seltener bis nie im Alltag des Kindes vor. Umso wichtiger ist die Vernetzung mit bereits erlernten Inhalten und der Aufbau einer Zahlenvorstellung im Zahlenraum über 1 000. Häufig muss zunächst die Bezeichnung und die Zuordnung im Stellenwertsystem erlernt werden. Fünfstellig heißt zehntausend und sechsstellig heißt hunderttausend, dabei ist auf bereits bekannte Strukturen hinzuweisen. Dann ist der erweiterte Zahlenraum zu explorieren. Eine gute Kenntnis des Zahlenraums erlaubt später Überschlagsrechnungen zur Fehlerkontrolle.

L19 **Leitlinie 19: Rechnen im Zahlenraum über 1 000**

Das Kind sollte sich zunächst mit den größeren Zahlen vertraut machen. Häufig müssen die Bezeichnungen und der Zahlenaufbau (etwa Zehntausend, Hunderttausend) neu erlernt werden. Es ist also eine Erweiterung des Fakten- und Konzeptwissens erforderlich, während das notwendige Prozeduralwissen im Wesentlichen bereits bekannt ist. Durch Alltagsbeispiele sollten auch diese größeren Zahlen für die Kinder vorstellbar gemacht werden. Es kann dabei hilfreich sein, den Themenbereich der Maßeinheiten einzubeziehen, um ein Verständnis für diese, im Denken des Kindes nicht zwingend gegenwärtigen, größeren Zahlen oder Mengenvorstellungen zu erzeugen. Im Weiteren können dann die bereits bekannten Rechenprozeduren auf den Zahlenraum über 1 000 angewendet werden. Erkennt ein Kind durch Rechenfehler entstandene, völlig abwegige Rechenergebnisse nicht als falsch, besteht häufig kein ausreichendes Verständnis für den semantischen Gehalt von Zahlen, also für die serielle Anordnung auf dem Zahlenstrahl und/oder ihre mengenmäßige Bedeutung.

Wie bei allen anderen Leitlinien beschrieben, sollte auch hier zunächst konkretes Material verwendet werden. Hier kann gut mit dem Thema „Maßeinheiten“ gearbeitet werden. Der Tisch ist 1 000 mm lag. Aber auch mehrere tausend Elemente umfassende Mengen sollten praktisch erfahrbar gemacht werden (etwa Reiskörner, Erbsen, Büroklammern). Dabei geht es insgesamt darum, die bekannten Rechenfertigkeiten in dem größeren Zahlenraum zu erproben und einzuüben.

Anschaulich kann gut mit einem Zahlenstrahl gearbeitet werden. Auf dem sich das Kind dann auch in der Vorstellung vor (Addition) oder zurück (Subtraktion) bewegen kann. In der Automatisierungsphase geht es dann darum, sich schnell und sicher in dem größeren Zahlenraum bewegen zu können, und die Grundrechenarten auch in diesem Zahlenraum sicher und schnell zu beherrschen, wobei dem schriftlichen Rechnen im Zahlenraum über 1 000 die größere Bedeutung zukommt.

Hilfreiche Materialien

Für die in Kapitel 2.2 genannten Beispiele für Materialien, die in der Dyskalkulie-Therapie verwendet werden können, können die jeweiligen Bezugsadressen M05 (vgl. S. 120) entnommen werden.

3 Verfahren zur Diagnostik und Therapie

Prinzipiell ist sowohl die Diagnostik als auch die Therapie im Einzelsetting durchzuführen. Bei der Therapie muss zwischen Kindern mit einzelnen Lerndefiziten und Kindern mit Rechenstörung unterschieden werden. Bei Lerndefiziten resultiert die schwache Leistung im Fach Mathematik in der Regel aus einer zu geringen Lernintensität. Daher reicht für diese Kinder eine Förderung in der Schule durch zusätzlichen Förderunterricht. Kinder mit Rechenstörung hingegen erreichen trotz hohen Lerneinsatzes nicht die in der Schule verlangte Leistung. Da sich die Therapie individuell stark unterscheidet und ein weiteres Kriterium für den Therapieerfolg die Anpassung an das individuelle Leistungsniveau (Arbeiten an der Null-Fehler-Grenze) bildet, kann die Dyskalkulie-Therapie nur als Einzeltherapie einen optimalen Therapieerfolg erreichen (vgl. hierzu auch Lorenz, 2003a; Dowker, 2004; Gaidoschik, 2006). Auch Kaufmann, Handl und Delazer (2005) weisen darauf hin, dass die Intensität und der zeitliche Aufwand bei der Bearbeitung der jeweiligen Therapiemodule intra- und interindividuell stark schwanken.

3.1 Schulleistungstests

Schulleistungstests dienen dazu, das Leistungsniveau eines Schülers in einer Klasse zu erfassen; sie können auch als Screening für Rechenstörung eingesetzt werden. Bei Auffälligkeiten im Rechnen muss dann der Verdacht durch Einzeltestverfahren erhärtet werden. In den letzten Jahren sind als Schulleistungstests die DEMAT-Reihe (Deutsche Mathematiktests für erste bis vierte Klasse) und der HRT 1-4 (Heidelberger Rechentest) entwickelt worden (vgl. Tab. 10).

Tabelle 10: Übersicht über aktuelle Schulleistungstests

Testverfahren	Kurzbeschreibung	Gütekriterien	Kritik
DEMAT 1+ Krajewski, Küspert und Schneider (2002)	36 Aufgaben zu den Bereichen: Mengen – Zahlen, Zahlenraum, Addition, Subtraktion, Zahlenzerlegung – Zahlenergänzung, Teil – Ganzes, Kettenaufgaben, Ungleichungen und Sachaufgaben für erste und zweite Klassen	– Retest-Reliabilität = .65 – Cronbachs Alpha = .89 (erste Klasse) .88 (zweite Klasse) – Normierung aus dem Jahre 2000	Diese Verfahren werden als Gruppen- und Einzeltests bezeichnet, es liegt aber keine getrennte Normierung für die Einzeltestung vor. Für die Gruppentests gilt allgemein die Schwierigkeit, Ursachen einer Nichtlösung nachzuvollziehen (z. B. langsamer Arbeitsstil, unsystematische Rechenwege, impulsives Antwortverhalten).
DEMAT 2+ Krajewski, Liehm und Schneider (2004)	36 Aufgaben zu den Bereichen: Zahleneigenschaften, Längenvergleich, Addition, Subtraktion, Verdoppeln, Division, Halbieren, Rechnen mit Geld, Sachaufgaben und Geometrie für zweite und dritte Klassen	– Splithalf-Reliabilität = .95 (zweite Klasse) – .94 (dritte Klasse) – Cronbachs Alpha = .93 (zweite Klasse) .91 (dritte Klasse) – Normierung aus dem Jahre 2002	

Tabelle 10: (Fortsetzung)

Testverfahren	Kurzbeschreibung	Gütekriterien	Kritik
DEMAT 3+ Roick, Gölitz und Hasselhorn (2004)	31 Aufgaben zu den Bereichen: Arithmetik (Zahlenstrahl, Additionen, Subtraktionen, Multiplikation), Sachrechnen (Sachrechnungen, Längen umrechnen) und Geometrie (Spiegelzeichnungen, Formen legen, Längen schätzen) für dritte und vierte Klassen	– Paralleltest-Reliabilität = .83 – Cronbachs Alpha = .83 – In Anwendung seit 2004	
DEMAT 4, Gölitz, Roick und Hasselhorn (2006)	Zahlenstrahl, Additionen, Subtraktionen, Multiplikation, Division, Größenvergleiche, Sachrechnungen, Lagebeziehungen und Spiegelzeichnungen	– Paralleltest-Reliabilität = .82 – Cronbachs Alpha =.84–.85 – In Anwendung seit 2006	
DEMAT 5+, DEMAT 6 Marx (in Vorb.)			
HRT 1-4 Haffner (2005)	Messung der Schreibgeschwindigkeit (als Kontrollvariable); elf Untertests umfassen die vier Grundrechenarten, Ergänzungsaufgaben, Größer-Kleiner-Vergleiche, Zahlenreihen, Würfelzählen, Längenschätzen, Mengenzählen und das Zahlenverbinden. Die vorgelegten Aufgaben sind für die erste bis vierte Klasse identisch.	– Kriteriumsvalidität: Korrelation mit der Mathematik-Leistung, gesamt = –0.67 – Retest-Reliabilität = .87–.93 – Normierung aus dem Jahre 2002	Die Betonung einer schnellen Bearbeitung führt zu einer starken Mitbeteiligung der allgemeinen Informationsverarbeitungsgeschwindigkeit.

3.2 Einzeltestverfahren

Derzeit sind drei relativ aktuell normierte Verfahren zur Dyskalkulie-Diagnostik erhältlich. Der Osnabrücker Test zur Zahlenbegriffsentwicklung (OTZ, nach van Luit, Rijt & Hasemann, 2001), das Rechenfertigkeiten- und Zahlenverarbeitungs-Diagnostikum für die 2. bis 6. Klasse (RZD 2-6, Jacobs & Petermann, 2005d) und die Neuropsychologische Testbatterie für Zahlenverarbeitung und Rechnen bei Kindern (ZAREKI-R, von Aster, Weinhold Zulauf & Horn, 2006).

Aufbau und Durchführung des OTZ. Der OTZ kann für Kinder zwischen fünf und siebeneinhalb Jahren in Kindergarten, Vor- und Grundschule durchgeführt werden. Die Zahlbegriffsentwicklung wird im OTZ durch acht Subtests erfasst (vgl. Tab. 11). Der Test liegt in einer Parallelform vor.

Das Kind soll seine Lösung auf den Bildern des beigefügten Testheftes zeigen, benennen oder ohne das Bildmaterial Tätigkeiten ausführen. Die Durchführungsdauer für den OTZ beträgt 25 bis 30 Minuten. Die Normen für fünf Altersgruppen sind fünffach gestuft. Von Niveau A *Gut bis sehr gut* bis zu Niveau E *Sehr schwach bis schwach.*

Die Normierung erfolgte in den Niederlanden (n = 823) und in Deutschland (n = 330). Die interne Konsistenz beträgt in Deutschland .88 (Testversion A) bzw. .84 (Testver-

Tabelle 11: Subtests des OTZ (jeder Teil umfasst fünf Aufgaben)

Subtests	Aufgaben
Vergleichen	Es wird ermittelt, ob Relationen und Ordnungen beschrieben werden können.
Klassifizieren	Es wird die Fähigkeit überprüft, ob Objekte nach Ähnlichkeit zusammengefasst werden können.
Eins-zu-Eins-Zuordnen	Es wird erhoben, ob Kinder in der Lage sind, die Mächtigkeit von Mengen anhand von Eins-zu-Eins-Zuordnungen zu erfassen.
Nach Reihenfolge ordnen	Es wird geprüft, ob Kinder Anordnungen von Objekten nach vorgegebenen Kriterien (etwa von hell nach dunkel oder von klein nach groß) erkennen können.
Zahlwörter benutzen	Das verbale Zählen vorwärts und rückwärts wird geprüft.
Synchrones und verkürztes Zählen	Das Abzählen von Objektmengen und das sofortige Erkennen von Zahlbildern wird erfasst.
Resultatives Zählen	Die Fähigkeit des Zählens von strukturierten und unstrukturierten Objektmengen, ohne auf das Objekt zu zeigen, wird ermittelt.
Anwenden von Zahlenwissen	Es wird überprüft, ob Zahlenwissen in alltäglichen Problemsituationen angewandt werden kann.

sion B) und für die Niederlande bei .90 sowie .94. Eine faktoranalytische Überprüfung der Validität erbrachte einen Faktor, der 60 % der Varianz aufklärt. Die Autoren schließen daraus, dass die acht Subtests als Kontinuum der frühen Zahlenbegriffsentwicklung aufgefasst werden können.

Bewertung des OTZ. Das Material des OTZ ist kindgerecht gestaltet und die Durchführungsdauer der Aufmerksamkeitsspanne von Fünf- bis Siebenjährigen angemessen. Durchführungs- und Auswertungsobjektivität ist bei Befolgen des Manuals gegeben. Der OTZ misst zuverlässig. Es ergeben sich durchschnittliche bis hohe Reliabilitätskoeffizienten. Der OTZ eignet sich insbesondere für die Früherkennung von Beeinträchtigungen der Zahlentwicklung, die in eine Rechenstörung münden können. Auf diese Weise kann die Notwendigkeit für eine vorschulische (präventive) Förderung von Zahlenverarbeitungskompetenzen erkannt werden.

Aufbau und Durchführung des RZD 2-6. Das RZD 2-6 ist von der zweiten Klasse bis zur Mitte der sechsten Klasse anwendbar. Die Testentwicklung nimmt auf den aktuellen Forschungsstand (Zahlenverarbeitung und Rechenfertigkeiten) Bezug. Demnach müssen – neben basalen Fähigkeiten der Zahlenverarbeitung – altersentsprechende Fertigkeiten des Rechnens überprüft werden.

Das RZD 2-6 setzt sich aus insgesamt 18 Untertests zusammen (vgl. Tab. 12). In Abhängigkeit von der besuchten Klassenstufe wird das Kind einer von vier Teststufen (vgl. Kasten 14) zugeordnet. Die jeweilige Teststufe bestimmt die Vorgabe von Untertests, Zeitintervallen sowie Ein- und Ausstiegskriterien. Bei der Konzipierung des RZD 2-6 wurde besonders auf die getrennte Erfassung der Arbeitsgüte (Power-

Tabelle 12: Die Subtests des RZD 2-6

Subtests	Aufgaben
1a) Zahlen transkodieren – visuelle Darbietung (Zahlen lesen)	Dem Kind werden arabische Ziffern vorgelegt, die es als Zahlwort vorlesen soll (sechs bis acht Aufgaben).
1b) Zahlen transkodieren – verbale Darbietung (Zahlen schreiben)	Dem Kind werden Zahlwörter vorgelesen, diese soll es als arabische Ziffern aufschreiben (sechs bis acht Aufgaben).
2a) Abzählen vorwärts	Es werden nacheinander Punktreihen vorgelegt, das Kind soll von einem bestimmten Startpunkt zu einem gekennzeichneten Endpunkt die Punkte vorwärts abzählen (vier Aufgaben).
2b) Abzählen rückwärts	Wie Untertests 2a), das Kind muss die markierten Punktbereiche hier rückwärts abzählen (vier Aufgaben).
3) Positionen auf dem Zahlenstrahl	Die Position einer vorgegebenen Zahl soll auf dem vorgelegten Zahlenstrahl gefunden werden (12 Aufgaben).
4) Mengenschätzen	Photos von ungruppierten Objekten werden kurz dargeboten und das Kind soll die Anzahl der Objekte schätzen (acht Aufgaben).
5) Kontextbezogene Mengenschätzung	Dem Kind werden Situationen vorgelesen, in denen Mengen mit situativen Kontexten verknüpft werden. Das Kind soll entscheiden, ob die jeweilige Menge als „viel" oder „wenig" (acht bis zehn Aufgaben) zu bewerten ist.
6a) Größenvergleiche von Zahlen (visuelle Darbietung)	Es werden jeweils zwei Zahlen (arabische Ziffern) vorgelegt, das Kind soll zeigen, welche Zahl größer ist (sechs Aufgaben – nur 2. Teststufe).
6b) Größenvergleiche von Zahlen (verbale Darbietung)	Es werden jeweils zwei Zahlwörter vorgelesen, das Kind soll sagen, ob die erste oder die zweite Zahl größer ist (sechs bis acht Aufgaben).
7a) Kopfrechnen Addition	Es werden Additionsaufgaben vorgelegt, das Kind soll diese im Kopf lösen (sechs bis neun Aufgaben mit Erfassung der Speedkomponente).
7b) Kopfrechnen Subtraktion	Es werden Subtraktionsaufgaben vorgelegt, das Kind soll diese im Kopf lösen (sechs bis neun Aufgaben mit Erfassung der Speedkomponente).
7c) Kopfrechnen Multiplikation	Es werden Multiplikationsaufgaben vorgelegt, das Kind soll diese im Kopf lösen (sechs bis neun Aufgaben mit Erfassung der Speedkomponente).
7d) Kopfrechnen Division	Es werden Divisionsaufgaben vorgelegt, das Kind soll diese im Kopf lösen (sieben bis neun Aufgaben mit Erfassung der Speedkomponente – nur dritte, vierte und fünfte Teststufe).
8) Schriftliches Rechnen	Dem Kind werden Rechenaufgaben visuell dargeboten, diese sollen schriftlich gelöst werden (8 oder 16 Aufgaben mit Erfassung der Speedkomponente – nur vierte und fünfte Teststufe).
9) Flexibles Anwenden	Es werden unvollständige Rechenaufgaben vorgelegt, das Kind soll überlegen, welche Zahl oder welche Rechenzeichen fehlen (acht Aufgaben mit Erfassung der Speedkomponente).
10) Regelverständnis	Jeweils zwei Rechenaufgaben werden vorgelegt, die eine ist bereits gelöst. Das Kind soll entscheiden, ob die gelöste Rechenaufgabe bei der Lösung der zweiten Aufgabe hilft (sechs bis zehn Aufgaben).

Tabelle 12: (Fortsetzung)

11) Zählrahmen	Mit Hilfe eines Zählrahmens soll das Kind Zahlwörter darstellen oder Einer-, Zehner- und Hunderterübergänge registrieren (acht bis zehn Aufgaben).
12) Textaufgaben	Das Kind bekommt Textaufgaben visuell vorgelegt und vorgelesen. Diese sollen im Kopf gelöst werden (acht bis zehn Aufgaben mit Erfassung der Speedkomponente).

Kasten 14: Zuordnung der Klassenstufen zu den Teststufen (Jacobs & Petermann, 2005d)

Alters-/Klassenstufen des Tests

Stufe 2 = Ende der zweiten Klasse bis Mitte der dritten Klasse
Stufe 3 = Ende der dritten Klasse bis Mitte der vierten Klasse
Stufe 4 = Ende der vierten Klasse bis Mitte der fünften Klasse
Stufe 5 = Anfang der sechsten Klasse bis Mitte der sechsten Klasse

In Schulwochen

	von	bis
Teststufe 2	43. Woche des 2. Schuljahres	24. Woche des 3. Schuljahres
Teststufe 3	43. Woche des 3. Schuljahres	23. Woche des 4. Schuljahres
Teststufe 4	42. Woche des 4. Schuljahres	23. Woche des 5. Schuljahres
Teststufe 5	4. Woche des 6. Schuljahres	24. Woche des 6. Schuljahres

komponente) und der Arbeitsgeschwindigkeit (Speedkomponente) Wert gelegt. Dadurch ist es möglich zu beurteilen, ob ein Kind angemessen viele Aufgaben richtig lösen kann und ob es dafür nicht zu viel Zeit benötigt.

Die Durchführung dauert, je nach Teststufe, ca. 30 bis 45 Minuten. Es liegen getrennte Normen für die Arbeitsgüte und die Arbeitsgeschwindigkeit vor. Der entsprechende kritische Bereich ist in den Prozentrangtabellen und den Profilblättern gekennzeichnet.

Normiert wurde das Verfahren an 497 Kindern aus Schulen der Bundesländer Bremen und Niedersachsen. Die interne Konsistenz (Cronbachs Alpha) liegt in Abhängigkeit von der Teststufe zwischen .89 und .95. Außerdem ergaben sich bedeutsame Zusammenhänge zwischen den Beurteilungen der Mathematik-Leistungen durch Eltern und Lehrer und den ermittelten Gesamtpunktwerten der Normstichprobe. Diese Zusammenhänge zeigen, dass diejenigen Kinder, die in dem RZD 2-6 wenig Punkte erreichten, auch von ihren Eltern und Lehrern als schwächere Rechner eingeschätzt wurden und umgekehrt.

Bewertung des RZD 2-6. Das RZD 2-6 trennt als einziges Rechentestverfahren, die Power- und die Speedleistung explizit voneinander. Durch die Unterscheidung zwischen der Power- und Speedkomponente wird ein differenzierterer Einblick in die Rechenleistungen ermöglicht. Verfahren, die eine bestimmte Bearbeitungszeit vorgeben, sagen nichts darüber aus, ob das Kind die Rechnung eigentlich hätte lösen können, wenn es mehr Zeit gehabt hätte. Dadurch werden Kinder die langsam rechnen, nicht von Kindern unterschieden, die tatsächlich falsch rechnen. Verfahren die die Bearbeitungszeit nicht erfassen und keine Zeitvorgaben machen, attestieren dem Kind eventuell keine Rechenstörung, wenn es mit nicht altersgemäßen Rechenstra-

Tabelle 13: Die Subtests der ZAREKI-R

Subtests	Aufgaben
1) Abzählen	Das Kind soll eine Menge von schwarzen Punkten auf einem Blatt zählen und dabei jeweils auch den gezählten Punkt berühren. Die Anzahl der gezählten Punkte soll vom Kind aufgeschrieben werden (fünf Aufgaben).
2) Zählen rückwärts mündlich	Das Kind soll von 23–1 und von 67–54 rückwärts zählen (zwei Aufgabe).
3) Zahlenschreiben	Es müssen acht Zahlen nach Diktat von den Kindern in arabischer Form aufgeschrieben werden (acht Aufgaben).
4) Kopfrechnen	Acht Additions-, Subtraktions- und Multiplikationsaufgaben werden dem Kind mündlich gestellt und sollen mündlich beantwortet werden.
5) Zahlenlesen	Es werden Zahlen in arabischer Form vorgelegt, die die Kinder laut vorlesen sollen (acht Aufgaben).
6) Anordnen von Zahlen auf einem Zahlenstrahl (Teil I)	Die Kinder sollen auf einer vertikalen Linie mit den Enden null und hundert denjenigen Querstrich unter mehreren Querstrichen finden, der zu der (mündlich oder visuell) vorgegebenen Zahl passt (sechs Aufgaben).
6) Anordnen von Zahlen auf einem Zahlenstrahl (Teil II)	Die Kinder sollen auf einer vertikalen Linie mit den Enden null und hundert, denjenigen Querstrich einzeichnen, der zu der (mündlich oder visuell) vorgegebenen Zahl passt (sechs Aufgaben).
7) Zahlennachsprechen vorwärts	Das Kind soll vorgelesene Zahlenfolgen aus dem Gedächtnis nachsprechen (zwölf Aufgaben).
7) Zahlennachsprechen rückwärts	Das Kind soll vorgelesene Zahlenfolgen aus dem Gedächtnis in umgekehrter Reihenfolge nachsprechen (zwölf Aufgaben).
8) Zahlenvergleich Worte	Dem Kind werden jeweils zwei Zahlen vorgelesen. Dabei wird die erste Zahl der linken und die zweite Zahl der rechten Hand zugeordnet. Das Kind soll auf die Hand zeigen, die für die größere Zahl steht (acht Aufgaben).
9) Perzeptive Mengenbeurteilung	Das Kind soll die absolute Anzahl von Gegenständen, die auf einer Schwarzweißvorlage präsentiert werden, nach fünf Sekunden schätzen (fünf Aufgaben).
10) Kognitive (kontextuelle) Mengenbeurteilung	Das Kind soll eine Anzahl in einem gegebenen Kontext bewerten und entscheiden, ob diese Anzahl als wenig, normal oder viel zu bewerten ist (sechs Aufgaben).
11) Textaufgaben	Dem Kind werden Textaufgaben vorgelesen, deren Lösung es mündlich mitteilen soll (sechs Aufgaben).
12) Zahlenvergleich	Das Kind erhält ein Arbeitsblatt mit acht jeweils in einer Zeile angeordneten Zahlenpaaren. Es soll in jeder Zeile die größere Zahl umkreisen (acht Aufgaben).

tegien etwa Fingerrechnen ausreichend richtige Lösungen produziert, aber soviel Zeit dafür benötigt, dass es in der Schule kaum die Hälfte der vorgegebenen Aufgaben einer Klassenarbeit bewältigt.

Das RZD 2-6 ist als objektiv, reliabel und valide einzustufen. Allerdings ist die differenzierte Aussagekraft des Verfahrens auf den unteren Leistungsbereich beschränkt. Das heißt, dieser Test unterscheidet besonders gut zwischen weniger guten und sehr schwachen Rechnern. Besonders leistungsstarke Rechner sind hiermit nicht zu ermitteln. Der Einsatz des Verfahrens ist auf die Individualdiagnostik beschränkt, Gruppennormen existieren nicht.

Aufbau und Durchführung des ZAREKI-R. Die ZAREKI-R bildet eine inhaltlich überarbeitete und neu normierte Fassung der ZAREKI (von Aster, 2001b). Sie ist von der ersten bis zur vierten Klasse anwendbar und umfasst zwölf Subtests (vgl. Tab. 13).

Für die Normierung der ZAREKI-R wurden 421 Schüler und Schülerinnen der Klassen 1 bis 4 aus Deutschland und 343 Kinder aus der zweiten Klasse in Zürich untersucht. Die interne Konsistenz (Cronbachs alpha) liegt über alle Klassenstufen hinweg zwischen .93 (Schweiz) und .97 (Deutschland). Angaben für die einzelnen Klassenstufen fehlen. Die Autoren finden faktorenanalytisch vier Faktoren:
- Zahlen- und Faktenwissen (Eigenwert 6,06),
- Analog-semantische und arithmetische Fähigkeiten (Eigenwert 1,30),
- Zählfertigkeiten (Eigenwert 1,00) sowie
- Numerisches Arbeitsgedächtnis (Eigenwert 0,99).

Lehrereinschätzungen und Schulnote korrelieren mit den Rohwerten des ZAREKI-R.

Bewertung der ZAREKI-R. Die ZAREKI-R ist derzeit neben dem RZD 2-6 das einzige aktuell normierte Einzeltestverfahren, um Rechenstörungen zu diagnostizieren. Im Gegensatz zur Vorläuferversion ZAREKI liegt jetzt (wie beim RZD 2-6) eine Klassenstufen basierte Normierung vor. Eine normierte Speedkomponente fehlt. Die Vorlage aller Aufgaben unabhängig von der Klasse führt weiterhin zu Irritationen bei einigen Kindern, wenn Aufgaben gelöst werden sollen, die die Kinder noch nicht im Unterricht behandelt haben. Gerade junge, leistungsschwache Kinder fühlen sich dadurch leicht verunsichert. Motivierend wirken hingegen die leichten Textaufgaben und die einfachen Einführungsaufgaben. Durch die leichten Aufgaben kann man gut im unteren Leistungsbereich differenzieren. Es fehlen Divisionsaufgaben.

Die ZAREKI-R kann objektiv durchgeführt werden und ist reliabel. Bei der Normierung in Klassenstufen wäre es inhaltslogisch eine Faktorenanalyse für die einzelnen Klassenstufen durchzuführen.

3.3 Therapieverfahren und Auszüge aus der praktischen Durchführung

In der Regel ist man bestrebt, mathematische Inhalte spielerisch zu vermitteln (vgl. Ellrott & Aps-Ellrott, 1995, 1997, 1998; Metzler, 2002; Ebhardt & Ebhardt, 2004; Ebhardt, 2005; Gührs, 2006). Eine solche Gestaltung von Therapiematerial alleine genügt jedoch nicht, um einen Therapieerfolg zu gewährleisten. Vielmehr bedarf es eines strukturierten Aufbaus und der Orientierung am Leistungsvermögen des Kindes. Im Folgenden werden ohne Anspruch auf Vollständigkeit einige Therapiematerialien und deren Verwendbarkeit mit Bezug auf die beschriebenen Leitlinien dargestellt.

3.3.1 Basiskompetenzen

Erkennen und Bilden von Klassifikationen (gleich-ungleich). Für die Therapie der in Leitlinie 10 beschriebenen Basiskompetenzen liegen eine Reihe von Therapiematerialien vor. Eine Übung zur Erkennung von Klassen findet sich etwa im Mathe-Fix-Modultraining (Jacobs & Petermann, 2007, in Vorb.). Die Kinder müssen aus einer Anzahl von Elementen diejenigen heraussuchen, die Träger einer vorgegebenen Eigenschaft sind.

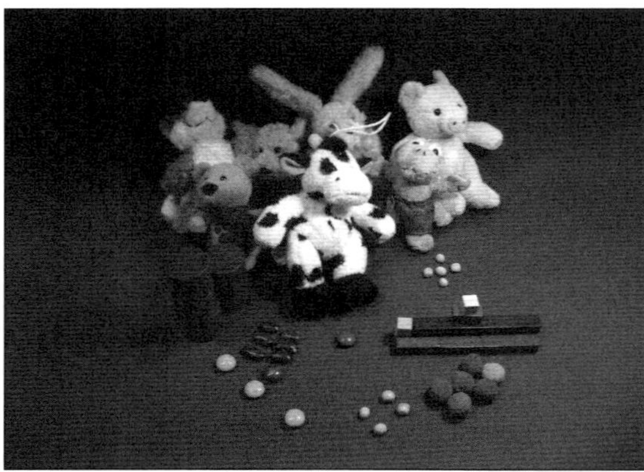

Bitte gib mir alle Stofftiere.

Bitte gib mir alle Gegenstände aus Holz.

Bitte gib mir alle Süßigkeiten.

Bitte gib mir alle eckigen Gegenstände.

Abbildung 27: Beispiel zur Mengenbildung (Mathe-Fix-Modultraining, Jacobs & Petermann, 2007, in Vorb.)

Mengenvergleiche (Eins-zu-Eins-Zuordnung). Wird die Mengenbildung hinreichend beherrscht, kann zum Gruppieren oder Ordnen übergegangen werden Die Eins-zu-Eins-Zuordnung stellt dabei die einfachste Gruppierungsform dar, bei der nicht auf das Zählen zurückgegriffen werden muss, um etwa folgende Fragen zu beantworten: Sind da mehr Stofftiere oder mehr Holzstäbchen auf dem Tisch? Bei dem Beispiel in Abbildung 27 kann das Kind neben jedes Stofftier ein Holzstäbchen legen (= konkrete Handlung). Eine solche Aufgabenstellung kann sehr gut mit Alltagssituationen verknüpft werden: So werden etwa Stühle am Tisch den anwesenden Personen, Schaukeln den Kindern auf dem Spielplatz oder Spielfiguren den Kindern, die mitspielen wollen, zugeordnet. In einem weiteren Schritt werden nur noch Bilder verwendet (= anschauliche Ebene) und schließlich wird auf der symbolischen Ebene mit Wörtern oder Zahlen gearbeitet. So kann eine Menge von Waldtieren mit einer Menge von Haustieren bezüglich ihrer Anzahl verglichen werden (ohne zu zählen), in dem jedem Waldtier ein Haustier zugeordnet wird:

Hund – Reh
Katze – Wildschwein
Kuh – Dachs
Zwergkaninchen – Waschbär
– Fuchs.

Bei weiteren Ordnungskriterien kann auf die Gestaltgesetze (für eine Veranschaulichung siehe auch Anderson, 2001) zurückgegriffen werden. Die Gestaltgesetze sind anhand von konkretem Material zu vermitteln und dann ihre Umsetzung zu üben.

Seriation (etwa größer-kleiner, mehr-weniger, kürzer-länger). Zur Übung von Seriation eigenen sich einige Montessori-Materialien (vgl. Milz, 2004; Übersicht zum Montessori-Verlag, 2005). Die Kinder werden aufgefordert, die Gegenstände der Größe, Länge oder Breite nach zu ordnen. Dabei muss verdeutlicht werden, dass die Bezeichnungen Länge, Breite, Höhe oder Tiefe von der Lage des Objektes abhängen. Während einem Schrank eindeutig der Begriff „Höhe" zugeordnet werden kann, ist die gleiche Zuordnung für einen Quader abhängig davon, wie der Quader positioniert wird. So muss bei der Aufforderung „Ordne die Stufen der Treppe nach ihrer Höhe!" vorher die Lage der einzelnen Stufen definiert werden.

Zur Erkennung von Dimensionsunterschieden können auch vier Blöcke mit Zylindern von Montessori verwendet werden (vgl. Abb. 28). Diese Blöcke sind identisch, lediglich die Einsatzzylinder variieren. Ein Block verfügt über Zylinder mit unterschiedlicher Höhe, einer über Zylinder mit unterschiedlichem Durchmesser, zwei Blöcke über Zylinder, die in Durchmesser und Höhe gleichzeitig variieren, wobei die beiden Blöcke bezüglich der Größenveränderungen ihrer Zylinder gegenläufig sind. So können Bezeichnungen wie größer, kleiner, dünner, dicker, höher und niedriger in der konkreten Handlung (Zuordnung von Zylinder zu passendem Hohlraum) erfahrbar gemacht werden.

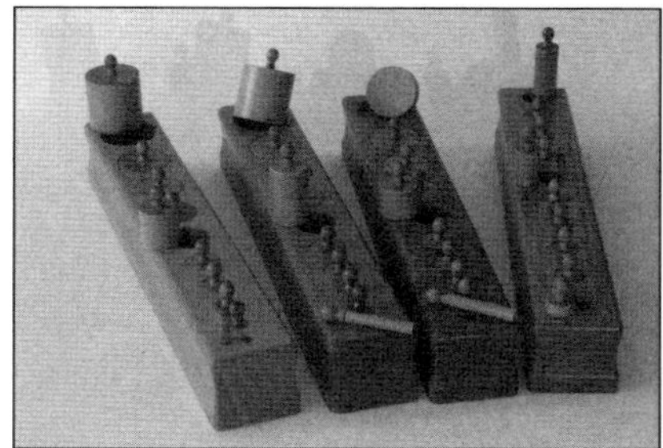

Abbildung 28: Vier Blöcke mit Zylindern (von Nienhuis Montessori)

Kontextabhängige Mengenbestimmung. Auch für die kontextabhängige Mengenbestimmung können die vier Blöcke (vgl. Abb. 28) verwendet werden. Ob ein Zylinder als groß oder klein bezeichnet wird, muss in Relation zu anderen Zylindern oder zu den Hohlräumen eingeschätzt werden. Im Alltag kann man auf Beispiele wie Steine in einem Eimer, Wasser in verschiedenen Bechern, Gummibärchen in verschiedenen Schalen, Murmeln in einem Beutel zurückgreifen.

3.3.2 Der semantische Gehalt einer Zahl

Wie in Leitlinie 11 beschrieben, wird der semantische Gehalt einer Zahl durch verschiedene Aspekte erfahrbar. Dabei kommt dem ordinalen aber insbesondere auch dem kardinalen Aspekt eine herausragende Bedeutung zu. Der kardinale Aspekt gibt die Mächtigkeit einer Zahl an, also ihre mengenmäßige Bedeutung. In der Dyskalkulie-Therapie muss daher zunächst die Mengenerfassung und dann die Mengen-Zahl-Zuordnung erlernt werden. Dabei ist es bei einigen Kindern nötig, zunächst die einzelnen Ziffern zu erlernen.

Mengenerfassung. Konkrete Materialien zum Üben der Mengenerfassung bilden unter anderem Glas-Nuggets oder Chips. Des Weiteren können einfache Materialien aus dem Spielzeughandel etwa Würfel, Spielfiguren, Murmeln, Plastikchips verwendet werden. Neben diesen harten, meist geometrischen Formen gleichenden Materialien können auch gern weiche Materialien (etwa Plüschbällchen, Stoffwürfel), die angenehm anzufassen sind, verwendet werden.

Mengen-Zahl-Zuordnung. Für die Mengen-Zahl-Zuordnung ist es zunächst erforderlich, dass das Kind alle Ziffern sicher erkennt und benennen kann. Das Montessori-Material stellt hier Holzplättchen zur Verfügung, auf denen sich zehn Ziffern aus Sandpapier befinden. Die Kinder können so den Verlauf der Ziffern auch ertasten. Im Mathe-Fix-Modultraining (Jacobs & Petermann, 2007, in Vorb.) werden Plüschdrähte eingesetzt (vgl. Abb. 29). Dabei können die Kinder vorgegebene Ziffern ertasten (aber auch selber Ziffern formen), während sie parallel ihre Handlungen verbalisieren. Den Plüschziffern können dann später auch Mengen zugeordnet werden.

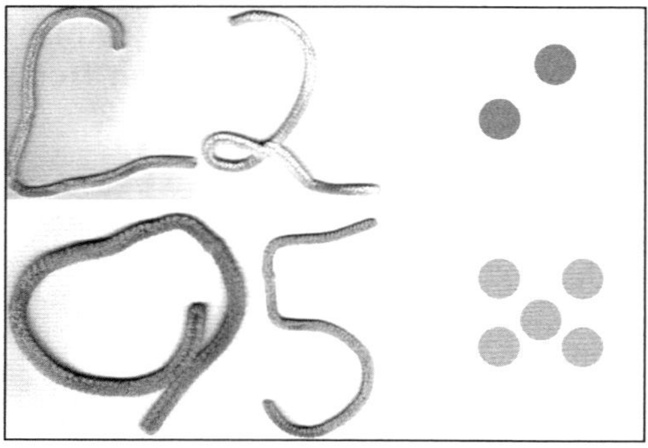

Abbildung 29: Ziffern erkennen und formen mit Plüschdraht und Mengen zuordnen aus dem Mathe-Fix-Modultraining (Jacobs & Petermann, 2007, in Vorb.)

Alle Materialien, die bei der Mengenerfassung verwendet wurden, können nun auch bei der Mengen-Zahl-Zuordnung angewendet werden. Dabei kann von einer sicheren Zuordnung ausgegangen werden, wenn das Kind materialunabhängig Zuordnungen vornehmen kann. Auf einer anschaulichen Ebene sollte auch der Zahlenstrahl eingeführt werden, um den Aufbau eines mentalen Zahlenstrahls zu unterstützen.

Auch wenn dem Kardinalaspekt eine herausragende Bedeutung zukommt, sollten auch Übungen zu weiteren Aspekten (vgl. hierzu Leitlinie 11) sowie zu Verknüpfungen von Zahlenaspekten in der Therapie berücksichtigt werden. So lässt sich etwa beim Messen von Gegenständen (etwa die Länge von Holzstäbchen) der Maßzahlaspekt mit dem Kardinalaspekt verbinden, wenn aus gleichlangen Gegenständen eine Menge gebildet wird, deren Anzahl mit anderen Mengen verglichen werden kann. Wenn dann die verschiedenen Mengen nach ihrer Anzahl in eine Reihenfolge gebracht werden, wird die Verbindung zu einem weiteren Zahlaspekt dem Ordinalaspekt hergestellt. Entscheidend ist, das Kind die verschiedenen Aspekte selbst benennen zu lassen, beziehungsweise in verschiedenen Aufgabenstellungen in der konkreten Handlung finden zu lassen.

3.3.3 Rechnen im Zahlenraum bis 100

Der Zahlenraum bis 100 wird schrittweise bis zehn, danach bis 20 und schließlich bis 100 erschlossen. Sich zählend durch diesen Zahlenraum bewegen zu können, stellt eine wichtige Voraussetzung für den Rechenerwerb dar. Für das Rechnen im Zahlenraum kommt der Zahlzerlegung eine besondere Bedeutung zu. Diese beruht wiederum auf der Mengenzerlegung. Therapie-Manuale im Zahlenraum bis zehn (Claus & Peter, 2005) beziehungsweise bis 20 (Gührs, 2004) versuchen diesen Umstand Rechnung zu tragen, in dem sie der Zahlzerlegung eine Mengenzerlegung vorordnen. Dabei wird bei Claus und Peter (2005) zunächst mit Fingerbildern gearbeitet (vgl. Abb. 30).

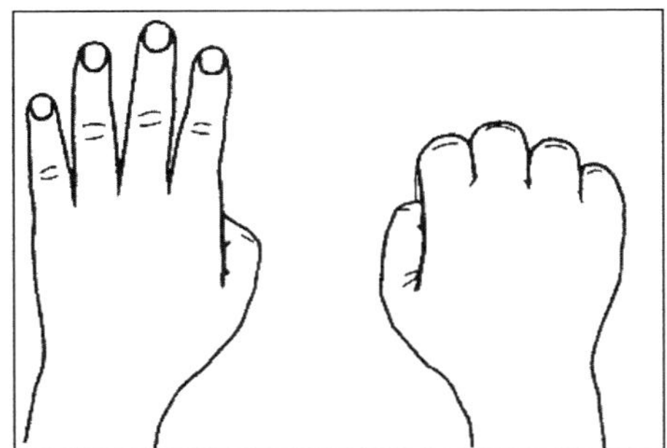

Abbildung 30: Fingerbild für die Vier (nach Claus & Peter, 2005)

Im Zahlenraum bis zehn lässt sich dabei jeder Zahl ein Fingerbild eindeutig zuordnen. Später wird dann auch mit Zehnerfeldern die Zahlzerlegung durchgeführt. Gührs (2006) favorisiert Mengenbilder für die Mengen- und Zahlzerlegung. Bei den Blitzfotos (vgl. Abb. 31) müssen die Kinder zum Beispiel nach kurzer Darbietung sagen, welche Zahl wie zerlegt wurde. In Abbildung 31 wurde die *Zehn* in *sechs* und *vier* zerlegt.

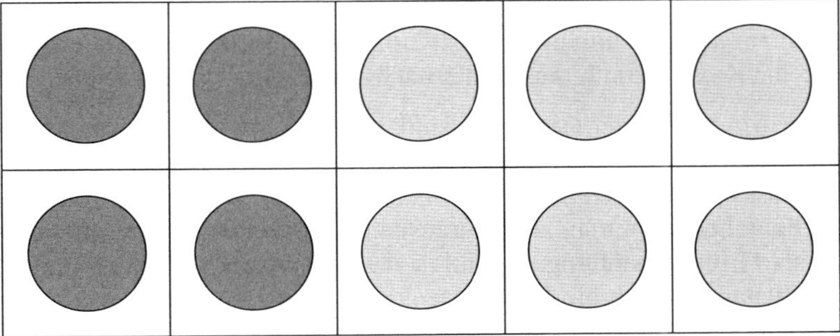

Abbildung 31: Blitzfoto aus den Beo-Mengenbildern (Gührs, 2006)

Dieses Vorgehen kann durch weitere Spiele zum Rechenerwerb, etwa „Von Anfang an", vertieft werden. Beim Spiel „Von Anfang an" müssen die Kinder in verschiedenen Spielvariationen Mengen zerlegen oder mit kleinen Zahlen rechnen, auch zum ordinalen und kardinalen Aspekt von Zahlen finden sich hier Spielvariationen (vgl. Abb. 32).

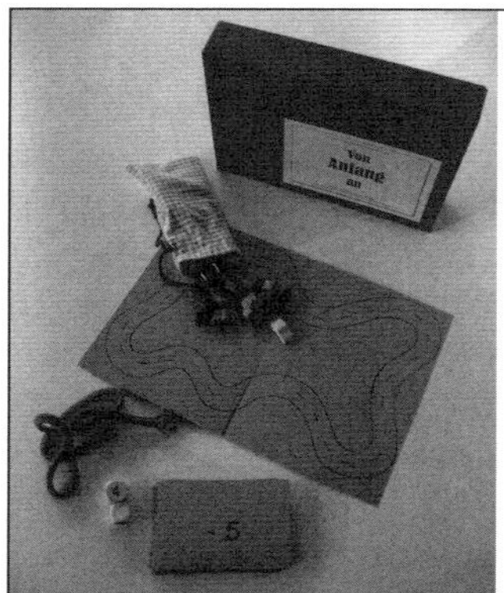

Spielvariation: Auf dem Parkplatz I
Jeder Spieler stellt zehn Autos auf seinen Parkplatz vor sich auf. In der Mitte des Tisches stehen 20 Autos auf dem großen Parkplatz, daneben eine Kartenstapel mit Aufgabenkarten. Mit Hilfe der Aufgabenkarten muss gerechnet werden (Etwa bei –5 = fünf Autos auf den großen Parkplatz bringen.).

Spielvariation: Auf dem Schrottplatz I
Mit jeweils vier Autos wird gewürfelt. Je nach Lage beim Würfeln erhält man folgende Punkte:
- 0 Punkte für auf dem Dach liegen
- 1 Punkte für auf der Seite liegen und
- 2 Punkte für auf den Rädern

Die Kinder müssen ihre Ergebnisse errechnen und addieren.

Abbildung 32: Das Spiel „Von Anfang an" (Der Kleine Verlag)

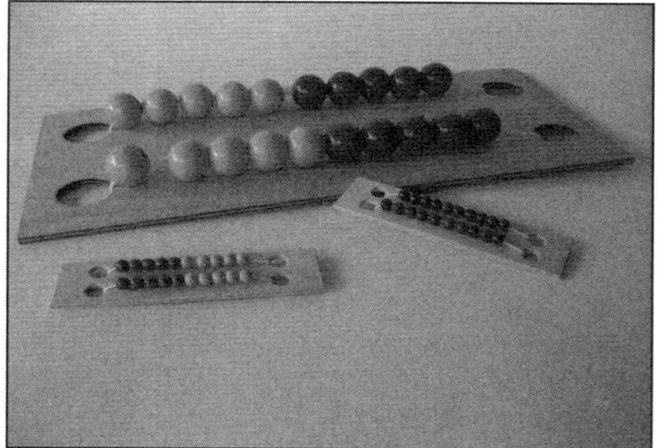

Abbildung 33: Rechenhexe (Mosaik-Werkstätten)

Zusätzliche Materialien für konkretes und anschauliches Rechnen im Zahlenraum bis 20 beziehungsweise 100 sind:

- *Die Rechenhexe:* Für die Zahlzerlegung beziehungsweise das Rechnen im Zahlenraum bis 20 ist auch die Rechenhexe geeignet. Die Rechenhexe liegt als Lehrermodell und als kleinformatiges Modell vor, mit dem der Schüler üben kann. Bei diesem Material ist das Prinzip der Addition und Subtraktion für die Kinder konkret erfahrbar. Dafür werden die Kugeln durch die Löcher nach hinten oder vorne verschoben.
- *Die 20er und 100er Tafeln:* Bei der Lernothek sind 20er und 100er Tafeln erhältlich (vgl. Abb. 34), auf denen mit Plättchen gearbeitet wird. Durch Umdrehen der Plättchen (Die Rückseite ist weiß.) verschmelzen die Plättchen mit dem einlegbaren weißen Hintergrund. Die Plättchen kann man auch herausnehmen, so dass das Wegnehmen und Hinzufügen als Grundvorstellung gut durch das Verbinden von tatsächlicher Handlung und Rechenaufgabe im kindlichen Denken verankert werden kann.
- *Das goldene Perlenmaterial von Montessori:* Das goldene Perlenmaterial eignet sich insbesondere auch zur Verdeutlichung des Stellenwertsystems. Die zehn einzelnen Perlen können gegen eine Zehnerstange eingetauscht werden, zehn Zehnerstangen gegen eine Hunderterplatine und 10 Hunderterplatinen gegen einen tausender Kubus. Die Perlen können dann mit Zahlkarten in Verbindung gebracht werden (vgl. Abb. 35).

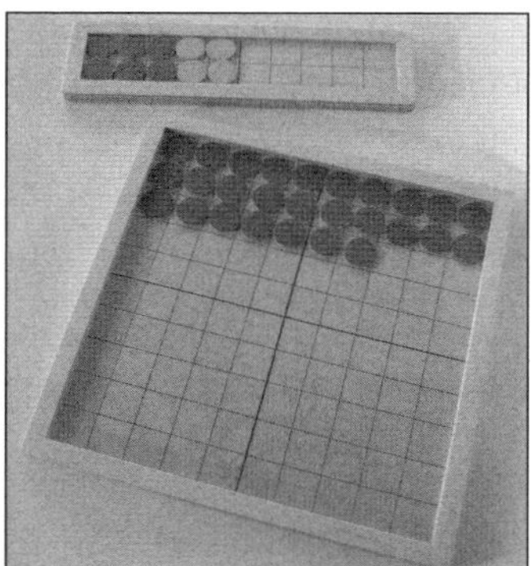

Abbildung 34: 20er und 100er Tafeln (Lernothek)

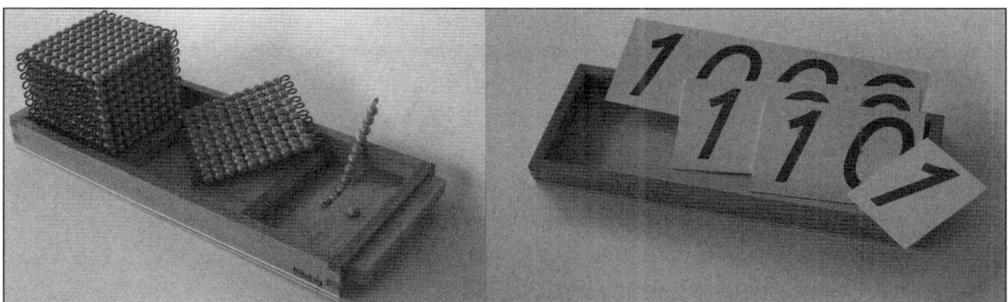

Abbildung 35: Goldenes Perlenmaterial und Kartenmaterial (Montessori-Material, 2005)

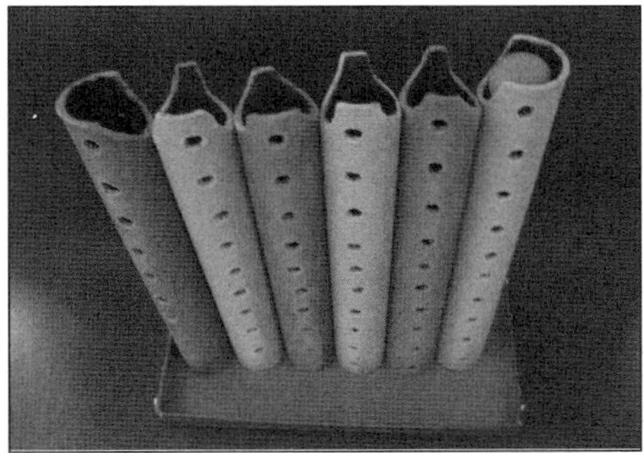

Abbildung 36: Wechsel-Spring-Wandler des Mathe-Fix-Modultrainings (Jacobs & Petermann, 2007, in Vorb.)

- *Der Wechsel-Spring-Wandler des Mathe-Fix-Modultraining:* Eine Verbindung von Zehnerbündelung zum Zehnerübergang und Stellenwertsystem stellt der Wechsel-Spring-Wandler des Mathe-Fix-Modultrainings dar (vgl. Abb. 36). Wenn die Kinder versuchen, die zehnte Kugel in eine Röhre zu werfen, wechselt diese in die nächste Stelle über und aus der ersten Stelle (Röhre) springen alle Kugeln hinaus. Die an die zweite Stelle (Röhre) gewechselte Kugel wandelt sich vom Einer zum Zehner. Den Kindern wird dies als mögliche Wandlung nahe gebracht und eine Verbindung zur Geschichte von den verschlafenen Zehnern hergestellt.

Andere Materialien für die Zehnerbündelung sind etwa Zahnstocher (mit Gummiband jeweils zehn Stück bündeln), Legosteine oder Ketten mit Holzperlen die bei zehn Perlen voll sind.

– *Multiplikation und Division.* Im Mathe-Fix-Modultraining wird zu Beginn jeder Ziffer ein kleines Stofftier zugeordnet (vgl. Abb. 37). Jedes der Tiere ist taktil von den anderen unterscheidbar.

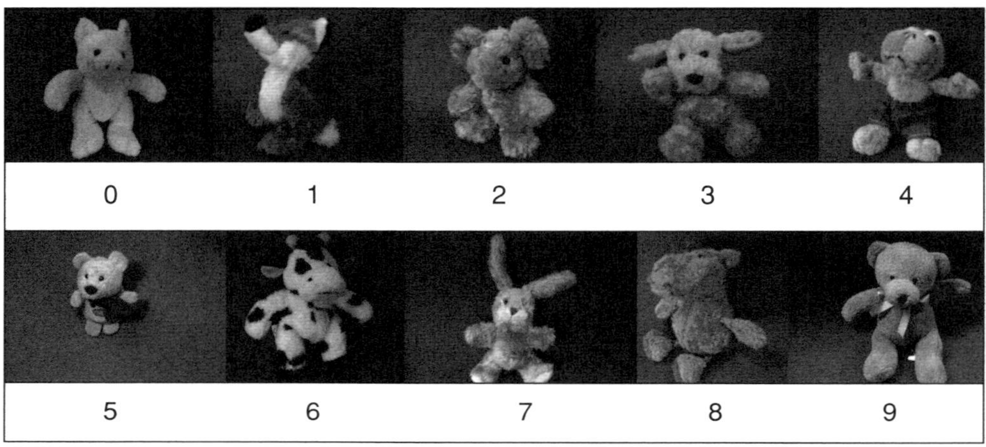

Abbildung 37: Ziffer-Stofftier-Zuordnung im Mathe-Fix-Modultraining (Jacobs & Petermann, 2007, in Vorb.)

Beim Multiplikationserwerb wird nach der Vermittlung der Grundvorstellung beim Aufbau des Faktenwissens auf die Stofftier-Ziffer-Zuordnung zurückgegriffen und bei der Darbietung der Rechenaufgabe mit den Tieren kurz das Ergebnis geprimt (vgl. Abb. 38).

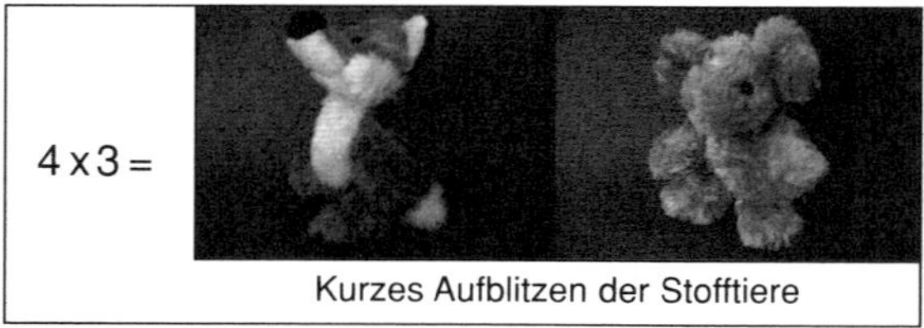

Abbildung 38: Faktenwissenaufbau im Mathe-Fix-Modultraining (Jacobs & Petermann, 2007, in Vorb.)

4 Materialien

Übersicht	
M01	Explorationsleitfaden für Elterngespräche
M02	Eltern-Checkliste: Mögliche Rechenfehler
M03	Lehrer-Checkliste: Mögliche Rechenfehler
M04	Erläuterungen zum § 35a SGB VIII
M05	Bezugsadressen für Bücher und Materialien zur Dyskalkulie-Therapie

M01 Explorationsleitfaden für Elterngespräche

Name des Kindes:________________________ Alter:________________

Schulform:________________________ Schulklasse:________________

1. Bitte beschreiben Sie, was zur Kontaktaufnahme mit uns geführt hat?

2. Zu welchen Problemen kommt es beim Rechnen? (Macht Ihr Kind Zahlendreher/Klappungen beim Schreiben und/oder Lesen von Zahlen, Textaufgaben, Kopfrechnen, vergisst Rechenregeln, fehlendes Verständnis für Mengenangaben?)

3. Seit wann bestehen die Probleme beim Rechnen?

4. Wie sind die Leistungen beim Lesen und in der Rechtschreibung?

5. Wie sind die sonstigen schulischen Leistungen Ihres Kindes? (siehe auch Zeugnisse)

6. Hat Ihr Kind Konzentrationsschwierigkeiten? (Ist Ihr Kind leicht ablenkbar, motorisch unruhig, hat es Schwierigkeiten zwei Dinge gleichzeitig zu tun, reagiert es oft impulsiv oder reagiert Ihr Kind meist erst auf mehrfaches/lauteres Ansprechen, kann es nur schwer mit Aufgaben beginnen? Wenn ja, seit wann?)

7. Meidet Ihr Kind Malen, Puzzeln, Basteln und/oder Legospielen?

8. Hat Ihr Kind Schwierigkeiten, beim Schreiben Linien und Ränder einzuhalten? (Mathematik- und Deutschheft anschauen)

9. Wenn Sie Ihrem Kind mehrere Sachen (etwa kleine Arbeitsaufträge) auf einmal sagen, kann es diese alle behalten?

10. Beschreiben Sie die Hausaufgabensituation. Kommt es gehäuft zu Hausaufgabenkonflikten? Wenn ja, bitte beschreiben Sie diese. Wie lange benötigt Ihr Kind durchschnittlich für die Hausaufgaben/für Mathematik-Hausaufgaben?

11. Wie viel Zeit wendet Ihr Kind wöchentlich zum Üben für Mathematik auf zusätzlich zu den Hausaufgaben?

12. Beschreiben Sie das Verhalten Ihres Kindes in der Schule/zu Hause?

13. Zeigt Ihr Kind Schulunlust oder verweigert es den Schulbesuch? Wenn ja, seit wann?

14. Hat Ihr Kind ungewöhnlich starke Ängste vor Klassenarbeiten und/oder anderen Prüfungssituationen? Wenn ja, seit wann? Wie äußert sich dies, etwa Schulunlust, Schulverweigerung, Bauchschmerzen/Kopfschmerzen?

15. Hat Ihr Kind Freunde in der Klasse und/oder zu Hause? Wenn ja, an wie vielen Tagen der Woche verabredet es sich mit ihnen?

16. Wie ist das Verhältnis Ihres Kindes zum/zur Mathematiklehrer/in?

17. Was glauben Sie, wie der/die Mathematiklehrer/in die Rechenleistung Ihres Kindes einschätzt? (Note)

---

18. Wie schätzen Sie den/die Mathematiklehrer/in ein?

---

19. Gab es viele Fehlzeiten oder sind häufig Mathematikstunden ausgefallen (etwa auf Grund einer Krankheit des Kindes bzw. des Lehrers)?

---

20. Wie würden Sie das Selbstwertgefühl ihres Kindes beschreiben? Wie geht es um mit schlechten Noten? Was passiert, wenn es bei den Hausaufgaben die richtigen Lösungen nicht findet? Wie reagiert es auf berechtigte Kritik an schlechten Schulleistungen?

Anamnese

21. Gab es Besonderheiten in der Schwangerschaft (Krankheit der Mutter, Rauchen/Alkohol während der Schwangerschaft, Unfälle, vorzeitige Wehen)?

---

22. Wie war der Geburtsverlauf? Frühgeburt, gab es Hinweise auf Sauerstoffmangel?

---

23. Wie sind die Meilensteine der frühkindlichen Entwicklung verlaufen: Sitzen, stehen, laufen, sprechen, Sauberkeit?

---

24. Gab es Verhaltensauffälligkeiten in der Kindergartenzeit?

---

25. Mit wie vielen Jahren wurde Ihr Kind eingeschult?

---

26. Welche medizinischen und psychologischen Untersuchungen oder Behandlungen wurden bisher durchgeführt?

---

27. Hat Ihr Kind andere, noch nicht erfragte Erkrankungen oder hatte es Unfälle mit Kopfbeteiligung?

28. Haben Sie bereits einen Augen-, einen Hals-Nasen-Ohrenarzt, einen Neurologen oder andere Ärzte aufgesucht? Wie war der Befund?

Kurze Familienanamnese

29. Wer lebt alles in der Familie?

Ehe-Ebene

Mutter Vater

Kennzeichnungen

Beziehung

Konflikte

männlich

weiblich

30. Wie gehen die Geschwister miteinander um?

31. Gibt es zwischen Ihnen Auseinandersetzungen bei Erziehungsfragen? Wenn ja, bitte beschreiben.

32. Gibt es in Ihrer Familie noch jemanden, der Rechenprobleme oder andere Schulschwierigkeiten hat oder hatte?

33. Gibt es andere, noch nicht angesprochene Themen, die Sie hier besprechen wollen?

M02 Eltern-Checkliste: Mögliche Rechenfehler

Liebe Eltern,
um Ihnen und Ihrem Kind möglichst umfassend zu helfen, ist es für uns wichtig zu wissen, welche Fehler Ihr Kind beim Rechnen macht. Daher bitten wir Sie, die folgenden Aussagen in Bezug auf ihre aktuelle Auftretenshäufigkeit einzuschätzen („Sehr häufig", „Oft", „Gelegentlich" oder „Gar nicht").
Wenn Sie eine Aussage nicht beurteilen können, weil Sie nicht wissen, wie Ihr Kind mit einer solchen Aufgabenstellung umgeht, dann kreuzen Sie bitte die Antwortmöglichkeit „Nicht bekannt" an.

Hat Ihr Kind diese Aufgaben „noch nicht im Unterricht behandelt", dann kreuzen Sie bitte diese entsprechende Antwortmöglichkeit an.

	Sehr häufig	Oft	Gelegentlich	Gar nicht	Nicht bekannt	Noch nicht im Unterricht behandelt
Meinem Kind fällt es schwer, eine Menge von Dingen korrekt abzuzählen (es überspringt z. B. beim Zählen Objekte oder Zahlen).	☐	☐	☐	☐	☐	☐
Mein Kind macht Fehler beim Rückwärtszählen.	☐	☐	☐	☐	☐	☐
Es verdreht beim Vorlesen oder Schreiben von Zahlen die Ziffern	☐	☐	☐	☐	☐	☐
Es schreibt Zahlen wortgetreu auf (z. B. „dreihundertfünfzehn" wird geschrieben als „30015").	☐	☐	☐	☐	☐	☐
Bei zweistelligen Zahlen schreibt mein Kind zuerst den Einer und dann den Zehner (bei „45" erst „5" und anschließend davor die „4").	☐	☐	☐	☐	☐	☐
Es verwechselt ähnlich klingende Zahlen (etwa „15" und „50")?	☐	☐	☐	☐	☐	☐
Aufgaben rechnet es sichtbar oder heimlich mit Fingern beziehungsweise es hat zum Kopfrechnen andere ungewöhnliche Strategien entwickelt (etwa bei Minusaufgaben zurückzählen im Kopf).	☐	☐	☐	☐	☐	☐
Bei Kopfrechenaufgaben vergisst es wichtige Zwischenergebnisse und muss dann wiederholt von vorne anfangen zu rechnen.	☐	☐	☐	☐	☐	☐
Beim Kopfrechnen verrechnet es sich um 1.	☐	☐	☐	☐	☐	☐
Das Einschätzen von Mengen gelingt nicht.	☐	☐	☐	☐	☐	☐
Platzhalteraufgaben kann es nicht lösen (etwa __ − 9 = 7).	☐	☐	☐	☐	☐	☐
Es erkennt völlig unpassende Rechenergebnisse nicht.	☐	☐	☐	☐	☐	☐

	Sehr häufig	Oft	Gelegentlich	Gar nicht	Nicht bekannt	Noch nicht im Unterricht behandelt
Es verwechselt die Rechenarten (etwa Vertauschen von „plus" und „minus").	☐	☐	☐	☐	☐	☐
Es hat Probleme beim Lösen von Textaufgaben.	☐	☐	☐	☐	☐	☐
Beim Lösen von Malaufgaben zählt es die jeweilige Zahlenreihe bis zum Ergebnis hoch (z. B. $4 \cdot 3 = 4, 8, 12 =$ „12").	☐	☐	☐	☐	☐	☐
Gestern gelernte $1 \cdot 1$-Reihen sind am nächsten Tag wieder vergessen.	☐	☐	☐	☐	☐	☐
Bereits gelöste, ähnliche Aufgaben werden nicht zur Lösung der nächsten Aufgabe genutzt (etwa $7 + 4 = 11$, $7 + 5 =$ wird ganz neu gerechnet).	☐	☐	☐	☐	☐	☐
Schriftliches Rechnen gelingt ihm nicht.	☐	☐	☐	☐	☐	☐
Es hat Schwierigkeiten beim genauen Lösen von Geometrie-Aufgaben (z. B. Winkel ausmessen, geometrische Formen zeichnen).	☐	☐	☐	☐	☐	☐

Vielen Dank für Ihre Mitarbeit!

M03 Lehrer-Checkliste: Mögliche Rechenfehler

Zu beurteilende/r Schüler/in: ______________________________

Ausgefüllt von Frau/Herr: ____________________ (bitte Unterrichtsfach angeben) ______

Um die Rechenfertigkeiten umfassend einschätzen zu können, ist es wichtig, Ihre Beobachtungen in die Beurteilung mit aufzunehmen. Daher bitten wir Sie, die folgenden Rechenfehler in Bezug auf ihre aktuelle Auftretenshäufigkeit einzuschätzen („Sehr häufig", „Oft", „Gelegentlich" oder „Gar nicht").

Wenn Sie eine Aussage nicht beurteilen können, weil Sie nicht wissen, wie das Kind mit einer solchen Aufgabenstellung umgeht, dann kreuzen Sie bitte die Antwortmöglichkeit „Nicht bekannt" an.

Sind bestimmte Aufgaben „noch nicht im Unterricht behandelt" worden, dann kreuzen Sie bitte diese entsprechende Antwortmöglichkeit an.

	Sehr häufig	**Oft**	**Gelegentlich**	**Gar nicht**	**Nicht bekannt**	**Noch nicht im Unterricht behandelt**
Fehler beim Abzählen von konkreten Objekten (z. B. Überspringen von Objekten oder Zahlen beim Zählen).	☐	☐	☐	☐	☐	☐
Fehler beim Rückwärtszählen (Auslassen von Einern oder Zehnern).	☐	☐	☐	☐	☐	☐
Auch kleine Mengen, wie zum Beispiel auf einem Würfel, müssen abgezählt werden.	☐	☐	☐	☐	☐	☐
Zählen in größeren Schritten (Zweier-, Fünfer- oder Zehnerschritte) gelingt nicht.	☐	☐	☐	☐	☐	☐
Beim Vorlesen oder Schreiben von Zahlen werden die Ziffern verdreht (z. B. „89" wird als „98" gelesen/geschrieben).	☐	☐	☐	☐	☐	☐
Zahlen werden lautgetreu aufgeschrieben (z. B. „dreihundertfünfzehn" wird geschrieben als „30015").	☐	☐	☐	☐	☐	☐
Verwechslung ähnlich klingender Zahlen (etwa „15" und „50").	☐	☐	☐	☐	☐	☐
Die Ziffern von Zahlen werden willkürlich zusammengerechnet, ohne den Stellenwert zu berücksichtigen (etwa 74 + 20 = 76).	☐	☐	☐	☐	☐	☐
Die Stellen einer Zahl können nicht benannt werden: etwa welche Stelle ist der Einer, der Zehner, Hunderter, Tausender.	☐	☐	☐	☐	☐	☐

	Sehr häufig	Oft	Gelegentlich	Gar nicht	Nicht bekannt	Noch nicht im Unterricht behandelt
Aufgaben rechnet es sichtbar oder heimlich mit Fingern beziehungsweise es hat zum Kopfrechnen andere ungewöhnliche Strategien entwickelt (etwa bei Minusaufgaben zurückzählen im Kopf).	☐	☐	☐	☐	☐	☐
Beim Kopfrechnen verrechnet es sich um 1.	☐	☐	☐	☐	☐	☐
Bei Kopfrechenaufgaben vergisst es wichtige Zwischenergebnisse und muss dann wiederholt von vorne anfangen zu rechnen.	☐	☐	☐	☐	☐	☐
Platzhalteraufgaben können nicht gelöst werden (etwa __ − 9 = 7).	☐	☐	☐	☐	☐	☐
Völlig unpassende Rechenergebnisse werden nicht erkannt.	☐	☐	☐	☐	☐	☐
Verwechslung von Rechenarten (etwa Vertauschen von „plus" und „minus").	☐	☐	☐	☐	☐	☐
Beim Lösen von Multiplikationsaufgaben wird die jeweilige Zahlenreihe bis zum Ergebnis hochgezählt (z. B. 4 · 3 = 4, 8, 12 = „12").	☐	☐	☐	☐	☐	☐
Bereits gelöste, ähnliche Aufgaben werden nicht zur Lösung der nächsten Aufgabe genutzt (etwa 7 + 4 = 11, 7 + 5 = wird ganz neu gerechnet).	☐	☐	☐	☐	☐	☐
Deutliche Probleme beim Lösen von Textaufgaben.	☐	☐	☐	☐	☐	☐
Schriftliches Rechnen gelingt nicht.	☐	☐	☐	☐	☐	☐
Es hat Schwierigkeiten beim genauen Lösen von Geometrie-Aufgaben (z. B. Winkel ausmessen, geometrische Formen zeichnen).	☐	☐	☐	☐	☐	☐

Vielen Dank für Ihre Mitarbeit!

M04

Gesetzestext des §35a SGB VIII Eingliederungshilfe für seelisch behinderte Kinder und Jugendliche (SGB VIII, Arbeitsgemeinschaft für Jugendhilfe 3. Erweiterte und geänderte Auflage, Berlin, 2005).

§35a

Absatz 1

Kinder und Jugendliche haben Anspruch auf Eingliederungshilfe, wenn
1. ihre seelische Gesundheit mit hoher Wahrscheinlichkeit länger als sechs Monate von dem für ihr Lebensalter typischen Zustand abweicht, und
2. daher ihre Teilhabe am Leben in der Gesellschaft beeinträchtigt ist oder eine solche Beeinträchtigung zu erwarten ist.

Von einer seelischen Behinderung bedroht im Sinne dieses Buches sind Kinder und Jugendliche, bei denen eine Beeinträchtigung ihrer Teilhabe am Leben in der Gesellschaft nach fachlicher Kenntnis mit hoher Wahrscheinlichkeit zu erwarten ist.

Absatz 2

Hinsichtlich der Abweichung der seelischen Gesundheit nach Absatz 1 Satz 1 Nr. 1 hat der Träger der öffentlichen Jugendhilfe die Stellungnahme
1. eines Arztes für Kinder- und Jugendpsychiatrie und -psychotherapie,
2. eines Kinder- und Jugendpsychotherapeuten oder
3. eines Arztes oder psychologischen Psychotherapeuten, der über besondere Erfahrungen auf dem Gebiet seelischer Störungen bei Kindern und Jugendlichen verfügt,

einzuholen. Die Stellungnahme ist auf der Grundlage der Internationalen Klassifikation der Krankheiten in der vom Deutschen Institut für Medizinische Dokumentation und Information herausgegebenen deutschen Fassung zu erstellen. Dabei ist auch darzulegen, ob die Abweichung Krankheitswert hat oder auf einer Krankheit beruht. Die Hilfe soll nicht von der Person oder dem Dienst oder der Einrichtung, der die Person angehört, die die Stellungnahme abgibt, erbracht werden.

Hinweise

Nach dieser gesetzlichen Vorgabe steht einem seelisch behinderten oder von einer solchen Behinderung bedrohtem Kind, ein Anspruch auf Eingliederungshilfe zu. Wann aber liegt eine solche seelische Behinderung vor? Hier sind Kinder gemeint, die etwa eine oder mehrere der folgenden Beeinträchtigungen aufweisen:
- Ängste (etwa Schulangst, Prüfungsangst, soziale Ängste),
- Lern- und/oder Schulverweigerung,
- ein stark gemindertes Selbstwertgefühl,
- Depression,
- Anpassungsstörungen,
- psychosomatische Symptome oder
- aggressiv-dissoziales Verhalten.

Dabei muss jedoch beachtet werden, dass kein anderer Leistungsträger Vorrang hat. Das bedeutet, dass – wenn etwa eine primäre Angststörung diagnostiziert wird – zunächst die Krankenkasse zahlungspflichtig wäre; also eine Psychotherapie durchgeführt werden sollte.

Eine seelische Behinderung alleine reicht nicht aus, damit das Jugendamt Kosten übernimmt. Vielmehr ist es außerdem notwendig, dass die seelische Behinderung die Teilhabe an der Gesellschaft gefährdet. Von einer Gefährdung der Teilhabe an der Gesellschaft kann etwa gesprochen werden, wenn

- das Kind in der Klasse nicht integriert ist, also ein Außenseiter ist;
- das Kind sich sozial zurückzieht, also nur noch zu Hause ist, sich nicht mit Gleichaltrigen trifft; oder
- gehäuft Gesetzesübertretungen auftreten (etwa Diebstahl, Sachbeschädigungen).

Um das Vorliegen beziehungsweise Drohen einer seelischen Behinderung, die die Teilhabe an der Gesellschaft gefährdet zu überprüfen, muss das Jugendamt eine gutachterliche Stellungnahme einholen. In der Praxis werden die Kosten, die für diese Stellungnahme entstehen, häufig nicht vom Jugendamt übernommen. Eltern sollten sich trotzdem bezüglich einer möglichen Kostenübernahme zunächst an das Jugendamt wenden. Häufig erhalten Eltern hier Adressen von möglichen Gutachtern. Bei der Auswahl des Gutachters ist eine wesentliche Neuregelung des § 35a SGB VIII zu berücksichtigen. Das Gutachten soll nicht von der Einrichtungen erstellt werden, die auch die Behandlung durchführen möchte.

Die Eingliederungshilfe bezieht sich häufig auf eine ambulante Fördermaßnahme, die heute für Kinder mit einer umschriebenen Entwicklungsstörung schulischer Fertigkeiten von einer Vielzahl von Förder- und Beratungsstellen angeboten wird. Aber auch Tageseinrichtungen sowie Internate stellen – bei entsprechender Begründung – eine mögliche Eingliederungshilfe dar.

M05 Bezugsadressen für Bücher und Materialien zur Dyskalkulie-Therapie		
AOL Verlag Waldstraße 18 77839 Lichtenau	Tel.: +49 72 27-95 88-0 Fax: +49 72 27-95 88-95	E-Mail: info@aol-verlag.de
Auer Verlag GmbH Heilig-Kreuz-Straße 16 86609 Donauwörth	Tel.: +49 906/73-0	E-Mail: info@auer-verlag.de
Carl Hanser Verlag Kolbergerstrasse 22 81679 München	Tel.: +49 89 99 830-0 Fax: +49 89 98 48 09	E-Mail: info@hanser.de
Das Mosaik e.V. Geschäftsstelle Tauentzienstraße 1 10789 Berlin	Tel.: +49 30-2 19 90 70 Fax: +49 30-2 19 90 799	E-Mail: mosaik-wfb@web.de
Der Kleine Verlag Osterwiese 6 21409 Embsen/OT Oerzen	Tel.: +49 41 34-91 07 10 Fax: +49 41 34-9 07 88 86	E-Mail: 123@der-kleine-verlag.de
GINKO-Institut für individuelle Lernkonzepte Hermannstr. 110 53225 Bonn	Tel.: +49 228-9 48 92 17 Fax: +49 228-48 62 47	Email: ginko-bonn@t-online.de
Hogrefe Verlag Rohnsweg 25 37085 Göttingen	Tel.: +49 551-4 96 09-0 Fax: +49 551-4 96 09-88	E-Mail: verlag@hogrefe.de
Lernothek Karin Schepers Rittersweg 1 26931 Elsfleth	Tel.: 08 00-6 45 53 76 (gebührenfrei) Fax: +49 44 04-9 59 97 47	E-Mail: info@lernothek.info
Mildenberger Verlag Im Lehbühl 6 77652 Offenburg	Tel.: +49 781-9 17 00 Fax: +49 781-9 17 050	E-Mail: info@mildenberger-verlag.de
Nienhuis B.V. Industriepark 14 NL-7021 BL Zelhem	Tel.: +31 314-62 71 27 (allgemein) Tel.: +31 314-62 71 10	E-Mail: info@nienhuis.nl
Persen Verlag Postfach 260 21637 Horneburg	Tel.: +49 41 63-8 14 00 Fax: +49 41 63-8 14 050	E-Mail: info@persen.de
SCHUBI Lernmedien Postfach 3320 38023 Braunschweig	Tel.: +49 531-7 08 85 71	E-Mail: service@schubi.de
VAK-Verlags-GmbH Eschbachstr. 5 79199 Kirchzarten		E-Mail: info@vakverlag.de
Verlag Modernes Lernen Borgmann KG Hohe Straße 39 44139 Dortmund	Tel.: +49 231-12 80 08 Fax: +49 231-12 56 40	E-Mail: info@verlag-modernes-lernen.de

5 Fallbeispiele

5.1 Grundschulalter: Lutz, 8 Jahre alt

Symptomatik und Exploration

Lutz wird uns erstmals auf Empfehlung seines Lehrers im Alter von acht Jahren vorgestellt. Lutz sei motorisch sehr unruhig, leicht reizbar und habe eine geringe Frustrationstoleranz. Er reagiere dann auch mit Wutausbrüchen. Es komme zu starken Geschwisterkonflikten. In der 1 : 1-Situation zeige sich Lutz jedoch häufiger ruhig. Er sei sehr leicht ablenkbar und bei Aufgaben, die eine geteilte Aufmerksamkeit verlangen, habe er große Schwierigkeiten. In der Schule fange er häufiger später als die anderen Kinder mit seinen Aufgaben an. Häufig reagiere Lutz erst auf mehrfaches Ansprechen. Seine maximale Daueraufmerksamkeit betrage ca. 15 Minuten. Das Einhalten von Grenzen und Regeln falle Lutz schwer. Beim Schreiben könne er kaum Linien und Ränder einhalten. Lesen könne er nur sehr langsam und buchstabenweise. Beim Rechnen falle auf, dass Lutz die Finger benutze und viel Zeit benötige. Es komme gehäuft zu Hausaufgabenkonflikten. Hier werfe Lutz auch schon einmal mit Büchern durch die Gegend. Er habe auch einmal eine Tür aus den Angeln getreten. Auf Grund seines impulsiven Verhaltens falle es Lutz schwer, dauerhafte Freundschaften zu schließen. In der Klasse habe er keinen Anschluss. In Gruppen könne er sich häufig zu Beginn nicht eingliedern. Lutz reagiere sehr empfindlich, wenn seine Mitschüler über seine Rechenfehler oder sein mühsames Lesen Bemerkungen machen oder lachen. Die Eltern vermuten, dass das auffällige Verhalten von Lutz vor allem durch eine Überforderungssituation in der Schule verursacht sei und beobachten ein niedriges und geringer werdendes Selbstwertgefühl.

Anamnese

Die Mutter habe sich während der Schwangerschaft seelisch und körperlich belastet gefühlt. In der 35. Schwangerschaftswoche sei eine Fruchtwasseruntersuchung vorgenommen worden. Die Mutter habe während der Schwangerschaft ca. 20 Zigaretten täglich geraucht. Die Geburt sei dann 15 Tage nach dem errechneten Termin erfolgt. Körpergewicht: 2.865 g; Körperlänge: 50 cm; Kopfumfang: 33,5 cm. Lutz habe etwa viermal einen Pseudokrupp-Anfall erlitten. Die Meilensteine der frühkindlichen Entwicklung habe er unauffällig durchlaufen. Im Kindergarten habe er Malen und Ausschneiden gemieden. Mit ca. einem Jahr sei er mit der Stirn auf eine Steintreppe gefallen und habe eine Platzwunde davongetragen, die mit örtlicher Betäubung genäht werden musste. Eine weitere Platzwunde erlitt er im Alter von drei Jahren am Hinterkopf. Da sich Lutz beim Zähneputzen geweigert habe, habe er eine ausgeprägte Karies. Vier Zähne seien via Vollnarkose operiert worden. Bereits im Kindergarten sei Lutz sehr bewegungsfreudig gewesen, ein „Draußenkind".

Familienanamnestisch ist zu bemerken, dass Lutz eine zwei Jahre jüngere Schwester hat. Der Vater gibt an auch recht impulsiv zu sein. Auch die Bewegungsfreude habe sein Sohn wohl von ihm. Die Mutter trage die Hauptlast der Erziehung und arbeite halbtags als Büroangestellte, der Vater sei Vertriebsleiter in einem Autohaus.

Beurteilung der Angaben aus der Anamnese und Exploration

Aus der Symptomatik und Exploration ergeben sich folgende Verdachtsmomente:
- Dyskalkulie,
- Legasthenie,
- Aufmerksamkeitsdefizits-/Hyperaktivitätsstörung. Als Hinweise liegen vor: Schwierigkeiten bei Aufgaben, die eine parallele Reizverarbeitung erfordern, Lutz reagiere erst auf mehrfaches Ansprechen, motorische Unruhe, Impulsivität, geringe Frustrationstoleranz, leichte Reizbarkeit, Linien und Ränder kaum einhalten können.
- Störung des Sozialverhaltens mit oppostionellem, aufsässigem Verhalten und
- drohende emotionale Störung; Isoliertsein in der Klasse, keine dauerhaften Freundschaften, geringes Selbstwertgefühl.

Mögliche Ursachen für die vermutete Teilleistungsstörung können nicht sicher bestimmt werden. Sicherlich bildet der Nikotingenuss während der Schwangerschaft einen Risikofaktor. Ferner liegt eine Prädisposition für motorische Unruhe und Impulsivität väterlicherseits vor.

Diagnostik

Die Eltern waren vor allem an der Abklärung der Dyskalkulie und Legasthenie interessiert. Da sich in der Untersuchung die Hinweise auf eine Aufmerksamkeitsdefizits-/Hyperaktivitätsstörung durch die Verhaltensbeobachtung erhärteten, wurde nach Absprache mit den Eltern außerdem eine Aufmerksamkeitsdiagnostik durchgeführt (Ebene 3 des diagnostischen Prozesses).

Ergebnisse aus der Basisdiagnostik

Intelligenzleistungen. Lutz nonverbale Intelligenz ist durchschnittlich ausgeprägt (CPM, IQ 94, vgl. Abb. 39). Die verbale Intelligenz und visuell-handlungsbezogene Intelligenz sind durchschnittlich (HAWIK-III, IQ = 106 bzw. IQ = 92). Das Gesamtergebnis der allgemeinen Intelligenzstruktur zeigt somit einen durchschnittlichen Intelligenzwert (IQ = 99). Keiner der Subtests des HAWIK-III ist unterhalb des Altersdurchschnitts angesiedelt (Durchschnittsbereich 7-13 Wertpunkte, vgl. Abb. 40). Grenzwertig zeigt sich das rechnerische Denken (7 Wertpunkte).

Lese-Rechtschreibleistung. Nach dem Züricher Lesetest liegt die Lesegeschwindigkeit im Prozentrangbereich von 1 bis 5. Für die Lesefehler ergibt sich ein Prozentrangbereich von 11 bis 15. In der Rechtschreibung (DRT2) liegt ein Prozentrang von 6 vor. Die Fehleranalyse zeigt deutliche Auffälligkeiten bei den Merk- und Regelfehler; der Wahrnehmungsfehlerbereich ist unauffällig.

Psychologische Kinderambulanz der Universität Bremen – Neuropsychologisches Leistungsprofil

Name: Lutz Alter: 8;0 Klasse: 2

Testdatum: XXX Testleiter: Dr. Jacobs

	unterdurchschnittlich										durchschnittlich (Norm)											überdurchschnittlich									
Prozentrang	0	0	0	1	1	2	3	5	8	12	16	21	27	34	42	50	58	63	73	79	84	88	92	95	96	98	99	99	100	100	100
Z-Wert	-3	-2,8	-2,6	-2,4	-2,2	-2	-1,8	-1,6	-1,4	-1,2	-1	-0.8	-0.6	-0,4	-0,2	0	0,2	0,4	0.6	0,8	1	1,2	1,4	1,6	1,8	2	2,2	2,4	2,6	2,8	3
IQ	55	58	61	64	67	70	73	76	79	82	85	88	91	94	97	100	103	106	109	112	115	118	121	124	127	130	133	136	139	142	145
Intelligenz																															
CPM														X																	
HAWIK-III Gesamt																															
HAWIK-III VT																		X													
HAWIK-III HT																															
Psychomotorik																															
S1 optisch (RG)																															
S2 akustisch (RG)																					X										
S4 Wahlreaktionen (RG)							X																								
Aufmerksamkeit																															
TAP- Geteilte Aufmerk.			F											A						S	M										
TAP- Go/Nogo ½			F										A															S			
TAP- Visuelles Scanning																			S	A									F		
Schulfertigkeiten																															
RZD 2-6 Power										X																					
RZD 2-6 Speed								X	X																						
ZAREKI Gesamt																				X											
ZAREKI Index 1																						X									
ZAREKI Index 2												X																			
ZAREKI Index 3																															
Züricher Lesetest - Güte										XX																					
Züricher LT - Geschwindigk.						X	X	X																							
DRT 2																															
Fragebögen																															
SDQ Eltern	E unauffällig, V / H / PG auffällig, PS grenzwertig, Gesamt: auffällig																														
SDQ Lehrer	E unauffällig, V / H / PG auffällig, PS unauffällig, Gesamt: auffällig																														

(S = Standardabweichung; M = Median; A = Auslassungen; F = Fehlreaktionen)

Abbildung 39: Psychometrisches Leistungsprofil

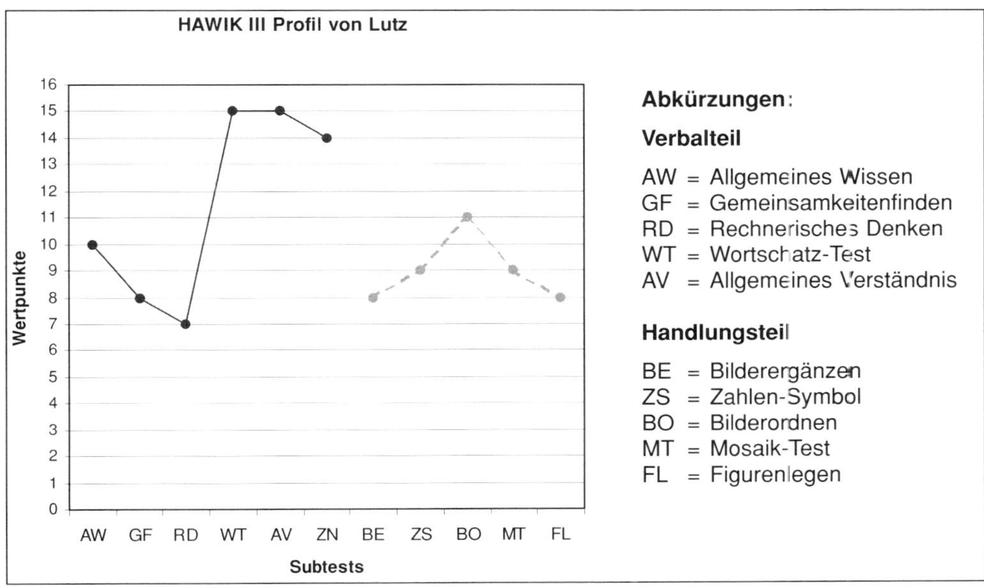

Abbildung 40: Ergebnisse des HAWIK-III

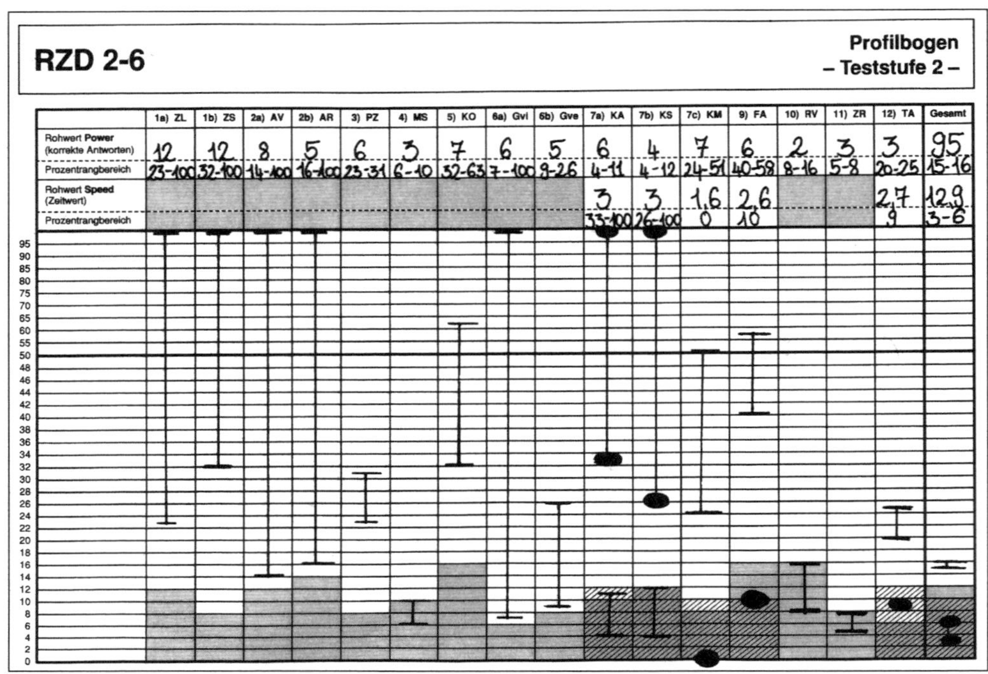

RZD 2-6 — Profilbogen – Teststufe 2 –

	1a) ZL	1b) ZS	2a) AV	2b) AR	3) PZ	4) MS	5) KO	6a) Gvl	6b) Gve	7a) KA	7b) KS	7c) KM	9) FA	10) RV	11) ZR	12) TA	Gesamt
Rohwert Power (korrekte Antworten)	12	12	8	5	6	3	7	6	5	6	4	7	6	2	3	3	95
Prozentrangbereich	23-100	32-100	14-100	16-100	23-31	6-10	32-63	7-100	9-26	4-11	4-12	24-51	40-58	8-16	5-8	20-25	15-16
Rohwert Speed (Zeitwert)										3	3	1,6	2,6			2,7	12,9
Prozentrangbereich										33-100	26-100	0	10			9	3-6

Abbildung 41: Leistungsprofil RZD 2-6 Teststufe 2

Rechenleistungen. Im RZD 2-6 ergibt sich für die Bearbeitungsgüte (Power) ein Prozentrangband von 15 bis 16. Für die Bearbeitungsgeschwindigkeit (Speed) liegt ein Prozentrangband zwischen 3 und 6 vor. Im ZAREKI hingegen ergibt sich für den Gesamtwert ein Prozentrang von 79.

Keiner der drei Indices liegt im kritischen Bereich gemäß Testmanual des ZAREKI. Eine genauere Analyse der Leistungsprofile (vgl. Abb. 41, Tab. 14) auf Subtestebene verdeutlicht das Zustandekommen der unterschiedlichen Gesamttestwerte. In den vergleichbaren basalen Subtests Zahlenlesen, Zahlenschreiben, Abzählen, Positionen auf dem Zahlenstrahl beziehungsweise Zahlenstrahl, kontextbezogene Mengenbewertung beziehungsweise kognitive Mengenbeurteilung, Größenvergleiche von Zahlen beziehungsweise Zahlenvergleich zeigen sich weitgehend unauffällige Testwerte. Unterschiede ergeben sich bei dem Subtest Mengenschätzen beziehungsweise Perzeptive Mengenbeurteilung. Diese Subtests unterscheiden sich vor allem in ihrer Itemanzahl (RZD 2-6 = 8 Items; ZAREKI = 2 Items). Auch im RZD 2-6 konnte Lutz mehrere Mengen richtig schätzen (3 von 8 Items wurden korrekt gelöst).

Zusätzlich kann mit dem RZD 2-6 das intuitive Regelverständnis (RV) und das Verständnis für das Stellenwert- beziehungsweise Dezimalsystem (ZR) überprüft werden. In beiden Subtests zeigen sich starke Auffälligkeiten. Dabei zeigt sich häufig, dass in diesen Subtests auffällige Kinder in nicht altersangemessenen Zählstrategien

Tabelle 14: ZAREKI-Profil

	Rohwertpunkte		Prozentrang	Kritischer Bereich
	RW	Max		
1. Abzählen	2	2	100	
2. Zählen rückwärts mündlich	2	2	100	
3. Zahlenschreiben	10	12	72	
4a. Kopfrechnen: Addition	10	12	56	
4b. Kopfrechnen: Subtraktion	4	12	12	X
5. Zahlenlesen	12	12	100	
6. Zahlenstrahl	8	10	55	
7. Zahlenvergleich (Worte)	14	16	81	
8. Perzeptive Mengenbeurteilung	4	4	100	
9. Kognitive Mengenbeurteilung	14	14	100	
10. Textaufgaben	6	6	100	
11. Zahlenvergleich (Ziffern)	16	16	100	
Total	102	118	79	
Index 1: Total von 3 + 5 + 7 + 9 + 10 + 11	72	76	88	
Index 2: Total von 2 + 4a + 4b	16	26	19	
Index 3: Total von 6 + 8	12	14	81	

verharren, wie dies auch bei Lutz der Fall ist. Bei den Subtests, die sich unmittelbar aufs Rechnen beziehen, ergibt sich für die Subtraktion im Kopf, sowie für die Textaufgaben eine Übereinstimmung zwischen ZAREKI und RZD 2-6 während bei der Addition im Kopf unterschiedliche Ergebnisse vorliegen. Ein weiterer Hinweis auf ungünstige Rechenstrategien ergibt sich aus dem auffälligen Speedwert. Hier liegen die Subtests Kopfrechnen Multiplikation, Flexibles Anwenden und Textaufgaben im kritischen Bereich.

Verhaltensbeobachtung während der Basisdiagnostik. Lutz arbeitete in der 1 : 1-Situation bereitwillig mit und zeigte nur Andeutungen eines oppositionellen Verhaltens. In der Regel kam Lutz Aufforderungen nach und hielt sich an vereinbarte Regeln und Grenzen. Er zeigte sich jedoch deutlich motorisch unruhig und ablenkbar, insbesondere bei reizarmen Aufgaben und agierte häufig impulsiv.

Ergebnisse der Fragebogenauswertung. Im Eltern- und Lehrerfragebogen (SDQ) werden die Subskalen Verhaltensauffälligkeit und Hyperaktivität und Probleme mit Gleichaltrigen als auffällig eingeschätzt.

Zusammenfassende Beurteilung aus der Basisdiagnostik. Lutz verfügt über ein durchschnittliches allgemeines Leistungsniveau. Es liegt eine kombinierte Störung schulischer Fertigkeiten vor (F81.3 ICD-10). Dies bedeutet, dass sowohl die Lese-

Rechtschreibleistung als auch seine Rechenleistung unterhalb eines Prozentranges von 10 angesiedelt ist und eine Diskrepanz von mehr als 1,5 Standardabweichung zwischen Schulfertigkeiten und allgemeinem Intelligenzniveau besteht. Die Schilderungen aus der Anamnese und die Fragebogenauswertungen lassen auf eine drohende seelische Beeinträchtigung (drohende emotionale Störung, geringes Selbstwertgefühl, Verhaltensauffälligkeiten) schließen, die die Teilhabe an der Gesellschaft gefährdet (soziale Isolation), demnach sind die Voraussetzungen des § 35a SGB VIII erfüllt. Auf Grund der auffälligen Verhaltensbeobachtung und den Angaben aus der Anamnese wurde eine ergänzende Aufmerksamkeitsdiagnostik empfohlen.

Ergebnisse der Differenzialdiagnostik

Aufmerksamkeitsleistung und Aufmerksamkeitsintensität. Lutz einfache optische und akustische Reaktionszeiten sind unauffällig (RG). Tendenziell zeigen sich dabei langsamere optische Reaktionszeiten (unterer Altersdurchschnitt) gegenüber schnelleren akustischen Reaktionszeiten (oberer Altersdurchschnitt). Insgesamt ist dabei davon auszugehen, dass Lutz Aktivierungsbereitschaft altersgemäß ausgeprägt ist. Eine Überprüfung der Vigilanz mit der TAP, ergibt weit überdurchschnittlich schnelle Reaktionszeiten bei einer durchschnittlichen Anzahl an Auslassungen, die jedoch von einer stark erhöhten Fehleranzahl begleitet werden. Bei einem weiteren Daueraufmerksamkeitstest (Visuelles Scanning; TAP) ergeben sich ebenfalls weit überdurchschnittlich schnelle Reaktionszeiten bei unauffälliger Fehler- und Auslassungsanzahl. Es ist davon auszugehen, dass eine Beeinträchtigung der Daueraufmerksamkeit nicht vorliegt.

Aufmerksamkeitsselektivität. Bei der fokussierten Aufmerksamkeit (Untertest Go/NoGo der TAP) erzielte Lutz weit überdurchschnittlich schnelle Reaktionszeiten, die jedoch auch von einer stark erhöhten Fehleranzahl begleitet wurden. Auch bei der geteilten Aufmerksamkeit (TAP) ergaben sich auffällige Ergebnisse. Die Reaktionszeiten sind gut altersdurchschnittlich bei einer stark erhöhten Fehleranzahl. Bei den Wahlreaktionen (WRG) versuchte Lutz, durch Verlangsamung seiner Reaktionszeiten Fehler zu vermeiden. Dadurch ergab sich eine knapp durchschnittliche Fehleranzahl bei jedoch deutlich verlangsamten Reaktionszeiten. Insgesamt kann davon ausgegangen werden, dass es Lutz nicht möglich ist, altersgemäß seine Aufmerksamkeitsfunktion zu steuern.

Ergebnisse störungsspezifischer Fragebögen. Nach den auffälligen Subskalen des SDQ wurden für die Fremdbeurteilungsbögen (FBB) HKS und SSV für Eltern und Lehrer des Diagnostik-Systems für psychische Störungen im Kindes- und Jugendalter nach ICD-10 und DSM-IV (DISYPS-KJ; nach Döpfner & Lehmkuhl, 2000) ausgegeben. Die Ergebnisse wurden durch die klinische Beurteilung anhand der entsprechenden Diagnose-Checklisten des DISYPS-KJ ergänzt. Dabei zeigte sich bei Lehrern, Eltern und Therapeut in Übereinstimmung mit den Testergebnissen eine starke Beeinträchtigung der Aufmerksamkeitsleistung. Klinisch relevant wurden auch die motorische Unruhe und die Impulsivität eingeschätzt. Im FBB-SSV ergaben sich keine Hinweise auf dissoziales Verhalten und die Angaben zum oppositionell-aggressiven Verhalten erreichten keinen klinisch relevanten Ausprägungsgrad.

Das umfassende Befundgespräch

Bei Lutz liegt eine einfache Aktivitäts- und Aufmerksamkeitsstörung (ICD-10, F91.0) vor. Das von den Eltern in der Exploration beschriebene oppositionelle Verhalten erreicht noch keinen klinisch relevanten Ausprägungsgrad. Trotzdem bildet dies eine seelische Beeinträchtigung, die die Teilhabe an der Gesellschaft gefährdet. Des Weiteren liegt eine kombinierte Störung schulischer Fertigkeiten vor. Dies bedeutet, dass sowohl die Lese-Rechtschreibleistung als auch die Rechenleistung unterhalb eines Prozentranges von 10 angesiedelt sind und eine Diskrepanz von mehr als 1,5 Standardabweichung zwischen Schulfertigkeiten und allgemeinem Intelligenzniveau besteht.

Empfehlungen

Vorstellung bei einem Kinder- und Jugendpsychiater, um die Notwendigkeit einer medikamentösen Behandlung mit einem Methylphenidat zu überprüfen.

Durchführung des Therapieprogramms für Kinder mit hyperkinetischen und oppositionellem Problemverhalten (THOP, nach Döpfner et al., 2002). Eingebettet in diese Einzeltherapie soll eine Gruppentherapie zur Behandlung der Aufmerksamkeitsstörung, die primär die geteilte und fokussierte Aufmerksamkeit betrifft, mit dem Programm ATTENTIONER (Jacobs et al., 2005) durchgeführt werden.

Im Anschluss an die Aufmerksamkeitstherapie sollte die Therapie der kombinierten Störung schulischer Fertigkeiten erfolgen. Da eine seelische Beeinträchtigung droht, die die Teilhabe an der Gesellschaft gefährdet, kann hier über § 35a, SGB VIII, Kostenübernahme für eine Dyskalkulie- beziehungsweise Legasthenie-Therapie erreicht werden.

Therapieverlauf

Medikamentöse Therapie. Nach ausführlicher Beratung durch einen Kinder- und Jugendpsychiater entschieden sich die Eltern dafür, zunächst auf eine medikamentöse Therapie zu verzichten.

Verhaltenstherapie. Nach dem Aufbau einer vertrauensvollen Beziehung zu Kind und Eltern wurde gemeinsam ein Störungsmodell erarbeitet. In der Therapie mit den Eltern wurde besonderer Wert auf die Verstärkung positiver Interaktionen zwischen Eltern und Kind sowie zwischen Lehrer und Kind gelegt. Dabei wurden Verhaltensverträge und Verstärkerpläne eingesetzt (operante Methoden). Besonders effektiv für die Verhaltensmodifikation erwies sich die Einführung einer regelmäßigen täglichen Spielzeit. Ein weiterer Schwerpunkt war der Aufbau eines einheitlichen auf angemessenen Konsequenzen beruhenden Erziehungsstils der Eltern.

In der Therapie mit dem Kind wurden nach der gemeinsamen Erarbeitung eines Störungsmodells zunächst auf die Verbesserung der Aufmerksamkeitsressourcen (fokussierte und geteilte Aufmerksamkeit) in der Gruppentherapie abgezielt. In der Gruppentherapie lernte Lutz seinen Aufmerksamkeitsfokus auf relevante Aufgabenstellungen zu lenken. In einem weiteren Schritt lernte Lutz Aufgaben, die eine parallele Reizverarbeitung voraussetzen, zu bewältigen. Im Anschluss an die Gruppentherapie wurden in der Einzeltherapie Problemlösestrategien erarbeitet und in Rollenspielen eingeübt.

In einer Katamnese zeigten sich in der TAP deutlich verbesserte Aufmerksamkeitsressourcen. Auch eine erneute Eltern- und Lehrerbefragung (DISYPS-KJ) erbrachte klinisch nicht mehr bedeutsame Einschätzungen der Kardinalsymptome Aufmerksamkeit, Hyperaktivität und Impulsivität. Die Eltern berichteten, dass sich nur noch gelegentlich Streitereien zwischen den Geschwistern ergeben und Lutz nun wesentlich besser Anweisungen und Regeln befolgte. In der Schule zeigte sich eine gemäßigte motorische Unruhe und nur noch sehr selten ein impulsives Agieren. Allerdings verblieben die Leistungen in der Rechtschreibung und beim Rechnen weiterhin deutlich unter dem Klassendurchschnitt. Beim Lesen zeigte sich durch häufiges Üben ein Fortschritt. Lutz konnte sich nun einfache Texte erlesen, auch wenn seine Lesegeschwindigkeit noch verlangsamt war. Hänseleien wegen seiner Leistungsschwäche musste Lutz nun weniger häufig erdulden. Er behielt jedoch stabile Selbstüberzeugungen bei wie etwa „Ich bin zu blöd dafür! Ich kann eben nicht Mathe!". Trotz seines nun verbesserten Sozialverhaltens baute Lutz noch nicht aktiv Sozialkontakte in der Schule auf, obwohl ihm dies in Rollenspielen in der Einzeltherapie sehr gut gelang. Es entstand der Eindruck, dass Lutz schlechte Schulleistungen weiterhin deutlich sein Selbstwertgefühl minderten.

Legasthenie-Therapie. Nachdem ein Störungsmodell gemeinsam erarbeitet wurde, erfolgte eine Förderung des Lesens anhand des computergestützten Programms CELECO (nach Werth). Außerdem wurde ein Lesepfeil eingesetzt. Lutz konnte so schnell seine Lesegeschwindigkeit steigern, ohne die Fehlerrate zu erhöhen. Da Lutz das lautgetreue Schreiben bereits gelang, wurde auf ein orthografisch orientiertes Rechtschreibprogramm (Word-Image-Confidence-Training, nach Jacobs & Petermann, in Vorb.) zurückgegriffen. Lutz übte werktäglich zehn Minuten Rechtschreibung und fünf Minuten Lesen zu Hause; pro Woche wurde eine einstündige Legasthenie-Therapie durchgeführt. Nach 30 Therapiestunden wurde die weitere Übung den Eltern übertragen. Lutz beziehungsweise seine Eltern nahmen nunmehr nur noch in größeren Abständen (zunächst alle 12 Wochen) Beratungstermine wahr, um über den derzeitigen Lernstand zu berichten und das weitere Vorgehen zu besprechen.

Bei einer abschließenden testpsychologischen Untersuchung erreichte Lutz im ZLT eine altersgemäße Lesegeschwindigkeit bei einer gut durchschnittlichen Lesegüte. Im DRT 4 erreichte Lutz einen T-Wert von 52. Seine Rechtschreibnote schwankte zwischen drei und vier.

Dyskalkulie-Therapie. Zu Beginn wurde ein gemeinsames Störungsmodell entwickelt. Lutz war an der Dyskalkulie-Therapie sehr interessiert und durch die guten Erfolge in dem Bereich Aufmerksamkeit hochmotiviert. Die Motivation wurde weiterhin gestützt durch einen Gewinnvertrag (siehe hierzu Leitlinie 9). Lutz nahm an einer Therapiestunde pro Woche teil und musste werktäglich 15 Minuten üben. Grundsätzlich wurde bei allen Therapieschritten der Maxime „vom Konkreten zum Abstrakten" gefolgt. Nach einer genaueren Analyse der Testprofile (RZD 2-6, ZA-

REKI) wurde zunächst bei den Basiskompetenzen (Leitlinie 10) angesetzt. Dabei wurde flankierend immer wieder Wert auf die Vermittlung von Konzeptwissen (Etwa: „Was ist der Unterschied zwischen Ziffer und Zahl?") gelegt. Im Weiteren wurde mit Übungen zur Mengenerfassung der kardinale Aspekt einer Zahl erarbeitet. Lutz lernte im Anschluss die Mengenzerlegung und darauf aufbauend die Zahlzerlegung im Zahlenraum bis zehn (siehe Leitlinie 11). Vor dem Übergang zur Additions- und Subtraktionsrechnung wurden insbesondere die Grundvorstellung zur Addition (Hinzufügen) und Subtraktion (Wegnehmen) aufgebaut. Durch die verbesserte Mengenerfassung, das Verständnis für den kardinalen Aspekt einer Zahl und die Übungen zur Zahlzerlegung konnte Lutz sich nun vom Fingerrechnen lösen. Flankierend zur Überschreitung des Zahlenraums bis zehn wurde der Aufbau des Stellenwertsystems aufgegriffen (Leitlinien 13/14). Lutz wurde das Prinzip der Bündelung und Ergänzung zu zehn vermittelt. Mit Selbstinstruktionsverfahren wurden Rechenprozeduren mit Zehnerübergang erlernt, verinnerlicht und automatisiert. Lutz gewann im Laufe der Therapie immer mehr Selbstvertrauen. Dies schlug sich auch in seinem Sozialverhalten nieder. Nach sechs Monaten Therapie hatte Lutz Freundschaft mit zwei Jungen seiner Klasse geschlossen und traf sich nun regelmäßig mit ihnen.

Nach sicherer Beherrschung des Zahlenraums bis 20 wurde auf den Zahlenraum bis 100 erweitert. Lutz besuchte nun das zweite Halbjahr der vierten Klasse. In einem weiteren Schritt wurden Grundvorstellungen für die Multiplikation und Division aufgebaut (Leitlinie 16). Lutz lernte auf der sicheren Basis schnell hinzu, so dass bald auf den Zahlenraum bis 1000 und dann auch über 1000 erweitert werden konnte. Nach eineinhalb Jahren Dyskalkulie-Therapie konnte Lutz zielgleich mit seinen Mitschülern unterrichtet werden und erreichte Noten, die im Klassendurchschnitt lagen.

Sehr hilfreich erwies sich im Laufe der Dyskalkulie-Therapie die Kooperation mit der Mathematiklehrerin. Ihr binnendifferenzierter Unterricht ermöglichte es, dass Lutz Aufgaben bearbeiten konnte, die seinem jeweiligen Leistungsvermögen entsprachen. Die verständnisvolle Haltung und Mitwirkung an operanten Methoden (Sternchenheft: Wenn Lutz gut mitgearbeitet hatte, konnte er sich in sein Sternchenheft einen Stern stempeln lassen. Die Sterne konnte er zu Hause in Spielminuten eintauschen.) halfen beim Abbau negativer Kognitionen und ermöglichten einen guten, weil durch Motivation getragenen, Lernfortschritt.

Bei einer abschließenden testpsychologische Untersuchung der Rechenfertigkeiten (RZD 2-6) lag keiner der Subtests im auffälligen Bereich. Auch die Bearbeitungsgeschwindigkeit war in allen Subtests altersgemäß.

5.2 Jugendalter: Julius, 13;7 Jahre alt

Symptomatik und Exploration

Julius wird uns erstmals im Alter von 13;7 Jahren vorgestellt. Wie die Mutter berichtet, seien die Noten im Fach Deutsch seit der ersten Klasse gut, im Fach Mathematik zeige Julius jedoch seit der ersten Klasse eine deutliche Rechenschwäche. Er habe einfach kein Zahlenverständnis. Die gesamte Grundschulzeit hindurch habe Julius am Förderunterricht im Fach Mathematik teilgenommen. Auch heute noch habe Julius deutliche Rechenschwierigkeiten. So vertausche er häufig die Zehner- und Einerposition. Auch benötige er sehr viel Zeit, um ihm gestellte Aufgaben im Kopf zu berechnen. Bei Klassenarbeiten benötige er für die gestellten Aufgaben deutlich mehr Zeit als seine Mitschüler und erreiche so etwa die Hälfte der zu lösenden Aufgaben. Dabei komme Julius durchaus bei einigen der von ihm berechneten Aufgaben zu richtigen Lösungen. Qualitativ zeige sich, dass Julius sich häufig nur um Einen verrechne. Bei den Mathematik-Hausaufgaben brauche Julius sehr viel Zeit. Es komme hier auch zu Hausaufgabenkonflikten mit der Mutter. Seit etwa einem Jahr erhalte Julius daher Nachhilfe. In der Schule beklage sich Julius über die Lautstärke in der Klasse. Er könne sich dann nicht konzentrieren. Bei Aufgaben, die eine geteilte Aufmerksamkeit verlangen, sei Julius überfordert. Häufig reagiere Julius erst nach mehrmaligem Ansprechen. Die Eltern beschreiben einen schwachen Orientierungssinn. Julius habe auch bei der Geometrie auffällig starke Schwächen gezeigt. Das Ordnen und Strukturieren falle ihm schwer. Julius habe nie gerne gebastelt oder gemalt. Im Fach Werken habe er eine Fünf. Das Erlernen der analogen Uhr sei problematisch gewesen. Sicher habe Julius dies erst in der fünften Klasse beherrscht. Auch heute noch habe Julius bei Längen-, Mengen- und Größeneinschätzungen große Probleme. Häufig verwechsle er auch die Raumrichtungen. Derzeit besuche Julius die sechste Klasse einer Realschule. Neben dem Fach Werken habe er in Mathematik eine Fünf im Zeugnis gehabt.

Anamnese

In der 37. Schwangerschaftswoche sei eine Sectio auf Grund einer Plazenta-Insuffizienz durchgeführt worden. Geburtsgewicht: 1.700 g; Körperlänge: 43 cm. APGAR und Nabel-pH-Werte seien unauffällig gewesen. U2: Hypotrophes Neugeborenes der 38. Schwangerschaftswoche, Ikterus neonatalis; U7: läuft noch unsicher (die Eltern berichten hier von vielen Stürzen mit Kopfverletzungen); U8: sensomotorische Wahrnehmungsstörung, Ergotherapie empfohlen. Im Alter von zwei Jahren sei vom Kinderarzt bei Julius eine Entwicklungsdissoziation bei Zustand nach intrauteriner Dystrophie, leichte faciale Dsymorphie, taktil-kinestetisch-vestibuläre Wahrnehmungsstörung diagnostiziert worden. Im Alter von vier Jahren sei dann erstmals ein Aufmerksamkeitsdefizit-Syndrom mit Hyperkinese vom Kinderarzt diagnostiziert worden. Nach mehrjähriger Ergotherapie sei dann im Alter von neun Jahren laut Bericht des Kinderarztes keine „derzeitig therapierelevante Teilleistungsstörung“ gefunden worden. Die Mutter berichtet jedoch auch weiterhin große Probleme im Rechnen gehabt habe und über die Note Fünf nicht hinausgekommen sei. Deutlich gebessert habe sich hingegen Julius motorische Unruhe.

Familienanamnestisch ist zu bemerken, dass Julius Eltern klare konsequente Strukturen vorgeben. Julius Mutter leide an einer Schilddrüsenerkrankung. Der Vater habe etwa vor drei Jahren einen Herzinfarkt gehabt.

Beurteilung der Angaben aus der Anamnese und Exploration

Aus der Symptomatik und Exploration ergeben sich folgende Verdachtsmomente:
- Dyskalkulie,
- visuell-analytische und räumlich-konstruktive Störung,
- Hinweiszeichen sind hier: Zeitabstände nicht einschätzen können, Längen-, Mengen- und Größeneinschätzung nicht altersgerecht leisten können, die schlechten Leistungen in Geometrie, das späte Erlernen des Lesens der analogen Uhr, Schwierigkeiten beim Ordnen und Strukturieren, das Meiden von Basteln und Malen, Vertauschen der Einer- und Zehnerposition beim Zahlenschreiben, schlechte Note im Werken;
- Aufmerksamkeitsstörung, vor allem im Bereich der Aufmerksamkeitssteuerung; Hinweiszeichen (neben den Vorbefunden) sind hier: das Klagen über die Lautstärke in der Klasse, die Überforderung bei Aufgaben, die eine parallele Reizverarbeitung erfordern, Reagieren erst auf mehrfaches Ansprechen.

Mögliche Ursachen für die vermuteten Teilleistungsstörungen können nicht sicher bestimmt werden. Risikofaktoren sind die Plazenta-Insuffizienz und die damit einhergehende hypotrophe Entwicklung. Auch berichteten die Eltern von vielen Stürzen mit Kopfbeteiligung, die auf Grund der Gleichgewichtsprobleme vorgekommen seien.

Diagnostik

Da sich bereits in der Anamnese deutliche Hinweise auf mehrere Teilleistungsstörungen zeigten, ergab sich die Notwendigkeit einer umfassenden Diagnostik.

Im Leistungsprofil des RZD 2-6 fallen unterdurchschnittliche Werte auch in den basalen Untertests (Zahlenschreiben, Position auf dem Zahlenstrahl und Mengenschätzen) auf. Ein unterdurchschnittliches Abschneiden in diesem Subtest kann auf eine visuell-analytische und räumlich-konstruktive Störung hinweisen. Diese Kinder sind häufig nicht in der Lage, die konkreten Mengenrepräsentationen in eine abstrakt symbolische, ordinale Repräsentation (Zahlenstrahl) zu überführen.

Im psychometrischen Leistungsprofil von Julius zeigt sich eine deutliche Diskrepanz zwischen verbaler Intelligenz (HAWIK-III, VT, IQ = 106) und visuell-handlungsbezogener Intelligenz (HAWIK-III, HT, IQ = 74). Eine genauere Analyse des Leistungsprofils des HAWIK-III zeigt ein unterdurchschnittliches Abschneiden in dem Subtest „Rechnerisches Denken“ (4 Wertpunkte), „Zahlennachsprechen“ (5 Wertpunkte), „Zahlensymboltest“ und „Bilderordnen“ (6 Wertpunkte), „Mosaiktest“ (4 Wertpunkte) und „Figurenlegen“ (1 Wertpunkt).

Dabei weisen die unterdurchschnittlichen Subtests im Handlungsteil des HAWIK-III auf eine räumlich-konstruktive Störung hin. Eine genauere Überprüfung der Objekt- und Raumwahrnehmung (VOSP) zeigt dann auch Auffälligkeiten beim Einschätzen der räumlichen Position von Objekten (Untertest 6 und 7). Qualitativ

Psychologische Kinderambulanz der Universität Bremen – Neuropsychologisches Leistungsprofil

Name: Julius Alter: 13;7 Klasse: 6

Testdatum: XXX Testleiter: Dr. Jacobs

	unterdurchschnittlich										durchschnittlich (Norm)											überdurchschnittlich									
Prozentrang	0	0	0	1	1	2	3	5	8	12	16	21	27	34	42	50	58	63	73	79	84	88	92	95	96	98	99	99	100	100	100
Z-Wert	-3	-2,8	-2,6	-2,4	-2,2	-2	-1,8	-1,6	-1,4	-1,2	-1	-0,8	-0,6	-0,4	-0,2	0	0,2	0,4	0,6	0,8	+1	1,2	1,4	1,6	1,8	+2	2,2	2,4	2,6	2,8	+3
IQ	55	58	61	64	67	70	73	76	79	82	85	88	91	94	97	100	103	106	109	112	115	118	121	124	127	130	133	136	139	142	145
Intelligenz																															
HAWIK-III Gesamt												X																			
HAWIK-III VT																		X													
HAWIK-III HT							X																								
Psychomotorik																															
S1 optisch (RG)																					X										
S2 akustisch (RG)																						X									
S4 Wahlreaktionen (RG)																												X			
Aufmerksamkeit																															
TAP- Arbeitsgedächtnis			A	S						F	M																				
TAP- Geteilte Aufmerk.							S	A						F	M																
TAP- Go/Nogo 1/2												F	M							S									A		
TAP- Inkompatibilität											SF							M													
TAP- Visuelles Scanning													A		M		S												F		
Merkfähigkeit																															
DCS												X																			
VLMT Dg1								X																							
VLMT Dg5																X	X	X	X												
VLMT Σ Dg1-5													X																		
VLMT Interferenz										X																					
VLMT Dg5-Dg6																				X	X	X	X								
VLMT Dg5-Dg7																			X	X	X	X	X								
Konvergent. Denken																															
TL-D												X																			
Schulfertigkeiten																															
RZD 2-6 Power										X																					
RZD 2-6 Speed								X																							
WRT 6+																		X													
Raumanalyse																															
VOSP	Untertests 6 und 7 auffällig																														
Fragebögen																															
SDQ (Lehrer/Eltern)	E / V / H / PG / PS / Gesamt: unauffällig																														
AFS	PA: PR = 24; MA: PR = 19; SU: PR = 65; SE: PR =13																														

(S = Standardabweichung; M = Median; A = Auslassungen; F = Fehlreaktionen)

Abbildung 42: Psychometrisches Leistungsprofil von Julius

zeigen sich auch Auffälligkeiten bei der visuell-figuralen Lern- und Merkfähigkeit (DCS). Hier kommt es bei Reproduktion der vorgelegten Muster aus dem Gedächtnis gehäuft zum Verwechseln der Raumrichtungen und zu Fehleinschätzungen bei den Winkeln sowie zu Drehungen. Insgesamt kann daher von einer visuell-analytischen und räumlich-konstruktiven Störung ausgegangen werden.

Des Weiteren zeigen sich im Leistungsprofil des RZD 2-6 Auffälligkeiten in den Subtests Kopfrechnen Addition, Kopfrechnen Subtraktion und Kopfrechnen Division sowie bei den Textaufgaben. Dabei ist jedoch nicht die Bearbeitungsgüte (Power), sondern die Bearbeitungsgeschwindigkeit (Speed) auffällig. Unauffällig dagegen ist Bearbeitungsgüte und Bearbeitungsgeschwindigkeit im Subtest Kopf-

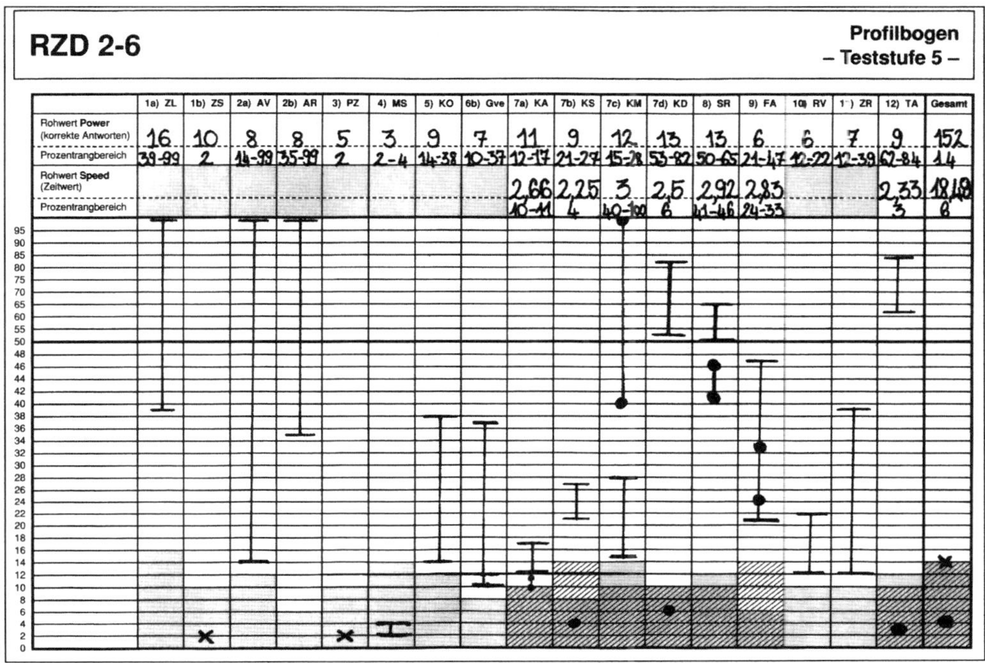

Abbildung 43: Leistungsprofil RZD 2-6 Teststufe 5

rechnen Multiplikation sowie beim schriftlichen Rechnen. Auffällige Verlangsamungen beim Kopfrechnen können darauf hinweisen, dass eine verminderte Aktivierungsbereitschaft vorliegt, ungünstige Rechenstrategien verwendet werden oder das Arbeitsgedächtnis beeinträchtigt ist. Aus dem psychometrischen Leistungsprofil (vgl. Abb. 42) von Julius ist zu ersehen, dass eine verminderte Aktivierungsbereitschaft, nicht vorliegt. Seine einfachen optischen, akustischen und Wahlreaktionszeiten (WRG) sind durchschnittlich bis überdurchschnittlich schnell.

Eine im Anschluss an den Rechentest durchgeführte qualitative Befragung zeigt jedoch, dass Julius altersunangemessene Zählstrategien bei Additions- und Subtraktionsaufgaben verwendet. Auch in der Division nähert er sich über Zählstrategien der Lösung an. Bereits das unterdurchschnittliche Abschneiden im Subtest Zahlennachsprechen des HAWIK III weist auf eine Arbeitsgedächtnisstörung hin. Weitere Überprüfungen des Arbeitsgedächtnisses (Subtest Arbeitsgedächtnis, TAP; Durchgang 1 des VLMT) weisen ebenfalls auf eine ausgeprägte Störung des Arbeitsgedächtnisses hin. So erzielt Julius im Subtest Arbeitsgedächtnis der TAP knapp durchschnittlich schnelle, stark heterogene Reaktionszeiten, die von einer erhöhten Fehleranzahl und einer sehr stark erhöhten Auslassungsanzahl begleitet werden. Im Durchgang 1 des Verbalen Lern- und Merkfähigkeitstests gelingt es Julius lediglich zwei der 15 vorgegebenen Wörter nach einmaligem Hören zu reproduzieren. Ebenfalls unterdurchschnittlich ist die Abfrage beim Erlernen einer Interferenzliste. Auch bei der visuell-figuralen Merk- und Lernfähigkeit zeigen sich qualitativ im ersten Lerndurchgang Auffälligkeiten. So gelingt es Julius, im ersten Durchgang nur eines

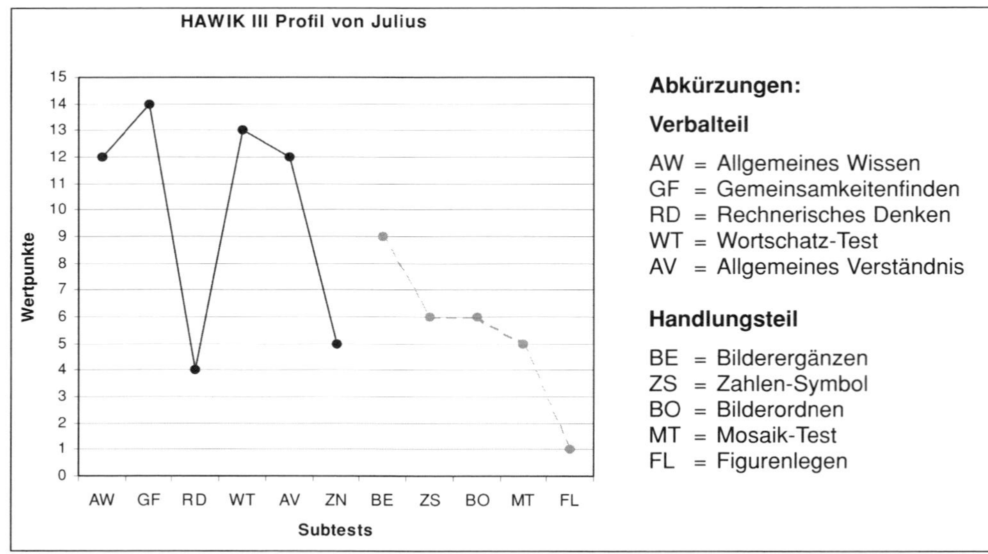

Abbildung 44: Ergebnisse des HAWIK-III

von vorgegebenen neun Mustern korrekt zu reproduzieren. Dabei zeigt sich sowohl im DCS als auch bei der verbalen Lern- und Merkfähigkeit (VLMT) ein deutlicher Lernanstieg im Durchgang 2, der sich auch über die weiteren Durchgänge hinweg fortsetzt. Auch der Abruf nach 30 Minuten Verzögerung beziehungsweise dem Erlernen einer Interferenzliste im VLMT gelingt altersgemäß. Damit bleibt Julius Gedächtnisstörung auf den Arbeitsgedächtnisbereich beschränkt.

Julius berichtet, dass er beim Kopfrechnen die einmal angefangene Aufgabe häufiger erneut von vorne beginnen muss, da ihm die Zwischenergebnisse entfallen seien. Bei der Multiplikation ergeben sich hier keine Probleme, da Julius die Ergebnisse des kleinen Einmalseins auswendig gelernt hat und so kaum Arbeitsgedächtnisprozesse bei der Bearbeitung beteiligt sind.

Aus dem psychometrischen Leistungsprofil ergibt sich außerdem eine Störung der geteilten Aufmerksamkeit (TAP). Dies bedeutet, dass Julius immer dann überfordert ist, wenn eine parallele Reizverarbeitung benötigt wird. In der Schule ist dies häufig der Fall, wenn Julius von der Tafel abschreibt und der Lehrer bereits mit Erläuterungen des angeschriebenen beginnt. Da Julius langsam schreibt (siehe auch Subtest ZS des HAWIK III), kommt dies häufig vor.

Verhaltensbeobachtung und Fragebogenauswertung

Julius nahm motiviert und interessiert an der gesamten Untersuchung teil. Er war sichtlich um ein gutes Abschneiden bemüht. Er ärgerte sich, dass er beim Kopfrechnen auch bei den Textaufgaben so viel Zeit benötigte. Dabei entglitten ihm immer nach eigener Beschreibung bereits erreichte Teilergebnisse aus dem Gedächtnis. Insgesamt zeigte sich Julius motorisch ruhig und nicht ablenkbar. Im Angstfragebogen für Schüler (AFS) werden die Subskalen Prüfungsangst, Manifeste Ängste, Schulunlust und Soziale Erwünschtheit als unauffällig angegeben. Der Elternfragebogen (SDQ) zeigt in keiner der Subskalen auffällige Ergebnisse. Während der Untersuchung berichtet Julius, dass er gerne beim Rechenerwerb Hilfe hätte. Außerdem berichtet Julius von Freunden, mit denen er sportlich aktiv ist und dass er sich in der Schule wohlfühle.

Zusammenfassende Beurteilung

Bei Julius liegt eine ausgeprägte Dyskalkulie vor. Dabei ergibt sich eine Reihe von Teilleistungsstörungen, die teilweise als Ursache und teilweise als Folge betrachtet werden können. Hier ist insbesondere das Arbeitsgedächtnis betroffen. Dabei trägt die verkürzte unmittelbare Merkspanne erheblich zu dem hohen Zeitaufwand im Kopfrechnen bei. Die ebenfalls vorliegende visuell-analytische und räumlich-konstruktive Störung ist vermutlich dafür verantwortlich, dass Julius keine angemessene abstrakte mentale Repräsentation in Form eines Zahlenstrahls aufgebaut hat. Diese abstrakte mentale Repräsentation stellt den semantischen Gehalt einer Zahl dar. Die Eltern beschrieben bereits in der Exploration ein fehlendes Zahlenverständnis. Dies deckt sich mit diesem Befund. Dabei ist die visuell-analytische und räumlich-konstruktive Störung vermutlich auch dafür verantwortlich, dass Julius nicht in der Lage ist, Zahlen in arabischer Notation nach Diktat korrekt aufzuschreiben. Hier unterlaufen ihm zu häufig Fehler. Neben der visuell-analytischen und räumlich-konstruktiven Störung sowie der Arbeitsgedächtnisstörung liegt eine Störung der Aufmerksamkeitssteuerung (Aufmerksamkeitsselektivität) im Bereich der geteilten Aufmerksamkeit vor. Psychometrisch unauffällig hingegen ist die fokussierte Aufmerksamkeit. Dies deckt sich auch mit der Verhaltensbeobachtung in der Untersuchung, bei der sich Julius nicht ablenkbar zeigte; auch die Aufmerksamkeitskraft (Aufmerksamkeitsintensität) ist unbeeinträchtigt. Deutliche Stärken zeigt Julius im verbalen Bereich der Intelligenz. So erreicht Julius in allen sprachrelevanten Subtests des HAWIK III gut durchschnittliche bis überdurchschnittliche Werte. Trotz der massiven Teilleistungsstörungen zeigt sich bei Julius keine seelische Beeinträchtigung. Dabei ist Julius gut sozial integriert, die konsequente Erziehung und der Rückhalt durch die Eltern sind für Julius eine wichtige Stütze. Im Gespräch während der Untersuchung zeigt Julius eine gute Therapiemotivation, so dass die Prognose für eine Behandlung als positiv bewertet werden kann.

Therapieempfehlung

Es ist bekannt, dass eine Dyskalkulie durch eine visuell-analytische und räumlich-konstruktive Störung sowie durch Arbeitsgedächtnis- und Aufmerksamkeitsstörungen mit verursacht sein kann. Bei Julius liegen Basisfunktionsstörungen im Bereich der Aufmerksamkeit, des Arbeitsgedächtnisses, der visuell-analytischen und räumlich-konstruktiven Funktionen vor. Eine Behandlung dieser Beeinträchtigungen setzt ein systematisches und mehrschrittiges therapeutisches Vorgehen voraus. Dabei sollte zunächst die basalste Funktion (Aufmerksamkeitsleistung) und im Weiteren dann die weniger basalen Funktionen (Arbeitsgedächtnis sowie visuell-analytische und räumlich-konstruktive Funktionen) schrittweise behandelt werden. Im Anschluss sollten dann erneut die Rechenfertigkeiten überprüft werden. Sollten dann weiterhin massive Rechenprobleme bestehen, sollte bezogen auf die jeweils noch vorhandenen Schwierigkeiten eine Dyskalkulie-Therapie erfolgen. Bei einer solchen Dyskalkulie-Therapie könnten Module eingesetzt werden, wie sie beispielsweise das Mathe-Fix-Modultraining (Jacobs & Petermann, 2007, in Vorb.) bereitstellt.

Wir stellten für Julius folgenden Therapieplan auf:

- Therapie der Störung der geteilten Aufmerksamkeit mit dem „Training für Kinder mit Aufmerksamkeitsstörungen“ (Jacobs et al., 2005). Hierdurch kann Julius lernen, mit Aufgabenstellungen, die eine parallele Reizverarbeitung verlangen, besser zurechtzukommen.
- Therapie der Arbeitsgedächtnisstörung mittels ausgewählter Lern- und Arbeitsstrategien aus dem Therapiemanual „Training für Kinder mit Gedächtnisstörungen“ (Lepach et al., 2003). Ziel dieser Intervention ist der Aufbau besserer Lern- und Merkstrategien sowie der Versuch die Arbeitsgedächtnisspanne von Julius zu erweitern.
- Behandlung der visuell-analytischen und räumlich-konstruktiven Störung. Hier kann das „Training für Kinder mit räumlich-konstruktiven Störungen“ (Muth et al., 2001) angewandt werden. Es sollten dabei vor allem Aufgaben ausgewählt werden, die die visuelle Raumwahrnehmung sowie räumlich-konstruktive Fähigkeiten verbessern helfen.
- Nach Abschluss der Therapie der Basisfunktionen erfolgt eine Katamnese, die den dann erreichten Leistungsstand erfasst.
- Schließlich wäre gegebenenfalls eine Dyskalkulie-Therapie erforderlich.

Therapieverlauf

Aufmerksamkeit. Julius nahm zunächst an einer 15 Stunden umfassenden Gruppentherapie zur Verbesserung seiner parallelen Reizverarbeitung teil. Er zeigte sich sehr motiviert und erreichte bei einer im Anschluss an die Gruppentherapie durchgeführten Nachuntersuchung mit der TAP homogene durchschnittlich schnelle Reaktionszeiten (PR = 50) bei einer unauffälligen Auslassungsanzahl (PR = 46) und einer ebenfalls unauffälligen Fehleranzahl (PR 90). Auch in den Subtests Inkompatibilität und GoNoGo konnte sich Julius deutlich verbessern; alle Kennwerte lagen jetzt oberhalb des Prozentranges von 50.

Arbeitsgedächtnis. Die Erweiterung der Arbeitsgedächtnisspanne erwies sich als schwierig. Julius konnte jedoch allmählich gute Kompensationsstrategien entwickeln, so notierte er am Seitenrand seine Zwischenergebnisse und behielt seinen Finger auf der zu berechnenden Aufgabe, so dass er diese schneller wiederfand, wenn ihm Aufgabenstellungen entglitten. Weiterhin waren Strategien zur Strukturierung der Lerninhalte hilfreich. Julius konnte nun das zu Lernende besser zusammenfassen und benötigte so weniger Arbeitsgedächtnisressourcen. In der Nachtestung erzielte er im VLMT eine altersgemäße verbale Merkspanne, da er gelernt hatte, Worte Oberbegriffen zuzuordnen (Kategorisierung). Auch bei der TAP nutzte er eigenständig die Strategie lauten Verbalisierens und erreichte so ein unauffälliges Testergebnis in der Nachuntersuchung. Beim Zahlennachsprechen (HAWIK-III) wendete er die Technik an, Chunks zu bilden.

Visuell-räumliche Wahrnehmungsleistung. Julius lernte ausgehend von einfachen Linien (Senkrechte, Waagerechte, Diagonale) über geometrische Flächen (Quadrat, Rechteck, Kreis, Ellipse und Dreieck) komplexere bildliche Darstellungen von Objekten zu analysieren und diese ebenso wie ihre Position im Raum zu beschreiben. Diese Verbalisierung wurde dann auch eingesetzt, um Objekte auf einem Blatt oder im dreidimensionalen Raum zu konstruieren. Nach 25 Stunden Einzeltherapie hatte Julius eine altersangemessene visuell-räumliche Wahrnehmungsleistung aufgebaut und war in der Lage, diese Wahrnehmungsinhalte zu konstruieren.

Nach einer Katamnese zeigte sich nun eine deutlich verbesserte Leistung in der visuell-räumlichen Wahrnehmung. Beim Rechnen zeigten sich jedoch weiterhin Auffälligkeiten.

Dyskalkulie-Therapie. Bei der Dyskalkulie-Therapie konnte auf bereits vermittelte Wissensinhalte zurückgegriffen werden. So konnte bei der Vermittlung der Basiskompetenzen bereits auf eine gute Fähigkeit zur Kategorisierung zurückgegriffen werden. Die 1 : 1-Zuordnungen beherrschte Julius sicher. Seriation etwa nach Größe, Länge, Breite, Gewicht war bereits fester Bestandteil der visuell-räumlichen Therapie gewesen, so dass zügig mit der Erfassung weitere Zahlenaspekte fortgefahren werden konnte. Durch die verbesserte Objekt- und Raumwahrnehmung konnte Julius erheblich leichter kleinere Mengen sofort erfassen; größere Mengen konnte er sich durch Ordnen erschließen. So war es Julius möglich, sich den kardinalen Aspekt einer Zahl zu erschließen.

Julius erlebte die Dyskalkulie-Therapie als große Erleichterung. Die Mengen- und Zahlzerlegung im Zahlenraum bis zehn erlernte er schnell. Bei der Mengen-Zahlzuordnung wurde dann auf die Unterschiede zwischen Ziffer und Zahl eingegangen und wie die Position innerhalb der Zahl den Wert einer Ziffer bestimmt. Dabei wurde unter anderem auf die „Die Geschichte von den verschlafenen Zehnern“ (siehe Leitlinie 12) zurückgegriffen, auch wenn diese eher für jüngere Kinder geeignet ist. Julius unterliefen in der Folge nur noch sehr selten Fehler beim Zahlenschreiben und wenn doch, korrigierte er sie sofort selbstständig. Bei der Vermittlung von Grundvorstellungen zu Addition und Subtraktion fiel auf, dass Julius diese bereits verinnerlicht hatte. Durch den Aufbau eines Verständnisses für den kardinalen Aspekt von Zahlen gelang es ihm nun aber besser, sich von Zählstrategien zu lösen. In der Therapie profitierte Julius weiterhin davon, wenn die Anzahl der Aufgaben visualisiert wurden. Dies machte für ihn das zu Lernende überschaubar. Durch das sicher aufgebaute Faktenwissen erhöhte sich deutlich die Bearbeitungsgeschwindigkeit beim Kopfrechnen; gleichzeitig reduzierten sich die Fehler. Später versuchte Julius sich Zwischenergebnisse auf einen inneren Notizblock vorzustellen, so konnte er teilweise auf das Notieren der Zwischenergebnisse verzichten. Wurden die Zahlen jedoch zu groß, schrieb Julius weiterhin die Zwischenergebnisse auf seinen Heftrand.

Auch Julius Mathematiklehrer zeigte sich gegenüber der Dyskalkulie-Therapie sehr aufgeschlossen und ließ Julius in den Mathematikstunden mehr Zeit für die einzelnen Aufgaben, in dem er die Anzahl der zu lösenden Aufgaben für Julius reduzierte. Auch erhielt Julius seinem Leistungsvermögen angemessene Aufgaben.

Die Eltern unterstützen Julius Lernbemühungen und veränderten ihre negativ wertenden Äußerungen; sie unterstützten Julius mit Lob und motivierten ihn bei Misserfolgen. Auch stellten sie Julius über einen Gewinnvertrag Zusatzmaterial für sein BMX-Fahrrad in Aussicht. Dabei wurde kontinuierliches Lernen mit einem zusätzlichen Bonus honoriert. Bereits zum Halbjahreszeugnis der achten Klasse wurde Julius wieder zielgleich zu den Mitschülern unterrichtet und schrieb seine ersten „sicheren Vieren" in regulären Mathematikarbeiten. Im ersten Halbjahr der neunten Klasse etwa am Ende der Dyskalkulie-Therapie schrieb Julius das erste Mal in seinem Leben eine „Drei" in einer Mathematikarbeit.

Abkürzungsverzeichnis der Testverfahren

AID 2	Adaptives Intelligenz Diagnostikum 2	Kubinger & Wurst, 2000
AFS	Angstfragebogen für Schüler	Wieczerkowski, Nickel Janowski, Fittkau & Rauer, 1981
ATK	Abzeichentest für Kinder	Heubrock, Eberl & Petermann, 2004
BASCO	Analyse neuropsychologischer Basis-kompetenzen im Vorschulalter	Daseking & Petermann, 2007
CBCL/4-18	Child Behavior Checklist	Arbeitsgruppe Deutsche Child Behavior Checklist, 1998
CFT 1	Grundintelligenztest Skala 1	Cattell, Weiß & Osterland, 1997
CTF 20-R	Grundintelligenztest Skala 2 – Revision	Weiß, 2006
CPM	Coloured Progressive Matrices	Bulheller & Häcker, 2002
CPT	Continuous Performance Test	Knye, Roth, Westhus & Heine, 2003
d2	Aufmerksamkeits-Belastungs-Test	Brickenkamp, 2002
DCS	Diagnosticum für Cerebralschädigung	Weidlich & Lamberti, 2001
DEMAT 1+	Deutscher Mathematiktest für erste Klassen	Krajewski, Küspert & Schneider, 2002
DEMAT 2+	Deutscher Mathematiktest für zweite Klassen	Krajewski, Liehm & Schneider, 2004
DEMAT 3+	Deutscher Mathematiktest für dritte Klassen	Roick, Gölitz & Hasselhorn, 2004
DEMAT 4	Deutscher Mathematiktest für vierte Klassen	Gölitz, Roick & Hasselhorn, 2006
DEMAT 5+	Deutscher Mathematiktest für fünfte Klassen	Marx, in Vorb.
DEMAT 6	Deutscher Mathematiktest für sechste Klassen	Marx, in Vorb.
DIKJ	Depressions-Inventar für Kinder und Jugendliche	Stiensmeier-Pelster, Schürmann & Duda, 2000
DISYPS-KJ	Diagnostik-System für psychische Störungen im Kindes- und Jugendalter nach ICD-10/DSM-IV	Döpfner & Lehmkuhl, 2000
DRT 1	Diagnostischer Rechtschreibtest für 1. Klassen	Müller, 2004
DRT 2	Diagnostischer Rechtschreibtest für 2. Klassen	Müller, 2004
DRT 3	Diagnostischer Rechtschreibtest für 3. Klassen	Müller, 2004
DRT 4	Diagnostischer Rechtschreibtest für 4. Klassen	Grund, Haug & Naumann, 2004
DRT 5	Diagnostischer Rechtschreibtest für 5. Klassen	Grund, Haug & Naumann, 2004
DTK	Depressionstest für Kinder	Rossmann, 2005
FEEL-KJ	Fragebogen zur Erhebung der Emotions-regulation bei Kindern und Jugendlichen	Grob & Smolenski, 2005
HAWIK-III	Hamburg-Wechsler-Intelligenztest für Kinder – III. Version	Tewes, Rossmann & Schallberger, 1999
HAWIK-IV	Hamburg-Wechsler-Intelligenztest für Kinder – IV. Version	Petermann & Petermann, 2007
HRT 1-4	Heidelberger Rechentest	Haffner, Baro, Parzer & Resch, 2005

K-ABC	Kaufmann-Assessment Battery for Children	Melchers & Preuß, 1994
Kinder-DIPS	Diagnostisches Interview psychischer Störungen im Kindes- und Jugendalter	Unnewehr, Schneider & Margraf, 1995
LSL	Lehrereinschätzliste für Sozial- und Lernverhalten	Petermann & Petermann, 2006
OTZ	Osnabrücker Test zur Zahlbegriffsentwicklung	van Luit, van de Rijt & Hasemann, 2001
RZD 2-6	Rechenfertigkeiten- und Zahlenverarbeitungs-Diagnostikum für die 2. bis 6. Klasse	Jacobs & Petermann, 2005d
SDQ	Strength and Difficulties Questionnaire	Goodman, 1997
SELLMO	Skalen zur Erfassung der Lern- und Leistungsmotivation	Spinath, Stiensmeier-Pelster, Schöne & Dickhäuser, 2002
SESSKO	Skalen zur Erfassung des schulischen Selbstkonzepts	Schöne, Dickhäuser, Spinath & Stiensmeier-Pelster, 2002
SON-R 2½-7	Non-Verbaler Intelligenztest	Tellegen, Laros & Petermann, 2006
SPM	Standard Progressive Matrices	Heller, Kratzmeier, Lengfelder, 1998
SPS-J	Screening psychischer Störungen im Jugendalter	Hampel & Petermann, 2005
TAP	Testbatterie zur Aufmerksamkeitsprüfung	Zimmermann & Fimm, 2002
TEDI-Math	TEDI-Math für Vier- bis Achtjährige	Nuerk, Kaufmann, Graf, Krinzinger, Delazer & Willmes, in Vorbereitung
TL-D	Turm von London	Tucha & Lange, 2004
TRF	Teacher´s Report Form der CBCL	Arbeitsgruppe Deutsche Child Behavior Checklist, 1998
VLMT	Verbaler Lern- und Merkfähigkeitstest	Helmstaedter, Lendt & Lux, 2001
VOSP	Testbatterie für visuelle Objekt- und Raumwahrnehmung	Warrington, James, Beckers & Canavan, 1992
WCST-64	Wisconsin Card Sorting Test–64 Card Version	Kongs, Thompson, Iverson & Heaton, 2000
WRG	Wiener Reaktionsgerät	Schuhfried, 1994
WRT 1+	Weingartener Grundwortschatz Rechtschreib-Test für erste und zweite Klassen	Birkel, 1995
WRT 2+	Weingartener Grundwortschatz Rechtschreib-Test für zweite und dritte Klassen	Birkel, 1994
WRT 3+	Weingartener Grundwortschatz Rechtschreib-Test für dritte und vierte Klassen	Birkel, 1994
WRT 4+	Weingartener Grundwortschatz Rechtschreib-Test für vierte und fünfte Klassen	Birkel, in Vorb.
WRT 6+	Westermann Rechtschreibtest 6+	Rathenow, Laupenmühlen & Vöge, 1981
ZAREKI	Neuropsychologische Testbatterie für Zahlenverarbeitung und Rechnen bei Kindern	von Aster, 2001b
ZAREKI-R	Testverfahren zur Dyskalkulie	von Aster, Weinhold Zulauf & Horn, 2006
ZLT	Züricher Lesetest	Linder & Grissemann, 2000

Literatur

Abaco 100er oder 20er. Der Zählrahmen mit dem genialen Dreh. Schaffenhausen: Schubi Verlag.

Abu-Hilal, M. M. (2000). A structural model for predicting mathematics achievement: Its relation with anxiety and self-concept in mathematics. *Psychological Reports, 86,* 835-847.

Adams, J. W. & Hitch, G. J. (1997). Working memory in children's mental arithmetic. *Journal of Experimental Child Psychology, 67,* 21–38.

Adams, J. W. & Hitch, G. J. (1998). Children's arithmetic and working memory. In C. Donlan (Ed.), *The development of mathematical skills* (pp. 153–173). Hove: Psychology Press.

Aebli, H. (1989). *Zwölf Grundformen des Lehrens (3. Aufl.).* Stuttgart: Klett-Cotta.

Alarcón, M., DeFries, J. C., Light, J. & Pennington, B. F. (1997). A twin study of mathematics disability. *Journal of Learning Disabilities, 30,* 617–623.

Anderson, J. R. (2001). *Kognitive Psychologie* (3. Aufl.). Heidelberg: Spektrum.

Ansari, D., Donlan, C., Thomas, M. S. C., Ewing, S. A., Peen, T. & Karmiloff-Smith, A. (2003). What makes counting count? Verbal and visuo-spatial contributions to typical and atypical number development. *Journal of Experimental Child Psychology, 85,* 50–62.

Antell, S. E. & Keating, D. P. (1983). Perception of numerical invariance in neonates. *Child Development, 54,* 695–701.

Arbeitsgruppe Deutsche Child Behavior Checklist (1993). *Lehrerfragebogen über das Verhalten von Kindern und Jugendlichen; deutsche Bearbeitung der Teacher's Report Form (TRF) der Child Behavior Checklist. Einführung und Anleitung zur Handauswertung.* Köln: Arbeitsgruppe Kinder-, Jugend- und Familiendiagnostik.

Arbeitsgruppe Deutsche Child Behavior Checklist (1998). *Elternfragebogen über das Verhalten von Kindern und Jugendlichen; Deutsche Bearbeitung der Child Behavior Checklist (CBCL/4-18). Einführung und Anleitung zur Handauswertung (2. Aufl.).* Köln: Arbeitsgruppe Kinder-, Jugend- und Familiendiagnostik.

Ashcraft, M. H. (2002). Math anxiety: Personal, educational, and cognitive consequences. *Current Directions in Psychological Science, 11,* 181–185.

Ashcraft, M. H. & Faust, M. W. (1994). Mathematics anxiety and mental arithmetic performance: An exploratory investigation. *Cognition and Emotion, 8,* 97–125.

Ashcraft, M. H. & Kirk, E. P. (2001). The relationships among working memory, math anxiety, and performance. *Journal of Experimental Psychology: General, 130,* 224–237.

Ashcraft, M. H. & Ridley, K. S. (2005). Math anxiety and its cognitive consequences. A tutorial review. In J. I. D. Campbell (Ed.), *Handbook of mathematical cognition* (pp. 315–327). New York: Psychology Press.

Aster, M. von (1994). Developmental dyscalculia in children: Review of the literature and clinical validation. *Acta Paedopsychiatrica, 56,* 169–178.

Aster, M. von (1996). Psychopathologische Risiken bei Kindern mit umschriebenen schulischen Teilleistungsstörungen. *Kindheit und Entwicklung, 5,* 53–59.

Aster, M. von (2000). Developmental cognitive neuropsychology of number processing and calculation: Varieties of developmental dyscalculia. *European Child and Adolescent Psychiatry, 9,* Suppl. 2, 41–57.

Aster, M. von (2001a). Umschriebene Rechenstörung. *Psycho, 27,* 425–431.

Aster, M. von (2001b). *ZAREKI – Neuropsychologische Testbatterie für Zahlenverarbeitung und Rechnen bei Kindern.* Lisse: Swets & Zeitlinger.

Aster, M. von (2003). Neurowissenschaftliche Ergebnisse und Erklärungsansätze zu Rechenstörungen. In A. Fritz, G. Ricken & S. Schmidt (Hrsg.), *Rechenschwäche – Lernwege, Schwierigkeiten und Hilfen bei Dyskalkulie. Ein Handbuch* (S. 163–178). Weinheim: Beltz.

Aster, M. von (2005). Wie kommen die Zahlen in den Kopf? Ein Modell der normalen und abweichenden Entwicklung zahlenverarbeitender Hirnfunktionen. In M. von Aster & J. H. Lorenz (Hrsg.),

Rechenstörungen bei Kindern. Neurowissenschaft, Psychologie, Pädagogik (S. 13–33). Göttingen: Vandenhoeck & Ruprecht.

Aster, M. G. von, Deloche, G., Dellatolas, G. & Meier, M. (1997). Zahlenverarbeitung und Rechnen bei Schulkindern der 2. und 3. Klassenstufe: Eine vergleichende Studie französischsprachiger und deutschsprachiger Kinder. *Zeitschrift für Entwicklungspsychologie und Pädagogische Psychologie, 29,* 151–166.

Aster, M. von, Kucian, K., Marcar, V., Loenneker, T., Jaggy, S., Weinhold, M. & Martin, E. (2002). Kopfrechnen bei Kindern – Ergebnisse einer fMRI Studie. In *Seelische Krankheit im Kindes- und Jugendalter – Wege zur Heilung. XXVII. Kongreß der Deutschen Gesellschaft für Kinder- und Jugendpsychiatrie und Psychotherapie. Berlin, 3.–6. April 2002. Die Abstracts* (S. 146). Göttingen: Vandenhoeck & Ruprecht.

Aster, M. von, Kucian, K., Schweiter, M. & Martin, E. (2005). Rechenstörungen im Kindesalter. *Monatsschrift Kinderheilkunde, 153,* 614–622.

Aster, M. von, Weinhold Zulauf, M. & Horn, R. (2006). *ZAREKI-R – Testverfahren zur Dyskalkulie.* Frankfurt: Harcourt.

Bachot, J., Gevers, W., Fias, W. & Roeyers, H. (2005). Number sense in children with visuospatial disabilities: Orientation of the mental number line. *Psychology Science, 47,* 172–183.

Baddeley, A. D. (1986). *Working memory.* Oxford: Oxford University Press.

Badian, N. A. (1983). Dyscalculia and nonverbal disorders of learning. *Progress in Learning Disabilities, 5,* 235–264.

Baker, L. & Cantwell, D. P. (1985). Psychiatric and learning disorders in children with speech and language disorders: A critical review. *Advances in Learning and Behavioral Disabilities, 4,* 1–28.

Bares, H. & Wunderlich, G. (2002). *Zeit erfahren, strukturieren und messen.* Embsen-Oerzen: Kleiner Verlag.

Baroody, A. J. (2003). The development of adaptive expertise and flexibility: The integration of conceptual and procedural knowledge. In A. J. Baroody & A. Dowker (Eds.), *The development of arithmetic concepts and skills: Constructing adaptive expertise* (pp. 1–33). Mahwah: Erlbaum.

Barth, H., La Mont, K., Lipton, J., Dehaene, S., Kanwisher, N. & Spelke, E. (2006). Non-symbolic arithmetic in adults and young children. *Cognition, 98,* 199–222.

Barth, K. (2003). Früherkennung und Prävention schulischer Lernstörungen im Übergangsbereich Kindergarten – Grundschule. In F. Lenart, N. Holzer & H. Schaupp (Hrsg.), *Rechenschwäche, Rechenstörung, Dyskalkulie. Erkennung, Prävention, Förderung* (S. 52–67). Graz: Leykam.

Baumert, J. & Lehmann, R. (1997). *TIMSS – Mathematisch-naturwissenschaftlicher Unterricht im internationalen Vergleich: Deskriptive Befunde.* Opladen: Leske + Budrich.

Benton, A. L. (1987). Mathematical disability and the Gerstmann syndrome. In G. Deloche & X. Seron (Eds.), *Mathematical disabilities – A cognitive neuropsychological perspective* (pp. 111–120). Hillsdale: Erlbaum.

Berch, D. B. (2005). Making sense of number sense: Implications for children with mathematical disabilities. *Journal of Learning Disabilities, 38,* 333–339.

Berch, D. B., Foley, E. J., Hill, R. J. & McDonough Ryan, P. (1999). Extracting parity and magnitude from arabic numerals: Developmental changes in number processing and mental representation. *Journal of Experimental Child Psychology, 74*, 286–308.

Bertella, L., Girelli, L., Grugni, G., Marchi, S., Molinari, E. & Semenza, C. (2005). Mathematical skills in Prader-Willi Syndrome. *Journal of Intellectual Disability Research, 49*, 159–169.

Bieber, G. (2001). Qualitätsuntersuchung an Schulen im Unterricht in Mathematik (QuaSUM) – ein Bericht aus der Sicht der fachdidaktischen Beratung. In G. Kaiser, N. Knoche, D. Lind & W. Zillmer (Hrsg.), *Leistungsvergleiche im Mathematikunterricht – ein Überblick über aktuelle nationale Studien* (S. 94–116). Hildesheim: Franzbecker.

Birkel, P. (1994). *WRT 2+ – Weingartener Grundwortschatz Rechtschreib-Test für zweite und dritte Klassen.* Göttingen: Hogrefe.

Birkel, P. (1994). *WRT 3+ – Weingartener Grundwortschatz Rechtschreib-Test für dritte und vierte Klassen.* Göttingen: Hogrefe.

Birkel, P. (1995). *WRT 1+ – Weingartener Grundwortschatz Rechtschreib-Test für erste und zweite Klassen.* Göttingen: Hogrefe.

Birkel, P. (in Vorbereitung). *WRT 4+ – Weingartener Grundwortschatz Rechtschreib-Test für vierte und fünfte Klassen. Revidierte Fassung des Grundwortschatz Rechtschreib-Test GRT 4–* (2., neu normierte u. vollst. überarb. Aufl.). Göttingen: Hogrefe.

Blender, A. (2004). *Neuropsychologische Aspekte der Diagnostik von Kindern mit umschriebenen Entwicklungsstörungen schulischer Fertigkeiten.* Tübingen: Unveröffentlichte Dissertation, Eberhard-Karls-Universität.

Blevins-Knabe, B. & Musun-Miller, L. (1996). Number use at home by children and their parents and its relationship to early mathematical performance. *Early Development and Parenting, 5,* 35–45.

Brainerd, C. J. (1979). *The origins of the number concept.* New York: Praeger.

Brannon, E. M. (2002). The development of ordinal numerical knowledge in infancy. *Cognition, 83,* 223–240.

Brickenkamp, R. (2002). *d2 – Aufmerksamkeits-Belastungs-Test* (9., vollst. überarb. u. neunorm. Aufl.). Göttingen: Hogrefe.

Bruandet, M., Molko, N., Cohen, L. & Dehaene, S. (2004). A cognitive characterization of dyscalculia in Turner syndrome. *Neuropsychologia, 42,* 288–298.

Bryant, P., Christie, C. & Rendu, A. (1999). Children's understanding of the relation between addition and subtraction: Inversion, identity, and decomposition. *Journal of Experimental Child Psychology, 74,* 194–212.

Buchner, C. (2005). *Neues Rechnen – Neues Denken. Vom Mathefrust zur Mathelust* (3., aktualisierte Aufl.). Kirchzarten: VAK.

Bulheller, S. & Häcker, H. (Hrsg.). (2002). *CPM – Coloured Progressive Matrices von J. C. Raven* (3., neunorm. Aufl.). Frankfurt: Swets Test Services.

Bull, R., Johnston, R. S. & Roy, J. A. (1999). Exploring the roles of the visual-spatial sketch pad and central executive in children's arithmetical skills: Views from cognition and developmental neuropsychology. *Developmental Neuropsychology, 15,* 421–442.

Bull, R. & Scerif, G. (2001). Executive functioning as a predictor of children's mathematics ability: Inhibition, switching, and working memory. *Developmental Neuropsychology, 19,* 273–293.

Burbaud, P., Camus, O., Guehl, D., Bioulac, B., Caillé, J. M. & Allard, M. (1999). A functional magnetic resonance imaging study of mental subtraction in human subjects. *Neuroscience Letters, 273,* 195–199.

Butterworth, B., Cappelletti, M. & Kopelman, M. (2001). Category specificity in reading and writing: The case of number words. *Nature Neuroscience, 4,* 784–786.

Butterworth, B., Marchesini, N. & Girelli, L. (2003). Basic multiplication combinations: Passive storage or dynamic reorganization? In A. J. Baroody & A. Dowker (Eds.), *The development of arithmetic concepts and skills: Constructing adaptive expertise* (pp. 189–202). Mahwah: Erlbaum.

Butterworth, B., Zorzi, M., Girelli, L. & Jonckheere, A. R. (2001). Storage and retrieval of addition facts: The role of number comparison. *The Quarterly Journal of Experimental Psychology, 54A,* 1005–1029.

Castelli, F., Glaser, D. E. & Butterworth, B. (2006). Discrete and analogue quantity processing in the parietal lobe: A functional MRI study. *Proceedings of the National Academy of Sciences, 103,* 4693–4698.

Cates, G. L. & Rhymer, K. N. (2003). Examining the relationship between mathematics anxiety and mathematics performance: An instructional hierarchy perspective. *Journal of Behavioral Education, 12,* 23–34.

Cattell, R. B., Weiß, R. H. & Osterland, J. (1997). *CFT 1 – Grundintelligenztest Skala 1* (5., revidierte Aufl.). Göttingen: Hogrefe.

Cipolotti, L. & Butterworth, B. (1995). Toward a multiroute model of number processing: Impaired number transcoding with preserved calculation skills. *Journal of Experimental Psychology: General, 124,* 375–390.

Claus, H. & Peter, J. (2005). *Finger, Bilder, Rechnen. Förderung des Zahlverständnisses im Zahlraum bis 10.* Göttingen: Vandenhoeck & Ruprecht.

Cooper, R. G. Jr. (1984). Early number development: Discovering number space with addition and subtraction. In C. Sophian (Ed.), *Origins of cognitive skills: The eighteenth annual Carnegie symposium on cognition* (pp. 157–192). Hillsdale: Erlbaum.

Crealern.de – Rechentraining für Kinder und Jugendliche. Tuttlingen: Kreatives Lernen. Online: http://www.crealern.de

D'Amico, A. & Guarnera, M. (2005). Exploring working memory in children with low arithmetical achievement. *Learning and Individual Differences, 15,* 189–202.

Daseking, M. & Petermann, F. (2007). *BASCO – Analyse neuropsychologischer Basiskompetenzen im Vorschulalter.* Bern: Huber.

Dehaene, S. (1992). Varieties of numerical abilities. *Cognition, 44,* 1–42.

Dehaene, S., Molko, N., Cohen, L. & Wilson, A. J. (2004). Arithmetic and the brain. *Current Opinion in Neurobiology, 14,* 218–224.

Dehaene, S., Piazza, M., Pinel, P. & Cohen, L. (2003). Three parietal circuits for number processing. *Cognitive Neuropsychology, 20,* 487–506.

Dehaene, S., Spelke, E., Pinel, P., Stanescu, R. & Tsivkin, S. (1999). Sources of mathematical thinking: Behavioural and brain-imaging evidence. *Science, 284,* 970–974.

Dehaene, S., Tzourio, N., Frak, V., Raynaud, L., Cohen, L., Mehler, J. & Mazoyer, B. (1996). Cerebral activations during number multiplication and comparison: A PET study. *Neuropsychologia, 34,* 1097–1106.

Delazer, M., Karner, E., Zamarian, L., Donnemiller, E. & Benke, T. (2006), Number processing in posterior cortical atrophy – A neuropsychological case study. *Neuropsychologia, 44,* 36–51.

Desoete, A. & Roeyers, H. (2005). Cognitive skills in mathematical problem solving in grade 3. *British Journal of Educational Psychology, 75,* 119–138.

Deutsche Gesellschaft für Kinder- und Jugendpsychiatrie und Psychotherapie (Hrsg.). (2003). *Leitlinien zur Diagnostik und Therapie von psychischen Störungen im Säuglings-, Kindes- und Jugendalter* (2., überarb. Aufl.). Köln: Deutscher Ärzte-Verlag.

Dilling, H. & Freyberger, J. (Hrsg.). (2001). *Taschenführer zur ICD-10 Klassifikation psychischer Störungen* (2., korr. u. erg. Aufl.). Bern: Huber.

Dilling, H., Mombour, W., Schmidt, M. H. & Schulte-Markwort, E. (Hrsg.). (2004). *Internationale Klassifikation psychischer Störungen. ICD-10 Kapitel V (F). Diagnostische Kriterien für Forschung und Praxis* (3., korr. Aufl.). Bern: Huber.

Donlan, C. (2003). The early numeracy of children with specific language impairments. In A. J. Baroody & A. Dowker (Eds.), *The development of arithmetic concepts and skills: Constructing adaptive expertise* (pp. 337-358). Mahwah: Erlbaum.

Döpfner, M., Frölich, J. & Lehmkuhl, G. (2000). *Hyperkinetische Störungen. Leitfaden Kinder- und Jugendpsychotherapie, Band 1.* Göttingen: Hogrefe.

Döpfner, M. & Lehmkuhl, G. (2000). *DISYPS-KJ – Diagnostik-System für psychische Störungen im Kindes- und Jugendalter nach ICD-10/DSM-IV* (2., korr. u. erg. Aufl.). Bern: Huber.

Döpfner, M., Lehmkuhl, G., Heubrock, D. & Petermann, F. (2000). *Diagnostik psychischer Störungen im Kindes- und Jugendalter. Leitfaden Kinder- und Jugendpsychotherapie, Band 2.* Göttingen: Hogrefe.

Döpfner, M., Schürmann, S. & Frölich, J. (2002). *Therapieprogramm für Kinder mit hyperkinetischem und oppositionellem Problemverhalten* (3., vollst. überarb. Aufl.). Weinheim: Beltz/PVU.

Dornheim, D. & Lorez, J. H. (2002). *Zwischenbericht zum Projekt „Früherfassung von Lernstörungen im Mathematikunterricht".* Bonn: DFG.

Dowker, A. (2004). Interventions in numeracy: individualized approaches. In I. Thompson (Ed.), *Enhancing primary mathematics teaching* (pp. 127–135). Maidenhead: University Press.

Ebhardt, A. (2005). *Fröhliche Wege aus der Dyskalkulie. Kindern mit Rechenschwäche erfolgreich helfen* (3. Aufl.). Dortmund: Verlag Modernes Lernen.

Ebhardt, A. & Ebhardt, F. (2004). *Neue fröhliche Wege aus der Dyskalkulie. Erfolgreiche Hilfe bei Rechenschwäche und Möglichkeiten zur spielerischen Vorbeugung*. Dortmund: Verlag Modernes Lernen.

Eger, E., Sterzer, P., Russ, M. O., Giraud, A.-L. & Kleinschmidt, A. (2003). A supramodal number representation in human intraparietal cortex. *Neuron, 37,* 719–725.

El Yagoubi, R., Lemaire, P. & Besson, M. (2005). Effects of aging on arithmetic problem-solving: An event-related brain potential study. *Journal of Cognitive Neuroscience, 17,* 37–50.

Ellrott, D. & Aps-Ellrott, B. (1995). *Lernspiele. Mathematik Primarstufe.* Offenburg: Mildenberger.

Ellrott, D. & Aps-Ellrott, B. (1997). *Lernspiele 2. Mathematik Primarstufe.* Offenburg: Mildenberger.

Ellrott, D. & Aps-Ellrott, B. (1998). *Förderdidaktik. Mathematik Primarstufe* (2. Aufl.). Offenburg: Mildenberger.

Esser, G. & Wyschkon, A. (2002). Umschriebene Entwicklungsstörungen. In F. Petermann (Hrsg.), *Lehrbuch der Klinischen Kinderpsychologie und -psychotherapie* (5. Aufl.; S. 409–429). Göttingen: Hogrefe.

Faraone, S. V., Biederman, J., Lehman, B. K., Spencer, T., Norman, D., Seidman, L. J., Kraus, I., Perrin, J., Chen, W. J. & Tsuang, M. T. (1993). Intellectual performance and school failure in children with Attention Deficit Hyperactivity Disorder and in their siblings. *Journal of Abnormal Psychology, 102,* 616–623.

Faust, M. W., Ashcraft, M. H. & Fleck, D. E. (1996). Mathematics anxiety effects in simple and complex addition. *Mathematical Cognition, 2,* 25–62.

Feigenson, L., Dehaene, S. & Spelke, E. (2004). Core systems of number. *Trends in Cognitive Science, 8,* 307–314.

Fritz, A. & Ricken, G. (2005). Früherkennung von Kindern mit Schwierigkeiten im Erwerb von Rechenfertigkeiten. In M. Hasselhorn, H. Marx & W. Schneider (Hrsg.), *Diagnostik von Mathematikleistungen* (S. 5–27). Göttingen: Hogrefe.

Fuchs, L. S., Compton, D. L., Fuchs, D., Paulsen, K., Bryant, J. D. & Hamlett, C. L. (2005). The prevention, identification, and cognitive determinants of math difficulty. *Journal of Educational Psychology, 97,* 493–513.

Fuchs, L. S., Fuchs, D. & Prentice, K. (2004). Responsiveness to mathematical problem-solving instruction: Comparing students at risk of mathematics disability with and without risk of reading disability. *Journal of Learning Disabilities, 37,* 293–306.

Fürst, A. J. & Hitch, G. J. (2000). Separate roles for executive and phonological components of WM in mental arithmetic. *Memory and Cognition, 28,* 774–782.

Fuson, K. C. (1988). *Children's counting and concepts of number.* New York: Springer.

Fuson, K. C. & Kwon, Y. (1992). Korean children's understanding of multidigit addition and subtraction. *Child Development, 63,* 491–506.

Gaidoschik, M. (2006). *Rechenschwäche – Dyskalkulie. Eine unterrichtspraktische Einführung für LehrerInnen und Eltern* (3., akt. Aufl.). Horneburg: Persen.

Gallistel, C. R. & Gelman, R. (1992). Preverbal and verbal counting and computation. *Cognition, 44,* 43–74.

Geary, D. C. (1993). Mathematical disabilities: Cognitive, neuropsychological, and genetic components. *Psychological Bulletin, 114,* 345–362.

Geary, D. C. (1994). *Children's mathematical development: Research and practical applications.* Washington, DC: American Psychological Association.

Geary, D. C. (1995). Reflections of evolution and culture in children's cognition. Implications for mathematical development and instruction. *American Psychologist, 50,* 24–37.

Geary, D. C. (1996). International differences in mathematical achievement: Their nature, causes, and consequences. *Current Directions in Psychological Science, 5,* 133–137.

Geary, D. C. (2000). From infancy to adulthood: the development of numerical abilities. *European Child and Adolescent Psychiatry, 9,* Suppl. 2, 11–16.

Geary, D. C. & Hoard, M. K. (2001). Numerical and arithmetical deficits in learning-disabled children: Relation to dyscalculia and dyslexia. *Aphasiology, 15,* 635–647.

Gelman, R. (1990). First principles organize attention to and learning about relevant data: Number and the animate-inanimate distinction as examples. *Cognitive Science, 14,* 79–106.

Gelman, R. (2000). The epigenesis of mathematical thinking. *Journal of Applied Developmental Psychology, 21,* 27–37.

Gelman, R. & Butterworth, B. (2005). Number and language: how are they related? *Trends in Cognitive Science, 9,* 6–10.

Gerster, H.-D. (2005). Anschaulich rechnen – im Kopf, halbschriftlich, schriftlich. In M. von Aster & J. H. Lorenz (Hrsg.), *Rechenstörungen bei Kindern. Neurowissenschaft, Psychologie, Pädagogik* (S. 202–236). Göttingen: Vandenhoeck & Ruprecht.

Gerstmann, J. (1930). Zur Symptomatologie der Hirnläsion im Übergangsgebiet der unteren Parietal- und mittleren Occipitalwindung. *Nervenarzt, 3,* 691–695.

Gerstmann, J. (1940). Syndrome of finger agnosia, disorientation for right and left, agraphia, and acalculia. *Archives of Neurology and Psychiatry, 44,* 398–408.

Gifford, S. (2005). *Young children's difficulties in learning mathematics. Review of research in relation to dyscalculia.* [Online]. Qualifications and Curriculum Authority. Verfügbar unter: http://www.qca.org.uk/downloads/mathematics_report.pdf [13.03.2006].

Gölitz, D., Roick, T. & Hasselhorn, M. (2006). *DEMAT 4 – Deutscher Mathematiktest für vierte Klassen.* Göttingen: Beltz Test.

Goodman, R. (1997). SDQ – The Strength and Difficulties Questionnaire: A research note. *Journal of child Psychology and Psychiatry, 38,* 581–586. Online verfügbar unter: http://www.sdqinfo.com

Grissemann, H. & Weber, A. (2000). *Grundlagen und Praxis der Dyskalkulietherapie: Diagnostik und Interventionen bei speziellen Rechenstörungen als Modell sonderpädagogisch-kinderpsychiatrischer Kooperation* (4., korr. und erg. Aufl.). Bern: Huber.

Grob, A. & Smolenski, C. (2005). *FEEL-KJ – Fragebogen zur Erhebung der Emotionsregulation bei Kindern und Jugendlichen.* Bern: Huber.

Gross-Tsur, V., Manor, O. & Shalev, R. S. (1996). Developmental dyscalculia: Prevalence and demographic features. *Developmental Medicine and Child Neurology, 38,* 25–33.

Gross-Tsur, V., Shalev, R. S., Manor, O. & Amir, N. (1995). Developmental Right Hemisphere Syndrome: Clinical spectrum of Nonverbal Learning Disability. *Journal of Learning Disabilities, 28,* 80–86.

Grube, D. & Barth, U. (2004). Rechenleistungen bei Grundschülern. Zur Rolle von Arbeitsgedächtnis und basalem Faktenwissen. *Zeitschrift für Pädagogische Psychologie, 18,* 245–248.

Grund, M., Haug, G. & Naumann C. L. (2004). *DRT 4 – Diagnostischer Rechtschreibtest für 4. Klassen* (2., aktualisierte Aufl. in neuer Rechtschreibung). Göttingen: Beltz Test.

Grund, M., Haug, G. & Naumann C. L. (2004). *DRT 5 – Diagnostischer Rechtschreibtest für 5. Klassen* (2., aktualisierte Aufl. in neuer Rechtschreibung). Göttingen: Beltz Test.

Gührs, L. (2004). *Fit trotz Rechenschwäche im Zahlenraum bis 20.* Lichtenau: AOL Verlag.

Gührs, L. (2006). *Spielanregung zur Arbeit mit BEO-Mengenbildern für den Zahlenraum bis 20.* Bonn: Lernbörse – Ginko Materialien.

Gührs, L. (2006). *BEO-Mengenbildern.* Bonn: Lernbörse – Ginko Materialien.

Haberda, B. (2005). *Fit in der Schule. Das KLIPP und KLAR-Förderprogramm für Kinder im Grundschulalter.* Kirchzarten: VAK.

Haffner, J., Baro, K., Parzer, P. & Resch, F. (2005). *HRT 1-4 – Heidelberger Rechentest. Erfassung mathematischer Basiskompetenzen im Grundschulalter.* Göttingen: Hogrefe.

Hampel, P. & Petermann, F. (2005). *SPS-J – Screening psychischer Störungen im Jugendalter. Deutschsprachige Adaptation des Reynolds Adolescent Adjustment Screening Inventory (RAASI) von W. M. Reynolds.* Bern: Huber.

Harnadek, M. C. S. & Rourke, B. P. (1994). Principal identifying features of the syndrome of nonverbal learning disabilities in children. *Journal of Learning Disabilities, 27,* 144–154.

Harskamp, N. J. van & Cipolotti, L. (2001). Selective impairments for addition, subtraction and multiplication. Implications for the organisation of arithmetical facts. *Cortex, 37,* 363–388.

Harskamp, N. J. van, Rudge, P. & Cipolotti, L. (2005). Does the left inferior parietal lobule contribute to multiplication facts? *Cortex, 41,* 742–752.

Hasemann, K. (2001). „Zähl' doch mal!" Die numerische Kompetenz von Schulanfängern. *Sache – Wort – Zahl, 29,* 53–58.

Hasemann, K. (2003). *Anfangsunterricht Mathematik.* Heidelberg: Spektrum.

Hasemann, K. (2006). *Mathematische Einsichten von Kindern im Vorschulalter.* In M. Grüßing & A. Peter-Koop (Hrsg.), *Die Entwicklung mathematischen Denkens in Kindergarten und Grundschule: Beobachten – Fördern – Dokumetieren* (S. 67–79). Offenburg: Mildenberger Verlag.

Hein, J. (2000). *The specific disorder of arithmetical skills. Prevalence study in an urban population sample and its clinico-neuropsychological validation. Including a data comparison with a rural population sample study.* Berlin: Unveröffentlichte Dissertation, Humboldt-Universität.

Hein, J., Bzufka, M. W. & Neumärker, K.-J. (2000). The specific disorder of arithmetic skills. Prevalence studies in a rural and an urban population sample and their clinico-neuropsychological validation. *European Child and Adolescent Psychiatry, 9,* Suppl. 2, 87–101.

Heller, K. A., Kratzmeier, H. & Lengfelder, A. (Hrsg.). (1998). *SPM – Standard Progressive Matrices von J. C. Raven.* Göttingen: Beltz Test.

Helmstaedter, C., Lendt, M. & Lux, S. (2001). *VLMT – Verbaler Lern- und Merkfähigkeitstest.* Göttingen: Beltz Test.

Henschen, S. E. (1919). Über Sprach-, Musik- und Rechenmechanismen und ihre Lokalisation im Großhirn. *Zeitschrift für die gesamte Neurologie und Psychiatrie, 52,* 273–298.

Heubrock, D., Eberl, I. & Petermann, F. (2004). *ATK – Abzeichentest für Kinder.* Göttingen: Hogrefe.

Hofe, R. vom, Kleine, M., Blum, W. & Pekrun, R. (2005). Zur Entwicklung mathematischer Grundbildung in der Sekundarstufe I – theoretische, empirische und diagnostische Aspekte. In M. Hasselhorn, H. Marx & W. Schneider (Hrsg.), *Diagnostik von Mathematikleistungen* (S. 263–292). Göttingen: Hogrefe.

Holmes, J. & Adams, J. W. (2006). Working memory and children's mathematical skills: Implications for mathematical development and mathematics curricula. *Educational Psychology,* 26, 339–366.

Hopko, D. R., Ashcraft, M. H., Gute, J., Ruggiero, K. J. & Lewis C. (1998). Mathematics anxiety and working memory: Support for the existence of a deficient inhibition mechanism. *Journal of Anxiety Disorders, 12,* 343–355.

Hopko, D. R., McNeil, D. W., Lejuez, C. W., Ashcraft, M. H., Eifert, G. H. & Riel J. (2003). The effects of anxious responding on mental arithmetic and lexical decision task performance. *Anxiety Disorders, 17,* 647–665.

Jacobs, C. (2005). *Entwicklung eines Dyskalkulietests für Kinder auf kognitionspsychologischer Grundlage.* Bremen: Unveröffentlichte Dissertation.

Jacobs, C., Heubrock, D., Muth, D. & Petermann, F. (2005). *Training für Kinder mit Aufmerksamkeitsstörungen. Das neuropsychologische Gruppenprogramm ATTENTIONER.* Göttingen: Hogrefe.

Jacobs, C. & Petermann, F. (2003). Dyskalkulie – Forschungsstand und Perspektiven. *Kindheit und Entwicklung, 12,* 197–211.

Jacobs, C. & Petermann, F. (2005a). Aufmerksamkeitsstörungen im Kindesalter: Konzept und Wirksamkeit des ATTENTIONER-Programms. *Verhaltenstherapie und Verhaltensmedizin, 26,* 317–341.

Jacobs, C. & Petermann, F. (2005b). *Diagnostik von Rechenstörungen.* Göttingen: Hogrefe.

Jacobs, C. & Petermann, F. (2005c). Diagnostik von Rechenstörungen. In M. Hasselhorn, H. Marx & W. Schneider (Hrsg.), *Diagnostik von Mathematikleistungen* (S. 71–104). Göttingen: Hogrefe.

Jacobs, C. & Petermann, F. (2005d). *RZD 2-6 – Rechenfertigkeiten- und Zahlenverarbeitungs-Diagnostikum für die 2. bis 6. Klasse.* Göttingen: Hogrefe.

Jacobs, C. & Petermann, F. (2007). *Ratgeber Rechenstörungen.* Göttingen: Hogrefe.

Jacobs, C. & Petermann, F. (2007, in Vorb.). *Mathe-Fix-Modultraining. Rechnen im Numberland.* Göttingen: Hogrefe.

Jacobs, C. & Petermann, F. (in Vorb.). *WICT – Word-Image-Confidence-Training.*

Jordan, N. C., Hanich, L. B. & Kaplan, D. (2003). A longitudinal study of mathematical competencies in children with specific mathematics difficulties versus children with comorbid mathematics and reading difficulties. *Child Development, 74,* 834–850.

Jordan, N. C., Kaplan, D., Nabors Oláh, L. & Locuniak, M. (2006). Number Sense growth in kindergarten: A longitudinal investigation of children at risk for mathematics difficulties. *Child Development, 77,* 153–175.

Kaufmann, L. (2002). More evidence for the role of the central executive in retrieving arithmetic facts – A case study of severe developmental dyscalculia. *Journal of Clinical and Experimental Neuropsychology, 24,* 302–310.

Kaufmann, L., Delazer, M., Pohl, R., Semenza, C. & Dowker, A. (2005). Effects of a specific numeracy educational program in kindergarten children: A pilot study. *Educational Research and Evaluation, 11,* 405–431.

Kaufmann, L., Handl, P. & Delazer, M. (2005). Wie Kinder Rechnen lernen und was ihnen dabei hilft. Eine kognitiv-neuropsychologische Perspektive. In M. von Aster & J. H. Lorenz (Hrsg.), *Rechenstörungen bei Kindern. Neurowissenschaft, Psychologie, Pädagogik* (S. 178–201). Göttingen: Vandenhoeck & Ruprecht.

Kaufmann, L. & Nuerk, H.-C. (2005). Numerical development: current issues and future perspectives. *Psychology Science, 47,* 142–170.

Kaufmann, S. (2003). *Früherkennung von Rechenstörungen in der Eingangsklasse der Grundschule und darauf abgestimmte remediale Maßnahmen.* Frankfurt: Lang.

Keys, W., Harris, S. & Fernandes, C. (1996). *Third International Mathematics and Science Study, first national report. Part 1: Achievement in mathematics and science at age 13 in England.* Slough: NFER.

Kinsbourne, M. (1968). Developmental Gerstmann syndrome. *Pediatric Clinics of North America, 15,* 771–778.

Klauer, K. J. (1992). In Mathematik mehr leistungsschwache Mädchen, im Lesen und Rechtschreiben mehr leistungsschwache Jungen? *Zeitschrift für Entwicklungspsychologie und Pädagogische Psychologie, 24,* 48–65.

Knye, M., Roth, N., Westhus, W. & Heine, A. (2003). *CPT – Continuous Performance Test.* Göttingen: Hogrefe.

Kongs, S. K., Thompson, L. L., Iverson, G. L. & Heaton, R. K. (2000). *WCST-64 – Wisconsin Card Sorting Test-64 Card Version.* Odessa: Psychological Assessment Resources.

Kosc, L. (1974). Developmental dyscalculia. *Journal of Learning Disabilities, 7,* 164–177.

Kovas, Y., Harlaar, N., Petrill, S. A. & Plomin, R. (2005). ‚Generalist genes' and mathematics in 7-year-old twins. *Intelligence, 33,* 473–489.

Krajewski, K. (2003). *Vorhersage von Rechenschwäche in der Grundschule.* Hamburg: Kovac.

Krajewski, K. (2005a). Früherkennung und Frühförderung von Risikokindern. In M. von Aster & J. H. Lorenz (Hrsg.), *Rechenstörungen bei Kindern. Neurowissenschaft, Psychologie, Pädagogik* (S. 150–164). Göttingen: Vandenhoeck & Ruprecht.

Krajewski, K. (2005b). Vorschulische Mengenbewusstheit von Zahlen und ihre Bedeutung für die Früherkennung von Rechenschwäche. In M. Hasselhorn, H. Marx & W. Schneider (Hrsg.), *Diagnostik von Mathematikleistungen* (S. 49–70). Göttingen: Hogrefe.

Krajewski, K., Küspert, P. & Schneider, W. (2002). *DEMAT 1+ – Deutscher Mathematiktest für erste Klassen.* Göttingen: Beltz Test.

Krajewski, K., Liehm, S. & Schneider, W. (2004). *DEMAT 2+ – Deutscher Mathematiktest für zweite Klassen.* Göttingen: Beltz Test.

Krajewski, K. & Schneider, W. (2005). Früherkennung von Rechenstörungen. In W. von Suchodoletz (Hrsg.), *Früherkennung von Entwicklungsstörungen* (S. 223–244). Göttingen: Hogrefe.

Krajewski, K. & Schneider, W. (2007). Prävention von Rechenstörungen. In W. von Suchodoletz (Hrsg.), *Prävention von Entwicklungsstörungen.* Göttingen: Hogrefe.

Kroesbergen, E. H. & Luit, J. E. H. van (2003). Mathematics interventions for children with special educational needs: a meta-analysis. *Remedial and Special Education, 52,* 97–114.

Krowatschek, D., Albrecht, S. & Krowatschek, G. (2004). *Marburger Konzentrationstraining (MKT) für Schulkinder* (6., völlig überarb. Aufl.). Dortmund: Verlag Modernes Lernen.

Kubinger, K. D. & Wurst, E. (2000). *AID 2 – Adaptives Intelligenz Diagnostikum 2.* Göttingen: Beltz Test.

Kucian, K., Loenneker, T., Dosch, M., Dietrich, T., Aster, M. von & Martin, E. (2005, June). *Brain activation in children with developmental dyscalculia during calculation.* Toronto: Poster presented at the 11th Annual Meeting of the Organization for Human Brain Mapping.

Landerl, K., Bevan, A. & Butterworth, B. (2004). Developmental dyscalculia and basic numerical capacities: a study of 8–9-year-old students. *Cognition, 93,* 99–125.

Lauth, G. W. & Schlottke, P. F. (2002). *Training mit aufmerksamkeitsgestörten Kindern* (5., vollst. überarb. Aufl.). Weinheim: Beltz/PVU.

Lepach, A. C., Heubrock, D., Muth, D. & Petermann, F. (2003). *Training für Kinder mit Gedächtnisstörungen. Das neuropsychologische Einzeltraining REMINDER.* Göttingen: Hogrefe.

Lewis, C., Hitch, G. J. & Walker, P. (1994). The prevalence of specific arithmetic difficulties and specific reading difficulties in 9- to 10-year-old boys and girls. *Journal of Child Psychology and Psychiatry, 35,* 283–292.

Linder, M. & Grissemann, H. (2000). *ZLT – Züricher Lesetest. Förderdiagnostik bei gestörtem Schriftspracherwerb* (6. Aufl. in neuer deutscher Rechtschreibung). Bern: Huber.

Lipton, J. S. & Spelke, E. S. (2003). Origins of number sense: Large-number discrimination in human infants. *Psychological Science, 14,* 396–401.

Lipton, J. S. & Spelke, E. S. (2005). Preschool children's mapping of number words to nonsymbolic numerosities. *Child Development, 76,* 978–988.

Lipton, J. S. & Spelke, E. S. (2006). Preschool children master the logic of number word meanings. *Cognition, 98,* B57–B66.

Little, S. S. (1993). Nonverbal learning disabilities and socioemotional functioning: A review of recent literature. *Journal of Learning Disabilities, 26,* 653–665.

Lorenz, J. H. (2003a). *Lernschwache Rechner fördern. Ursachen der Rechenschwäche – Frühhinweise auf Rechenschwäche – Diagnostisches Vorgehen.* Berlin: Cornelsen.

Lorenz, J. H. (2003b). Überblick über Theorien zur Entstehung und Entwicklung von Rechenschwäche. In A. Fritz, G. Ricken & S. Schmidt (Hrsg.), *Rechenschwäche – Lernwege, Schwierigkeiten und Hilfen bei Dyskalkulie. Ein Handbuch* (S. 144–162). Weinheim: Beltz.

Lorenz, J. H. (2005a). Diagnostik mathematischer Basiskompetenzen im Vorschulalter. In M. Hasselhorn, H. Marx & W. Schneider (Hrsg.), *Diagnostik von Mathematikleistungen* (S. 29–48). Göttingen: Hogrefe.

Lorenz, J. H. (2005b). Grundlagen der Förderung und Therapie. Wege und Irrwege. In M. von Aster & J. H. Lorenz (Hrsg.), *Rechenstörungen bei Kindern. Neurowissenschaft, Psychologie, Pädagogik* (S. 165–177). Göttingen: Vandenhoeck & Ruprecht.

Luit, J. E. H. van, Rijt, B. A. M. van de & Hasemann, K. (2001). *OTZ – Osnabrücker Test zur Zahlbegriffsentwicklung.* Göttingen: Hogrefe.

Marx, H. (in Vorb.). *DEMAT 5+ – Deutscher Mathematiktest für fünfte Klassen.* Göttingen: Beltz Test.

Marx, H. (in Vorb.). *DEMAT 6 – Deutscher Mathematiktest für sechste Klassen.* Göttingen: Beltz Test.

Mazzocco, M. M. M. & McCloskey, M. (2005). Math performance in girls with Turner or Fragile X syndrome. In J. I. D. Campbell (Ed.), *Handbook of mathematical cognition* (pp. 269–297). New York: Psychology Press.

Mazzocco, M. M. M. & Myers, G. F. (2003). Complexities in identifying and defining mathematics learning disability in the primary school-age years. *Annals of Dyslexia, 53,* 218–253.

McCall, C. A. (2000). Math computation difficulties in grade 7 and 8 students. *Dissertation Abstracts International Section A: Humanities & Social Sciences, 60* (10-A), 3622.

McCloskey, M. (1992). Cognitive mechanisms in numerical processing: Evidence from acquired dyscalculia. *Cognition, 44,* 107–157.

McCloskey, M., Caramazza, A. & Basili, A. (1985). Cognitive mechanisms in number processing and calculation: Evidence from dyscalculia. *Brain and Cognition, 4,* 171–196.

McCrink, K. & Wynn, K. (2004). Large-number addition and subtraction by 9-month-old infants. *Psychological Science, 15,* 776–781.

McLean, J. F. & Hitch, G. J. (1999). Working memory impairments in children with specific arithmetic learning difficulties. *Journal of Experimental Child Psychology, 74,* 240–260.

Melchers, P. & Preuß, U. (Hrsg.) (1994). *K-ABC – Kaufman-Assessment Battery for Children – deutschsprachige Fassung* (2., korr. u. erg. Aufl.). Lisse: Swets & Zeitlinger.

Menon, V., Rivera, S. M., White, C. D., Glover, G. H. & Reiss, A. L. (2000). Dissociating prefrontal and parietal cortex activation during arithmetic processing. *NeuroImage, 12,* 357–365.

Metzler, B. (2002). *Hilfe bei Dyskalkulie. Lernen durch Handeln bei Rechenschwäche* (2., verb. Aufl.). Dortmund: Verlag Modernes Leben.

Milz, I. (2004). *Rechenschwäche erkennen und behandeln: Teilleistungsstörungen im mathematischen Denken* (6., völlig neu bearb. Aufl.). Dortmund: Borgmann.

Miura, I. T., Okamoto, Y., Kim, C. C., Steere, M. & Fayol, M. (1993). First graders' cognitive representation of number and understanding of place values: Cross-national comparisons – France, Japan, Korea, Sweden, and the United States. *Journal of Educational Psychology, 85,* 24–30.

Montessori-Material (2005). *Mathematik in Kinderhaus und Schule*. Zelhem: Nienhuis.

Monuteaux, M. C., Faraone, S. V., Herzig, K., Navsaria, N. & Biederman, J. (2005). ADHD and dyscalculia: Evidence for independent familial transmission. *Journal of Learning Disabilities, 38,* 86–93.

Moser Opitz, E. (2002). *Zählen, Zahlbegriff, Rechnen: Theoretische Grundlagen und eine empirische Untersuchung zum mathematischen Erstunterricht in Sonderklassen* (2., durchges. Aufl.). Bern: Haupt.

Müller, R. (2004). *DRT 1 – Diagnostischer Rechtschreibtest für 1. Klassen* (2., aktualisierte Aufl. in neuer Rechtschreibung). Göttingen: Beltz Test.

Müller, R. (2004). *DRT 2 – Diagnostischer Rechtschreibtest für 2. Klassen* (4., aktualisierte Aufl. in neuer Rechtschreibung). Göttingen: Beltz Test.

Müller, R. (2004). *DRT 3 – Diagnostischer Rechtschreibtest für 3. Klassen* (4., aktualisierte Aufl. in neuer Rechtschreibung). Göttingen: Beltz Test.

Muth, D., Heubrock, D. & Petermann, F. (2001). *Training für Kinder mit räumlich-konstruktiven Störungen. Das neuropsychologischen Gruppenprogramm DIMENSIONER.* Göttingen: Hogrefe.

Naccache, L. & Dehaene, S. (2001). The priming method: Imaging unconscious repetition priming reveals an abstract representation of number in the parietal lobes. *Cerebral Cortex, 11,* 966–974.

Nieder, A., Freedman, D. J. & Miller, E. K. (2002). Representation of the quantity of visual items in the primate prefrontal cortex. *Science, 297,* 1708–1711.

Nieder, A. & Miller, E. K. (2003). Coding of cognitive magnitude: Compressed scaling of numerical information in the primate prefrontal cortex. *Neuron, 37,* 149–157.

Noël, M.-P. (2005). Finger gnosia: A predictor of numerical abilities in children? *Child Neuropsychology, 11,* 413–430.

Noël, M.-P., Désert, M., Aubrun, A. & Seron, X. (2001). Involvement of short-term memory in complex mental calculation. *Memory and Cognition, 29,* 34–42.

Nuerk, H.-C., Geppert, B. E., Herten, M. van & Willmes, K. (2002). On the impact of different number representations in the number bisection task. *Cortex, 38,* 691–715.

Nuerk, H.-C., Kaufmann, L., Graf, M., Krinzinger, H., Delazer, M. & Willmes, K. (in Vorbereitung). *TEDI-Math für Vier- bis Achtjährige*. Bern: Huber.

Nuerk, H.-C., Kaufmann, L., Zoppoth, S. & Willmes, K. (2004). On the development of the mental number line: More, less, or never holistic with increasing age? *Developmental Psychology, 40,* 1199–1211.

Nuerk, H.-C., Weger, U. & Willmes, K. (2001). Decade breaks in the mental number line? Putting the tens and units back in different bins. *Cognition, 82,* B25–B33.

Nuerk, H.-C., Weger, U. & Willmes K. (2005). Language effects in magnitude comparison: Small, but not irrelevant. *Brain and Language, 92,* 262–277.

Nuerk, H.-C., Wood, G. & Willmes, K. (2005). The universal SNARC effect: The association between number magnitude and space is amodal. *Experimental Psychology, 52,* 187–194.

Opstal, F. van, Fias, W., Lucangeli, D. & Zorzi, M. (2004, January). *The development of a numerical representation.* Brixen: Poster presented at the XXII European Workshop on Cognitive Neuropsychology.

Organisation für wirtschaftliche Zusammenarbeit und Entwicklung (2001). *Lernen für das Leben – Erste Ergebnisse der internationalen Schulleistungsstudie PISA 2000.* Paris: OECD Publications.

Ostad, S. A. (1998). Comorbidity between mathematics and spelling difficulties. *Logopedics Phoniatrics Vocology, 23,* 145–154.

Ostad, S. A. (1999). Developmental progression of subtraction strategies: A comparison of mathematically normal and mathematically disabled children. *European Journal of Special Needs Education, 14,* 21–36.

Pelletier, P. M., Ahmad, S. A. & Rourke, B. P. (2001). Classification rules for basic phonological processing disabilities and nonverbal learning disabilities: Formulation and external validity. *Child Neuropsychology, 7,* 84–98.

Pennington, B. F. (1991). Genetics of learning disabilities. *Seminars in Neurology, 11,* 28–34.

Pesenti, M., Thioux, M., Seron, X. & De Volder, A. (2000). Neuroanatomical substrates of arabic number processing, numerical comparison, and simple addition: A PET Study. *Journal of Cognitive Neuroscience, 12,* 461–479.

Petermann, F. (2003). Legasthenie und Rechenstörung – Einführung in den Themenschwerpunkt. *Kindheit und Entwicklung, 12,* 193–196.

Petermann, F. & Lemcke, J. (2005). Ursachen und Diagnostik von Rechenstörungen im Kindesalter. *Monatsschrift Kinderheilkunde, 153,* 981–990.

Petermann, F. & Petermann, U. (Hrsg.). (2007). *HAWIK-IV – Hamburg-Wechsler-Intelligenztest für Kinder, Version IV.* Bern: Huber.

Petermann, U. & Petermann, F. (2006). *LSL – Lehrereinschätzliste für Sozial- und Lernverhalten.* Göttingen: Hogrefe.

Pinel, P., Dehaene, S., Rivière, D. & Le Bihan, D. (2001). Modulation of parietal activation by semantic distance in a number comparison task. *NeuroImage, 14,* 1013–1026.

Pinel, P., Piazza, M., Le Bihan, D. & Dehaene, S. (2004). Distributed and overlapping cerebral representations of number, size, and luminance during comparative judgments. *Neuron, 41,* 983–993.

Ramaa, S. & Gowramma, I. P. (2002). A systematic procedure for identifying and classifying children with dyscalculia among primary school children in India. *Dyslexia, 8,* 67–85.

Rathenow, P., Laupenmühlen, D. & Vöge, J. (1981). *WRT 6+ – Westermann Rechtschreibtest 6+.* Braunschweig: Westermann.

Ratinckx, E., Brysbaert, M. & Fias, W. (2005). Naming two-digit arabic numerals: Evidence from masked priming studies. *Journal of Experimental Psychology: Human Perception and Performance, 31,* 1150–1163.

Rechenhexe. Mosaik-Werkstätten für Behinderte gGmbH. Berlin: Mosaik-Werkstätten. Online: http://www.mosaik-berlin.de

Rechenrahmen 100er oder 20er. Elsfleth: Lernothek. Online: http://www.lernothek.info

Rittle-Johnson, B. & Siegler, R. S. (1998). The relationship between conceptual and procedural knowledge in learning mathematics: A review. In C. Donlan (Ed.), *The development of mathematical skills* (pp. 75–110). Hove: Psychology Press.

Rivera, S. M., Reiss, A. L., Eckert, M. A. & Menon, V. (2005). Developmental changes in mental arithmetic: Evidence for increased functional specialization in the left inferior parietal cortex. *Cerebral Cortex, 15,* 1779–1790.

Rocha, F. T., Rocha, A. F., Massad, E. & Menezes, R. (2005). Brain mappings of the arithmetic processing in children and adults. *Cognitive Brain Research, 22,* 359–372.

Roick, T., Gölitz, D. & Hasselhorn, M. (2004). *DEMAT 3+ – Deutscher Mathematiktest für dritte Klassen*. Göttingen: Beltz Test.

Roland, P. E. & Friberg, L. (1985). Localization of cortical areas activated by thinking. *Journal of Neurophysiology, 53,* 1219–1243.

Rossmann, P. (2005). *DTK – Depressionstest für Kinder* (2., überarb. Aufl.). Bern: Huber.

Rourke, B. P. (1993). Arithmetic disabilities, specific and otherwise: A neuropsychological perspective. *Journal of Learning Disabilities, 26,* 214–226.

Rueckert, L., Lange, N., Partiot, A., Appollonio, I., Litvan, I., Le Bihan, D. & Grafman, J. (1996). Visualizing cortical activation during mental calculation with functional MRI. *NeuroImage, 3,* 97–103.

Rusconi, E., Kwan, B., Giordano, B. L., Umiltà, C. & Butterworth, B. (2006). Spatial representation of pitch height: the SMARC effect. *Cognition, 99,* 113–129.

Saß, H., Wittchen, H.-U., Zaudig, M. & Houben, I. (Hrsg.) (2003). *Diagnostisches und Statistisches Manual Psychischer Störungen – Textrevision – DSM-IV-TR*. Göttingen: Hogrefe.

Saxe, G. B., Guberman, S. R. & Gearhart, M. (1987). Social processes in early number development. *Monographs of the Society for Research in Child Development, 52,* Serial No. 216.

Schöne, C., Dickhäuser, O., Spinath, B. & Stiensmeier-Pelster, J. (2002). *SESSKO – Skalen zur Erfassung des schulischen Selbstkonzepts*. Göttingen: Hogrefe.

Schuhfried, G. (1994). *WRG – Wiener Reaktionsgerät* (Version 8.00). Mödling: Schuhfried.

Schulz, A. (2001). *Lernschwierigkeiten im Mathematikunterricht der Grundschule* (3. Aufl.). Berlin: Paetec.

Schweiter, M., Weinhold Zulauf, M. & Aster, M. von (2005). Die Entwicklung räumlicher Zahlenrepräsentation und Rechenfertigkeiten bei Kindern. *Zeitschrift für Neuropsychologie, 16,* 105–113.

Schwenck, C. & Schneider, W. (2003). Einflussfaktoren für den Zusammenhang von Rechen- und Schriftsprachleistungen im frühen Grundschulalter. *Kindheit und Entwicklung, 12,* 212–221.

Seidenberg, M., Beck, N., Geisser, M., Giordani, B., Sackellares, J. C., Berent, S., Dreifuss, F. E. & Boll, T. J. (1986). Academic achievement of children with epilepsy. *Epilepsia, 27,* 753–759.

Seron, X. & Fayol, M. (1994). Number transcoding in children: A functional analysis. *British Journal of Developmental Psychology, 12,* 281–300.

Shalev, R. S., Auerbach, J. & Gross-Tsur, V. (1995). Developmental dyscalculia: Behavioral and attentional aspects: A research note. *Journal of Child Psychology and Psychiatry, 36,* 1261–1268.

Shalev, R. S., Auerbach, J., Manor, O. & Gross-Tsur, V. (2000). Developmental dyscalculia: prevalence and prognosis. *European Child and Adolescent Psychiatry, 9,* Suppl. 2, 58–64.

Shalev, R. S. & Gross-Tsur, V. (2001). Developmental dyscalculia. *Pediatric Neurology, 24,* 337–342.

Shalev, R. S., Manor, O., Auerbach, J. & Gross-Tsur, V. (1998). Persistence of developmental dyscalculia: What counts? Results from a 3-year prospective follow-up study. *Journal of Pediatrics, 133,* 358–362.

Shalev, R. S., Manor, O. & Gross-Tsur, V. (2005). Developmental dyscalculia: A prospective six-year follow up. *Developmental Medicine and Child Neurology, 47,* 121–125.

Shalev, R. S., Manor, O., Kerem, B., Ayali, M., Badichi, N., Friedlander, Y. & Gross-Tsur, V. (2001). Developmental dyscalculia is a familial learning disability. *Journal of Learning Disabilities, 34,* 59–65.

Share, D. L., Moffitt, T. E. & Silva, P. A. (1988). Factors associated with arithmetic and reading disability and specific arithmetic disability. *Journal of Learning Disabilities, 21,* 313–320.

Sharon, T. & Wynn, K. (1998). Individuation of actions from continuous motion. *Psychological Science, 9,* 357–362.

Sikora, D. M., Haley, P., Edwards, J. & Butler, R. W. (2002). Tower of London Test performance in children with poor arithmetic skills. *Developmental Neuropsychology, 21,* 243–254.

Simon, O., Mangin, J.-F., Cohen, L., Le Bihan, D. & Dehaene, S. (2002). Topographical layout of hand, eye, calculation, and language-related areas in the human parietal lobe. *Neuron, 33,* 475–487.

Simon, T. J., Bearden, C. E., McDonald Mc-Ginn, D. & Zackai, E. (2005) Visuospatial and numerical cognitive deficits in children with Chromosome 22q11.2 Deletion Syndrome. *Cortex, 41,* 145–155.

Simon, T. J., Peterson, S., Patel, G. & Sathian, K. (1998). Do the magnocellular and parvcellular visual pathways contribute differentially to sibitizing and counting? *Perception & Psychophysics, 60,* 451–464.

Spinath, B., Stiensmeier-Pelster, J., Schöne, C. & Dickhäuser, O. (2002). *SELLMO – Skalen zur Erfassung der Lern- und Leistungsmotivation.* Göttingen: Hogrefe.

Starkey, P. (1992). The early development of numerical reasoning. *Cognition, 43,* 93–126.

Starkey, P. & Cooper, R. G. Jr. (1980). Perception of numbers by human infants. *Science, 210,* 1033–1035.

Stern, E. (1998). Die Entwicklung schulbezogener Kompetenzen: Mathematik. In F. E. Weinert (Hrsg.), *Entwicklung im Kindesalter* (S. 95–113). Weinheim: Beltz/PVU.

Stiensmeier-Pelster, J., Schürmann, M. & Duda, K. (2000). *DIKJ – Depressions-Inventar für Kinder und Jugendliche* (2., überarb. u. neunorm. Aufl.). Göttingen: Hogrefe.

Strauss, M. S. & Curtis, L. E. (1981). Infant perception of numerosity. *Child Development, 52,* 1146–1152.

Tellegen, P. J., Laros, J. A. & Petermann, F. (2006). *SON-R 2 1/2-7 – Snijders-Oomen Non-Verbaler Intelligenztest.* Göttingen: Hogrefe.

Temple, E. & Posner, M. I. (1998). Brain mechanisms of quantity are similar in 5-year-old children and adults. *Proceedings of the National Academy of Sciences USA, 95,* 7836–7841.

Tewes, U., Rossmann, P. & Schallberger, U. (Hrsg.). (1999). *HAWIK-III – Hamburg-Wechsler-Intelligenz-Test für Kinder – Version III.* Bern: Huber.

Tucha, O. & Lange, K. W. (2004). *TL-D – Turm von London – Deutsche Version.* Göttingen: Hogrefe.

Turconi, E., Campbell, J. I. D. & Seron, X. (2006). Numerical order and quantity processing in number comparison. *Cognition, 98,* 273–285.

Unnewehr, S., Schneider, S. & Margraf, J. (1995). *Kinder-DIPS – Diagnostisches Interview psychischer Störungen im Kindes- und Jugendalter.* Berlin: Springer

Venkatraman, V., Ansari, D. & Chee, M. W. L. (2005). Neural correlates of symbolic and non-symbolic arithmetic. *Neuropsychologia, 43,* 744–753.

Venneri, A., Cornoldi, C. & Garuti, M. (2003). Arithmetic difficulties in children with Visuospatial Learning Disability (VLD). *Child Neuropsychology, 9,* 175–183.

Verguts, T. & Fias, W. (2004). Representation of number in animals and humans: A neural model. *Journal of Cognitive Neuroscience, 16,* 1493–1504.

Verguts, T., Fias, W. & Stevens, M. (2005). A model of exact small-number representation. *Psychological Bulletin and Review, 12,* 66–80.

Von Anfang an. Embsen: Der Kleine Verlag.

Warnke, A., Hemminger, U. & Plume, E. (2004). *Lese-Rechtschreibstörungen. Leitfaden Kinder- und Jugendpsychotherapie, Band 6.* Göttingen: Hogrefe.

Warrington, E., James, M., Beckers, K. & Canavan, A. (1992). *VOSP – Testbatterie für visuelle Objekt- und Raumwahrnehmung.* Bury St. Edmunds: Thames Valley.

Weidlich, S. & Lamberti, G. (2001). *DCS – Diagnosticum für Cerebralschädigung. Ein visueller Lern- und Gedächtnistest nach F. Hiller* (3. Aufl.). Bern: Huber.

Weinhold Zulauf, M., Schweiter, M. & Aster, M. von (2003). Das Kindergartenalter: Sensitive Periode für die Entwicklung numerischer Fertigkeiten. *Kindheit und Entwicklung, 12,* 222–230.

Weiß, R. H. (2006). *CFT 20-R – Grundintelligenztest Skala 2. – Revision.* Göttingen: Hogrefe.

Werth, R. *CELECO. Software zur Therapie von Legasthenie und anderen Lesestörungen.* München: Celeco GmbH.

Wieczerkowski, W., Nickel, H., Janowski. A., Fittkau, B. & Rauer, W. (1981). *AFS – Angstfragebogen für Schüler* (6. Aufl.). Göttingen: Hogrefe.

Wunderlich, G. & Bares, H. (2000). *Wo Kinder rechnen lernen. Band I: Zu Hause.* Embsen-Oerzen: Kleiner Verlag.

Wynn, K. (1992). Addition and subtraction by human infants. *Nature, 358,* 749–750.

Wynn, K. (1996). Infants' individuation and enumeration of actions. *Psychological Science, 7,* 164–169.

Xu, F. (2003). Numerosity discrimination in infants: Evidence for two systems of representations. *Cognition, 89,* B15–B25.

Xu, F. & Spelke, E. S. (2000). Large number discrimination in 6-month-old infants. *Cognition, 74,* B1–B11.

Young-Loveridge, J. M. (1991). *The development of children's number concepts from ages five to nine, Vol. I & II.* Hamilton: University of Waikato.

Zago, L., Pesenti, M., Mellet, E., Crivello, F., Mazoyer, B. & Tzourio-Mazoyer, N. (2001). Neural correlates of simple and complex mental calculation. *NeuroImage, 13,* 314–327.

Zimmermann, P. & Fimm, B. (2002). *TAP – Testbatterie zur Aufmerksamkeitsprüfung, Version 1.06* (2. Aufl.). Würselen: Psytest.